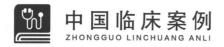

临床实践与教学丛书

复杂泌尿系结石
微创治疗病例精解

主编 李建兴

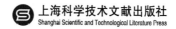

上海科学技术文献出版社
Shanghai Scientific and Technological Literature Press

图书在版编目（CIP）数据

复杂泌尿系结石微创治疗病例精解 / 李建兴主编
. -- 上海：上海科学技术文献出版社，2024
（中国临床案例）
ISBN 978-7-5439-9028-9

Ⅰ.①复… Ⅱ.①李… Ⅲ.①尿生殖系统—结石（病理）—显微外科手术—病案—分析 Ⅳ.① R691.405

中国国家版本馆 CIP 数据核字（2024）第 061642 号

策划编辑：张　树
责任编辑：应丽春
封面设计：李　楠

复杂泌尿系结石微创治疗病例精解
FUZA MINIAOXI JIESHI WEICHUANG ZHILIAO BINGLI JINGJIE
主　　编：李建兴
出版发行：上海科学技术文献出版社
地　　址：上海市淮海中路 1329 号
邮政编码：200031
经　　销：全国新华书店
印　　刷：河北朗祥印刷有限公司
开　　本：787mm×1092mm　1/16
印　　张：19.5
版　　次：2024 年 4 月第 1 版　2024 年 4 月第 1 次印刷
书　　号：ISBN 978-7-5439-9028-9
定　　价：238.00 元
http://www.sstlp.com

《复杂泌尿系结石微创治疗病例精解》
编委会

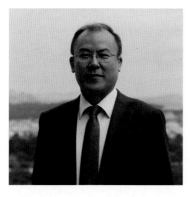

李建兴，主任医师，清华大学长聘教授，清华大学附属北京清华长庚医院泌尿外科主任。兼任中国医师协会泌尿外科医师分会副会长兼总干事，中国人体健康科技促进会泌尿系结石防治专业委员会主任委员，国际尿石联盟副主席，中国尿石联盟副主席，中国医疗保健国际交流促进会泌尿外科学分会副主任委员，海峡两岸医药卫生交流协会泌尿外科专业委员会副主任委员，北京市医学会泌尿外科分会副主任委员，北京医学会泌尿外科分会结石学组组长，中国尿石联盟儿童泌尿系结石诊疗协作中心主任委员，中国妇幼学会新生儿与泌尿学组副主任委员，中国研究型医院协会泌尿外科分会常务委员，国家卫计委内镜诊疗技术管理规范专家组成员。荣获第五届人民名医·卓越建树奖、第八届医学家年会·十大医学影响力专家、中华医学会泌尿外科分会·钻石奖。

李建兴教授早在2003年开始，在国内外倡导并推广超声定位经皮肾镜技术，并创新提出两步法建立标准通道经皮肾镜技术，形成技术规范，纳入指南及中国专家共识。近年提出全超声监控球囊建立皮肾通道，解决了既往通道扩张不易在影像下实时监控的难题，逐步建立形成超声定位经皮肾镜技术体系。结合临床问题，创新发明软硬质一体肾镜及Needle-perc针状肾镜，解决临床困惑，理论归纳总结，创新提出NAES（Needle-perc assisted endoscopic surgery）理念，显著提高复杂肾结石一期手术结石清除率的同时，有效保护肾单位，减少肾脏损伤，为患者提供更科学、更安全、更有效的治疗方案。该技术亦被纳入中国专家共识。

结合创新设备及创新理念，通过安全有效的微创技术，治疗各种类型的复杂上尿路结石，多年前，个人手术量累计已逾20 000例。无论在病例数量、治疗效果，以及各种治疗手段的综合应用方面都达到了国内领先、国际先进的技术水平。在全国百余家三甲医院进行过手术会诊、手术演示，推动了国内经皮肾镜等微创技术的普及和发展，获得多家医院客座教授称号，并且在国内培养了一大批优秀的基层泌尿外科医师。

担任国际学术组织重要学术职务，多次在国际学术会议做大会报告、特邀报告。主持国家自然科学基金等多项国家及省部级重点科研项目，包括"circEP300/PIK3R3信号轴通过调控氧化应激及巨噬细胞M1型极化在草酸钙诱导的肾小管损伤及肾结石形成中的机制研究""B超全程实时监控建立标准通道经皮肾镜技术规范与鹿角形肾结石治疗标准的多中心随机对照研究"等。具有多项研究成果，获得发明专利10余项，获得华夏医学科技奖一等奖及中华医学科技奖三等奖等多项奖励。

近年来，泌尿系结石的发病率呈现明显上升趋势，给患者的生活质量和健康带来了严重影响。我国作为世界上泌尿系结石高发区域，每年有大量的患者在遭受结石病痛的折磨。复杂的泌尿系结石是一种具有较高手术难度和治疗风险的疾病，因此对医生而言，高超的技术水平和丰富的手术经验是保证患者获得良好效果的前提。

相比传统的开放手术，微创手术具有创伤小、恢复快、并发症少等明显优势。自20世纪80年代以来，微创内镜手术已大大提高了患者的手术治疗效率。尤其是进入21世纪以后，以B超定位为基础的经皮肾镜技术已成为我国标志性的肾结石微创手术范式，李建兴教授团队为此技术在我国更好地推广和普及做出了巨大的贡献。除了在国内推广以外，B超定位建立经皮肾镜通道技术也得到了欧美等许多发达国家和"一带一路"沿线国家的认可，每年有大批国际学者来我国学习此项技术。

为了更好地帮助更多的基层医生学习和掌握更前沿和规范化的微创治疗方式，也为了更好地诠释复杂肾结石治疗的理念，李建兴教授团队编纂了《复杂泌尿系结石微创治疗病例精解》一书。本书汇集了一系列真实的病例，展示了微创手术在复杂泌尿系结石治疗中的应用及效果。通过详细介绍每个病例的临床背景、手术操作过程和术后效果，读者能够深入了解微创手术的操作技巧和策略，提高对复杂病例的处理能力。本书的特色是针对各种不同类型的复杂泌尿系结石，提供了多种微创手术的选择和应对方案，结合手术视频，全方位展示病例的手术治疗过程。读者可以根据具体情况，在学习和借鉴经验的同时，灵活运用各类技术方法，针对每个病例制订个性化的治疗方案。此外，本书还涵盖了泌尿系结石微创手术中可能遇到的并发症及其处理方法，帮助读者提前预知风险并采取相应措施，确保手术安全与成功。

希望本书能够成为广大泌尿外科医生、研究人员及相关专业人士的参考工具。相信本书的出版能使更多的泌尿外科医师和患者受益。这是一本对泌尿外科领域极有价值的参考书。

热烈祝贺《复杂泌尿系结石微创治疗病例精解》一书出版!

叶章群

2023年8月

序言作者简介

叶章群,华中科技大学附属同济医院教授、博士生导师,中华医学会泌尿外科分会(CUA)前任主任委员,CUA结石学组组长,国际尿石联盟主席,中国尿石联盟主席,湖北省医学会泌尿外科分会名誉主任委员,湖北省泌尿外科医疗质量控制中心主任,湖北省泌尿外科研究所所长,《现代泌尿生殖肿瘤杂志》主编。

　　泌尿系结石是一种常见而又困扰人民健康的常见疾病，其发病率呈逐年增加趋势，一直以来都备受关注和重视。在泌尿系结石诊疗领域中，国内许多杰出的医学专家精益求精，共同致力于泌尿系结石的诊疗，使得我国泌尿系结石诊疗水平逐步处于世界领先地位。而在这些专家中，李建兴教授是一位备受赞誉和尊敬的顶尖专家。

　　《复杂泌尿系结石微创手术病例精解》旨在为医生和患者提供一份全面而系统的参考资料，帮助他们更好地理解和应对复杂泌尿系结石的微创手术治疗。本书内容围绕着微创手术在复杂泌尿系结石治疗中的应用，通过精选一系列具有代表性的病例，深入剖析微创手术在不同泌尿系结石病情下的应对策略和手术技巧，并配以专家深度解析，可谓结石诊疗高手速成书籍。

　　为了确保本书的质量和可靠性，参与本书撰写的人员皆为具有泌尿系结石诊疗丰富经验的医生，并广泛征求了相关领域的意见和建议。他们以其丰富的临床经验和专业知识，为本书提供了宝贵的内容支持和学术指导。

　　本书的结构清晰，内容丰富，旨在为读者提供一个系统而实用的学习工具。每个病例都以实际病史为基础，详细描述了患者的病情、术前准备、手术过程和术后管理等方面的情况。配以精美的插图和实际手术记录，读者可以通过阅读本书，全面了解泌尿系结石微创手术的全过程和技术要点。

　　我们相信，通过阅读本书，医生可以进一步提升在复杂泌尿系结石微创手术领域的临床水平和技术能力，为患者提供更加安全、高效和个性化的治疗方案。同时，患者也可以通过本书更好地了解自身疾病，并与医生积极合作，共同制订适合自己的治疗计划。

　　最后，衷心地感谢所有为本书付出努力的专家学者和编辑工作者，以及支持和信任李建兴教授团队的各位读者。希望本书能够成为泌尿系结石微创手术领域的一部重要参考资料，为推动微创手术技术的应用和发展做出贡献。

　　最后，我由衷地祝愿《复杂泌尿系结石微创手术病例精解》这本书能够广泛传播，并为更多患者带来福祉。

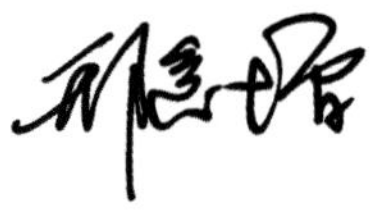

2023年于北京

序言作者简介

邢念增，主任医师，教授，博士研究生及博士后导师，国家癌症中心/中国医学科学院肿瘤医院副院长，全国人大代表。目前担任中国医师协会泌尿外科医师分会会长、北京医学会泌尿外科分会候任主任委员、中华医学会泌尿外科分会委员兼副秘书长、全球华人医师协会理事兼泌尿分会副会长、*UroPrecison*杂志主编、《中华泌尿外科杂志》常务编委、*J of Urology*编委职务。荣获国内外多项新型专利、省部级科技进步奖，享受国务院政府特殊津贴。

为更好地传播和推广全民健康规划，中国医师协会泌尿外科分会开展了"健康中国、泌尿先行"系列活动，旨在泌尿外科疾病领域全方位构建精准防治体系，为人民泌尿系统的健康保驾护航，做出更大、更有效的贡献。

作为泌尿系统的第一大疾病，泌尿系结石是影响人民身体健康的重要因素之一，具有患病率高、复发率高的特点，结石治疗及复发预防是结石病防治的重点。复杂肾结石手术难度大、风险高、治疗周期长、预防困难等问题一直是泌尿外科医生的"痛点"。当今，结石治疗已经从传统的开放手术过渡到以内腔镜微创手术为一线治疗方式的时代，但复杂结石这类"顽疾"在微创手术时代依然是最难啃的"硬骨头"，治疗方案因人而异、因"石"而异。其中，因人而异不仅是根据患者的具体情况，而且需要考虑到术者本身的经验及能力；因"石"而异，不仅需要考虑结石到大小、位置，而且需要考虑到医院的设备及碎石的器械。最终治疗方案的确定不仅保证碎石、清石的高效，更要保证手术的安全。

为帮助广大泌尿外科医生更好地了解、熟悉和规范此类疾病的治疗方式，全面展现复杂泌尿系结石诊疗的细节和要领，我们团队撰写了《复杂泌尿系结石微创治疗病例精解》一书，作为该书的主编，我很高兴能与读者分享我们团队多年来在泌尿外科结石治疗领域积累的经验和心得体会。

本书共分为十六章节，每一章节都聚焦于不同类型的复杂泌尿系结石案例，包含临床常见的类型如鹿角形肾结石、多发肾结石；也涵盖了许多特殊案例和罕见病例，如儿童肾结石，以及孤立肾、多囊肾、马蹄肾、盆腔异位肾等各类泌尿系解剖、发育异常合并肾结石，还有脊柱畸形合并肾结石的治疗方式。本书中创新理念与创新技术也多有涉及。其中，有我们多年倡导推广的超声定位经皮肾镜技术、两步法建立标准通道，也有我们近些年推广的NAES理念。当然还有微通道技术、多镜联合技术。每个病例从诊断、术前规划、术中的处理、术后的恢复情况等多方面进行阐述，配合文献复习及专家点评，能够让同道们从细微之处入手，全方位的掌握复杂结石的治疗经过。通过详细的分析，介绍手术方式，具体到目标盏的选择、通道的建立，辅助措施的使用，以及最后成功的关键因素。同时，每个病例后面均有手术过程的全景录像，读者朋友可以根据视频实景来回味手术中的细节、过程（注：文中二维码有效期为5年）。

在编写本书的过程中，深刻体会到健康中国的使命与担当。我们相信，通过不断推进医学技术的革新和普及，我们能够为患者带去更多的福音，改善他们的生活质量。同时，我们也要意识到，医学领域的发展是一个持久的过程，需要多学科的合作与各界的支持。最后，衷心感谢华中科技大学附属同济医院叶章群教授、国家癌症中心/中国医学科学院肿瘤医院副院长邢念增教授为本书作序。

时间所限，本书内容难免有疏漏及错误，不足之处，尚祈雅正。

清华大学长聘教授
清华大学附属北京清华长庚医院泌尿外科主任
主任医师、教授、博士生导师

目 录

目录

3

01 第一章
多发肾结石

病例1　针状肾镜辅助下内镜联合手术
（输尿管软镜＋针状肾镜）

一、病历摘要

（一）基本资料

患者男性，71岁，主因"体检发现双肾结石20年"入院。患者20年前体检发现双侧肾结石（具体不详），无腰痛、发热，无腹痛、腹胀，无血尿、尿频、尿急、尿痛，未予处理。7年前及5年前分别因突发右侧腰腹痛，伴恶心、呕吐，无血尿、尿频、尿急、尿痛，至外院CT提示双肾结石（具体报告未见），于外院分别行右侧经皮肾镜碎石取石术一次，术后恢复可，结石成分未查。2年前再次出现右侧腰腹痛，性质同前，外院CT提示双肾结石、右输尿管结石（具体报告未见），并行右侧输尿管硬镜碎石取石术，术后恢复良好，结石成分未查。1个月前行CT检查发现双肾多发结石伴右肾积水，现为求进一步诊治来我院就诊，门诊拟"肾结石"收治入院。患者自发病以来，神清，精神、睡眠、食欲可，小便如上述，大便无特殊，体重无明显变化。

既往史：既往体健，无特殊，否认食物、药物过敏史。

查体：右肾区可见两处长为1cm的手术瘢痕，右侧肾区轻叩痛，余无明显阳性体征。

化验检查：血常规：WBC 5.51×10^9/L，Hb 153g/L。肾功能：Cr 100μmol/L；尿常规：WBC 112.70cells/μl，RBC 98.30cells/μl，亚硝酸盐阴性；尿培养：粪肠球菌HLAR，菌量6000CFU/ml；PCT 0.02ng/ml；25-羟基维生素D：25.61ng/ml↓；PTH 35.6ng/L；Ca（24小时尿）4.29mmol/24h，P（24小时尿）11.7mmol/24h。

影像学检查：KUB：双肾结石（病例1图1）。全腹CT：双肾多发结石、双侧肾盏积水，左肾高密度囊肿。结石CT值：700～1000HU（病例1视频1）。

第一章　多发肾结石

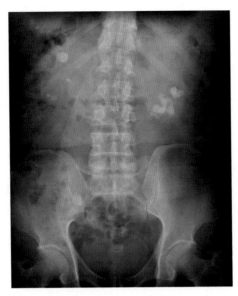

病例1图1　术前KUB

（二）诊断

1. 双肾结石
2. 双肾积水
3. 泌尿系感染
4. 右侧经皮肾镜术后
5. 右侧输尿管镜术后

病例1视频1

（三）诊疗经过

入院检查无明显手术禁忌，拟行Needle-perc联合输尿管软镜手术。全身麻醉成功后患者取斜仰卧截石位，右侧腰部抬高。经尿道置入输尿管镜进入右侧至输尿管上段，未见异常，留置导丝，推入负压吸引软镜鞘12/14F，软镜探查见患者各肾盏盏颈细长，上盏扩张明显，其内可见黄褐色结石一枚，大小约1.6cm，中盏背侧盏之盏颈内黄褐色结石一枚，大小约0.8cm，嵌顿粘连于盏颈黏膜，软镜下将其推入中盏后见中盏扩张明显，继续探查见下盏黄褐色结石一枚，大小约0.5cm，术前CT显示的其余下盏结石软镜未能探及。同时B超引导下Needle-perc穿刺右肾上盏后组，穿刺成功后使用Needle-perc下钬激光粉末化碎石（激光参数：1.2J×15Hz），结石核心内可见少量软组织样包裹物，同时使用输尿管软镜下钬激光粉末化中盏背侧盏内结石（激光参数：1.2J×15Hz）（病例1视频2）。B超引导下Needle-perc穿刺右肾下盏结石，穿刺成功后可见黄褐色结石多枚，部分粘连于肾盏壁，Needle-perc将其刮离后同法使用激光碎石（病例1视频3）。碎石过程中保持负压鞘吸引通畅，可见小碎石及结石粉末吸出，同时使用软镜下网篮将较

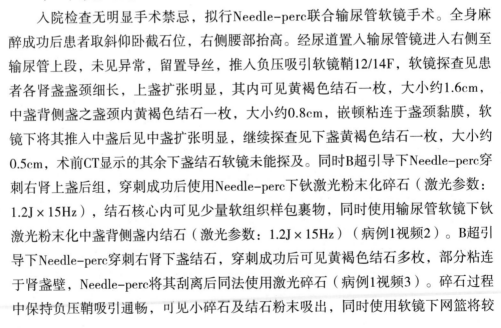

大结石抓出。碎石结束后探查各盏见残石粉末化明显，无明显残留结石。留置导丝，撤镜，沿导丝留置6F/26cm输尿管支架，术毕。

患者术后生命体征平稳，无发热、腰疼等不适主诉。术后2小时及24小时复查肾功能、血常规、降钙素原，术后第1天血白细胞升高至13.6×10^9/L，血红蛋白无显著变化，血肌酐上升至114μmol/L，降钙素原上升至0.04ng/ml。根据尿培养结果继续使

病例1视频2　　病例1视频3

用左氧氟沙星注射液0.5g 1次/日抗感染治疗，术后第1天复查KUB观察输尿管支架管位置无异常（病例1图2），尿色基本清亮。术后第2天拔除尿管出院，出院前复查血红蛋白及肾功能无明显异常，感染指标恢复正常。

术后结石成分：一水草酸钙、碳酸磷灰石。

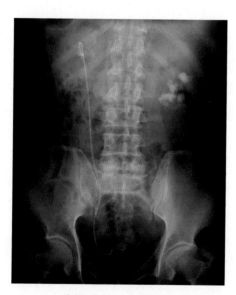

病例1图2　术后KUB

二、病例分析

1. 术前分析　患者双肾结石，右肾积水较左肾明显，且有右肾叩击痛，此次选择先处理右侧。由术前CTU分析患者各盏盏颈细长，尤其右肾上盏，类似于分枝肾盂，而肾盂空间相对较大，不除外结石为盏内继发可能，右肾盂肾下盏漏斗夹角（IPA）较小。结石主要为三组，分散于上、中、下盏，但每组结石负荷较小，最大径为1.5cm。如采用单纯软镜处理效率相对较低，尤其下盏结石不一定能完全触及；如采用肾镜处理，由于各盏盏颈较长不能兼顾，每组结石均需建立通道进行处理，创伤较大。因此，我们选择Needle-perc联合输尿管软镜处理。患者选择斜仰卧截石位，较大的上盏结石可采用Needle-perc穿刺处理，进行完全粉末

化，中盏可同时软镜下试行处理，但需注意避免肾盂内低压。下盏结石软镜难以探及的部分同样可采用Needle-perc碎石。

2. 术中分析　按术前规划，患者取斜仰卧截石位后，Needle-perc穿刺右肾上盏结石（病例1图3），同时经尿道右侧输尿管置入软镜鞘，为保证肾盂内低压，选择了负压吸引软镜鞘，可将软镜鞘头端至于肾盂输尿管连接部。在Needle-perc粉末化右肾上盏结石的同时，软镜可探查肾内各盏，寻找中盏结石所在的背侧盏，进入盏口后见结石嵌顿于盏颈，与周围黏膜粘连紧密，软镜下将结石推入中盏内，此时可关闭软镜进水，待中盏内梗阻的尿液完全流出后再灌注进水，并可使用软镜下钬激光同时进行碎石，可提高碎石效率。对于下盏结石软镜下仅发现并处理一枚游离结石，直径较小，术前CT提示其余结石由于解剖因素未能完全探及，此时术中B超引导下Needle-perc穿刺下盏偏背侧盏（病例1图4），穿刺成功后见目标盏内多发小结石，未见目标盏出口，考虑为患者多次内镜手术后盏颈粘连闭锁可能，Needle-perc下可见软镜光源，以此为引导使用激光将出口打开后将碎石冲出，如在未找到出口的情况下持续激光碎石可能导致目标盏内高压，灌注液反流至肾周或入血，增加感染风险。部分粘连于肾盏黏膜的结石采用Needle-perc将结石由粘连处黏膜刮离，Needle-perc碎石过程中软镜下可采用网篮取石。应注意在同时使用软镜及Needle-perc碎石的过程中负压吸引鞘出水情况，避免镜鞘位置下移，出水不畅，造成肾盂内高压，推荐使用重力滴注，减少灌注压。在单独使用Needle-perc碎石时可将软镜撤出，Needle-perc可将肾盂或目标盏内粉末化的碎石由软镜鞘冲出，提高一期净石率。

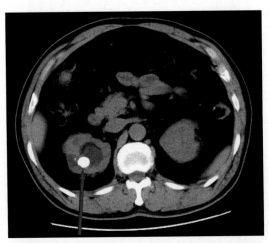

病例1图3　箭头所示为Needle-perc穿刺位置1

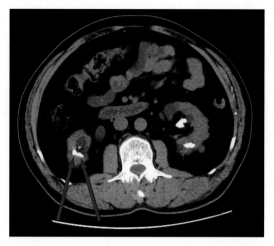

病例1图4　箭头所示为Needle-perc穿刺位置2

3. 术后分析　Needle-perc联合软镜创伤小，术后恢复快，但需注意该患者术中采用软镜及Needle-perc同时碎石，且下盏有闭锁盏，术中有肾盂内压过高的可能，术后需关注患者感染指标。另外患者总体结石负荷超过2cm，IPA较小，排石难度增加，术后必要时可采用物理震动辅助排石。

三、疾病介绍

输尿管软镜是国内外指南推荐的治疗直径小于2cm肾和输尿管上段结石的首选治疗方法，具有较高的安全性及结石清除率[1]。随着成像技术的发展及一次性电子输尿管软镜的出现和普及，输尿管软镜碎石取石术应用更加广泛，有报道甚至将输尿管软镜用于治疗直径2～4cm的大负荷肾结石，并取得了不错的治疗效果[2]。但众所周知软镜并不能处理肾内所有结石，集合系统解剖结构对软镜的成功率影响巨大[3]，由于解剖因素的限制，肾盏憩室结石、下盏结石对于软镜处理来说始终具有挑战性[4]。一项研究使用可重复使用软镜对比了可探及下盏和不可探及下盏患者的集合系统解剖结构，共纳入了854名患者，主要探讨了肾盂肾下盏漏斗夹角（infundibulo pelvic angle，IPA）、漏斗宽度（infundibular width，IW）、漏斗长度（infundibular length，IL）及肾盂肾盏高度（calyceal pelvic height，CPH）四项参数，结果发现，IPA及IW是下盏是否能探及的独立影响因素。IPA角度小于45.8°，IW小于7.8mm则很难探及下盏[5]。

在解剖结构对软镜结石清除率方面，Sulaiman等研究发现，软镜处理平均直径9.3mm（3～29mm）的下盏结石，其结石清除率为94.4%，但分层分析后发现，对于IPA<30°的下盏结石，其结石清除率仅66.7%[6]。一项研究肾脏集合系统解剖结构对软镜下盏结石清除率影响的研究发现，对于IL<3cm的患者，结石清除率为90%，但对于IL≥3cm的患者，结石清除率仅62.5%[7]。使用输尿管软镜联

合Needle-perc处理下盏结石可很好地解决这一技术难题。使用超声引导下Needle-perc直接穿刺下盏结石或肾盏憩室，粉末化碎石后将结石冲入大盏内，大块结石可配合使用软镜下网篮抓取，这样极大地提高了下盏结石、憩室结石的一期净石率，我们将这种技术命名为Needle-perc assisted endoscopic surgery，NAES。本中心回顾性总结了25例行NAES，Needle-perc assisted RIRS手术的患者，结石平均最大径（1.7±0.8）cm，其中包含4例憩室结石及17例下盏结石，一期结石清除率为88%，并发症发生率为12%（3例），均为Clavien Ⅰ级[8]。进一步多中心随机对照研究将对比在处理合并有上述对软镜不利的解剖因素的下盏结石时，NAES手术与RIRS手术的安全性及有效性。

四、病例点评

该患者双肾结石，结石病史较长，术前常规代谢评估未见明显异常，CTU提示各盏颈细长，类似分枝肾盂，肾盏扩张，不除外结石为盏内继发。由于结石较分散，但每处结石负荷较小，如采用多通道经皮肾镜处理则创伤较大，单纯软镜处理则效率较低且下盏结石可能难以处理，因此我们选择了Needle-perc联合输尿管软镜碎石（N+R），同时由于该患者多次内镜手术史，目标盏有闭锁及结石粘连嵌顿，使用双镜联合发挥出优势，软镜光源引导下协助Needle-perc将闭锁盏打通，同时Needle-perc方便处理粘连结石。但术中需注意避免肾盂内压过高，因此我们使用了负压吸引软镜鞘，软镜下重力滴注进水，适时撤出软镜以尽量减少肾盂内压，术后使用敏感抗生素抗感染治疗，关注感染变化，并采用物理震动辅助排石，患者取得了较好的治疗效果。

（病例提供者：苏博兴 姬超岳 清华大学附属北京清华长庚医院）

（点评专家：李建兴 清华大学附属北京清华长庚医院）

参考文献

[1]Türk C，Petřík A，Sarica K，et al.EAU Guidelines on Interventional Treatment for Urolithiasis[J].Eur Urol，2016，69（3）：475-482.

[2]Ucer O，Erbatu O，Albaz AC，et al.Comparison stone-free rate and effects on quality of life of percutaneous nephrolithotomy and retrograde intrarenal surgery for treatment of renal pelvis stone（2~4cm）：A prospective controlled study[J].Curr Urol，2022，16（1）：5-8.

[3]Resorlu B，Oguz U，Resorlu EB，et al.The impact of pelvicaliceal anatomy on the

success of retrograde intrarenal surgery in patients with lower pole renal stones[J]. Urology，2012，79（1）：61-66.

[4]Inoue T，Murota T，Okada S，et al.Influence of Pelvicaliceal Anatomy on Stone Clearance After Flexible Ureteroscopy and Holmium Laser Lithotripsy for Large Renal Stones[J].J Endourol，2015，29（9）：998-1005.

[5]Inoue T，Hamamoto S，Okada S，et al.Pelvicalyceal anatomy on the accessibility of reusable flexible ureteroscopy to lower pole calyx during retrograde intrarenal surgery[J].Int J Urol，2023，30（2）：220-225.

[6]Karim SS，Hanna L，Geraghty R，et al.Role of pelvicalyceal anatomy in the outcomes of retrograde intrarenal surgery（RIRS）for lower pole stones：outcomes with a systematic review of literature[J].Urolithiasis，2020，48（3）：263-270.

[7]Kilicarslan H，Kaynak Y，Kordan Y，et al.Unfavorable anatomical factors influencing the success of retrograde intrarenal surgery for lower pole renal calculi[J]. Urol J，2015，12（2）：2065-2068.

[8]Su B，Hu W，Xiao B，et al.Needle-perc-assisted endoscopic surgery for patients with complex renal stones：technique and outcomes[J].Urolithiasis，2022，50（3）：349-355.

病例2　经皮肾镜联合逆行输尿管软镜手术

一、病历摘要

（一）基本资料

患者男性，65岁，主因"发现左肾结石4年余"入院。患者4年前检查发现左肾结石，未行治疗。1年前复查发现结石较前增大，当地医院行RIRS治疗。1周前突然出现左侧腰腹部疼痛，伴全程肉眼血尿，无尿频、尿急、尿痛，无发热，行腹部CT提示：左侧输尿管结石，左肾多发结石。予抗炎止痛等药物治疗后患者疼痛症状有好转。门诊以"左侧输尿管结石、左肾结石"收治入院。

既往史：2型糖尿病史20年，胰岛素治疗血糖控制尚可。陈旧性脑梗死病史6年余，规律口服阿司匹林治疗。

查体：左肾区叩痛阳性，余专科查体未见异常。

化验检查：血常规：RBC 4.88×10^{12}/L，Hb 146g/L，WBC 9.01×10^{9}/L，NEUT% 56.9%。感染指标：CRP 4.65mg/L，PCT 0.0535ng/ml，IL-6 4.77pg/ml。尿常规：WBC 75cells/μl，亚硝酸盐阴性，白细胞数量50/μl，细菌数量8.10/μl。肾功能：Cr 122μmol/L，BUN 10.9mmol/L，UA 388μmol/L。尿培养：阴性。PTH 38.4ng/L。

影像学检查：KUB：左肾区可见数个小结节样高密度影（病例2图1）。CTU：左肾中盏、下盏多发结石，大者约14mm×7mm；左侧输尿管中段结石，大小约9mm×8mm×11mm。左肾结石CT值约1000HU（病例2视频1）。诊断：左侧输尿管结石，继发左肾积水；左肾多发结石（病例2图2、病例2图3）。

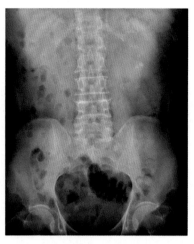

病例2图1　术前KUB

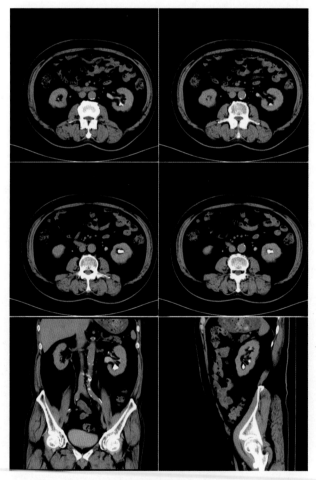

病例2视频1

病例2图2　术前CT的横断位、冠状位和矢状位

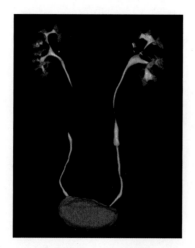

病例2图3　CTU重建

（二）诊断

1. 左侧输尿管结石
2. 左肾结石伴左肾积水
3. 泌尿系感染
4. RIRS术后
5. 慢性肾功能不全
6. 2型糖尿病
7. 陈旧性脑梗死

（三）诊疗经过

患者入院后完善术前检查，术前给予静脉输液抗感染治疗两天，予胰岛素皮下注射控制血糖，排除手术禁忌后，在全身麻醉下行左侧RIRS＋PCNL。

手术过程：全身麻醉左侧斜仰卧截石位，消毒铺巾。经尿道置入9.5F输尿管镜，在斑马导丝引导下进入左侧输尿管，探查至左输尿管中段，见结石梗阻（大小约1.5cm），镜体将结石向上推入肾盂后，留置导丝，置入12/14F输尿管软镜鞘，一次性输尿管软镜上行检查集合系统及结石分布，肾盂及中下盏内多发淡黄色卵圆形结石填充，首先使用软镜联合激光初步粉碎结石。随后在软镜监视下，B超引导穿刺左肾中盏后组，见尿后，两步法建立标准通道，置入肾镜见左肾中盏后组内多发结石填充。EMS碎石清石系统一并清除。随后依次粉碎并清除肾盂及部分肾下盏内结石。肾镜不可及的结石以软镜联合激光碎块化后移位至肾盂，再由EMS碎石清石系统清除。B超及软镜反复探查未见残余结石。导丝引导下顺行放置6F/26cm D-J管（病例2视频2）。皮肾通道电凝止血，放置14F气囊肾造瘘管固定。手术结束。

病例2视频2

患者术后恢复良好，无发热，术后常规监测肾功能、血常规及感染指标，术后第1天血红蛋白138g/L，感染指标无显著升高，肾造瘘及尿液颜色清亮。术后第2天复查KUB未见残余结石（病例2图4），夹闭肾造瘘管后无不适，次日拔除肾造瘘管。术后第5天患者无发热、腰痛等不适，准予出院。

术后结石成分：无水尿酸、一水草酸钙。

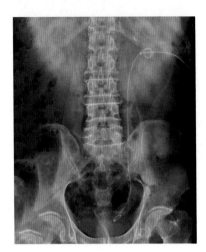

病例2图4　术后KUB

二、病例分析

1. 术前分析　患者老年男性，术前诊断左输尿管结石、左肾多发结石，术前尿培养阴性，尿白细胞轻度升高，综合评估感染风险较低，经短期抗感染后，拟一期手术处理左输尿管结石及左肾结石。左肾结石负荷较大，且平均CT值较高，考虑选择经皮肾镜碎石，左侧输尿管结石位于输尿管中段，位置较低，肾镜处理困难，因此选择联合输尿管镜处理，由于结石较大，质地较硬，单纯输尿管镜下逆行处理左输尿管结石预计耗费时间长，为避免输尿管内长时间碎石增加患者麻醉及输尿管损伤风险，计划将左输尿管结石送入肾内处理。手术体位需兼顾顺逆行操作，因此最终决定手术方案为采取斜仰卧位下左侧PCNL＋RIRS。

2. 术中分析　术中见左侧输尿管结石梗阻处无明显嵌顿，顺利将结石逆行推入肾盂。软镜探查发现结石位于肾盂、中盏后组及下盏，为了顾及更多结石，选择中盏后组为穿刺目标盏。建立皮肾通道过程中，超声引导穿刺的过程在内镜监视下进行，可以清楚地看到穿刺及扩张的位置和过程，进一步增加了手术的安全性。该患者左肾盏颈细长，肾镜摆动范围有限，这种情况下更体现了双镜联合的优势，对于肾镜处理不到的肾盏结石，可以在软镜下粉碎或者将结石移位后由肾镜清除，而对于小IPA的下盏结石，软镜处理相对困难，此时使用肾镜碎石更为方便快捷，双镜联合进一步提高了手术效率和清石率，也避免了因肾镜过度摆动引起的盏颈损伤，和软镜碎石中过度弯曲造成的镜体损坏，提高了手术的安全性。手术结束前，通过软镜探查各盏进一步确认肾内结石彻底清除。最后常规查看皮肾通道情况，对于明显的出血使用电凝止血。术后常规留置D-J管和气囊肾造瘘管。

3. 术后分析　患者术后第1天血红蛋白较术前轻度下降（146g/L→138g/L），无感染表现，术后复查KUB提示结石清除满意，未见残余结石，D-J管位置良好。顺利拔除肾造瘘管后出院，2周后膀胱镜下取出D-J管。

术后结石分析：结石为无水尿酸和一水草酸钙的混合性结石。

三、疾病介绍

该病例采用一期PCNL联合RIRS的手术方案，属于一例经典的内镜联合肾内手术（endoscopic combined intrarenal surgery，ECIRS），即顺逆行双镜联合手术病例。ECIRS最早由Scoffone教授等人于2008年命名[1]，近年来ECIRS越来越多应用于大负荷或复杂肾结石的腔内治疗[2]。目前国内外ECIRS最常用的体位包括改良斜仰卧截石位（galdakao-modified supine valdivia position，GMSV）和俯卧分腿位，对于某些特殊类型比如移植肾或盆腔异位肾患者可直接采用截石位。男性患者因受外生殖器的影响一般以斜仰卧截石位为主，女性患者两者均可使用。俯卧分腿位时逆行操作有一定困难，而改良斜仰卧截石位由于可兼顾顺逆行操作，其应用更加广泛[3]。

相比于传统的单纯PCNL，ECIRS具有其独特优势。首先，通过软镜探查，可以准确评估肾内解剖结构及结石分布特点，为针对性地制定PCNL策略提供依据。其次，在软镜监视下，进行穿刺和扩张，最大限度地减少了肾实质和集合系统损伤以及扩张过程通道丢失的风险。再次，如果采用X线引导的PCNL，内镜监测可以减少X线暴露[4]。另外，顺逆行联合可以使集合系统内液体流动更加顺畅，改善了手术视野，也降低手术过程中的肾内压。此外，在结石的粉碎过程中，软镜和肾镜的联合使得集合系统内探查更加全面，对于完全鹿角形结石或结石负荷较大者可以先行经皮肾镜手术，通过标准通道快速清除结石主体为软镜碎石提供有效的操作空间。对于平行盏结石或因解剖及其他原因导致肾镜无法触及的结石，可以通过软镜粉碎或移位后再由肾镜清除，两者的相互配合进一步提高了结石的清石率，减少了手术通道的数目和二次手术的概率，也减少了患者的经济负担和身体负担[3, 5]。

在术后并发症方面，由于通道减少使得ECIRS的出血风险更低，根据报道，手术输血率ECIRS为0.5%～3%[2]，而俯卧位PCNL为6.1%～7%，仰卧位PCNL为4.3%[6]，并且通道数的减少也降低了肾实质的损伤[7]。PCNL术后的感染风险主要危险因素包括：多通道、手术时间延长和过高的肾内压力等，相同的结石负荷下，由于ECIRS清石效率更高，且减少了手术通道，缩短了手术时间，并且因顺行、逆行双通道的存在，碎石过程中肾内压力也更低，尤其是对于采用小通道PCNL时，ECIRS中软镜通道的存在可以在一定程度上减少小通道引起的肾内压升高[8]，因此手术后感染并发症的风险也显著下降。

四、病例点评

充分评估患者结石特点和肾脏解剖结构是优化手术策略的前提和基础。通过对患者术前充分评估和手术规划，确定了双镜联合手术方式，术中两名术者熟练配合，确保了手术的顺利进行。ECIRS通过顺逆行双镜联合手术的方式将PCNL和RIRS两者优势互补，最大限度地降低肾脏损伤并提高疗效，是处理复杂性泌尿系结石的重要方式，但因其需要两套影像系统和手术设备，并且对术者技术及经验要求较高，需要两组术者的密切配合，在空间和资源上成本相对较高，一定程度上限制了其推广和发展。随着内镜器械的进步和技术的革新，相信ECIRS的发展将在不远的将来达到新的高度。

（病例提供者：刘宇保 宋海峰 罗智超 清华大学附属北京清华长庚医院）

（点评专家：刘宇保 李建兴 清华大学附属北京清华长庚医院）

参考文献

[1]Scoffone CM，Cracco CM，Cossu M，et al.Endoscopic combined intrarenal surgery in Galdakao-modified supine Valdivia position：a new standard for percutaneous nephrolithotomy？[J].Eur Urol，2008，54（6）：1393-1403.

[2]Scoffone CM，Cracco CM.Endoscopic combined intrarenal surgery（ECIRS）-Tips and tricks to improve outcomes：A systematic review[J].Turk J Urol，2020，46（Supp.1）：S46-S57.

[3]李建兴，刘宇保.双镜联合治疗复杂泌尿系结石的研究进展[J].现代泌尿外科杂志，2022，27（11）：893-896.

[4]Isac W，Rizkala E，Liu X，et al.Endoscopic-guided versus fluoroscopic-guided renal access for percutaneous nephrolithotomy：a comparative analysis[J].Urology，2013，81（2）：251-256.

[5]Cracco CM，Scoffone CM.ECIRS（Endoscopic Combined Intrarenal Surgery）in the Galdakao-modified supine Valdivia position：a new life for percutaneous surgery？[J].World J Urol，2011，29（6）：821-827.

[6]Valdivia JG, Scarpa RM, Duvdevani M, et al.Supine versus prone position during percutaneous nephrolithotomy: a report from the clinical research office of the endourological society percutaneous nephrolithotomy global study[J].J Endourol, 2011, 25（10）: 1619-1625.

[7]Aminsharifi A, Alavi M, Sadeghi G, et al.Renal parenchymal damage after percutaneous nephrolithotomy with one-stage tract dilation technique: a randomized clinical trial[J].J Endourol, 2011, 25（6）: 927-931.

[8]Guo Y, Yang L, Xu X, et al.Clinical comparative study of standard channel percutaneous nephroscope combined with flexible ureteroscope and traditional standard channel combined with microchannel percutaneous nephrolithotomy in the treatment of multiple renal calculi without hydronephrosis[J].Pak J Med Sci, 2022, 38（7）: 1844-1851.

病例3　针状肾镜辅助下内镜联合手术（微通道＋针状肾镜＋输尿管软镜）

一、病历摘要

（一）基本资料

患者男性，58岁，主因"检查发现左肾结石20年余"入院。患者20年前体检发现左肾结石，期间无明显腰痛、尿频、尿急等不适症状，未行治疗。近日复查CT提示左肾多发结石，门诊以"左侧泌尿系结石"收入我科。

既往史：高血压病史20年余，最高血压180/110mmHg，平时规律口服非洛地平、培哚普利吲达帕胺片，自诉血压控制可。高脂血症10年余，规律服用瑞舒伐他汀降脂治疗。

查体：专科查体未见异常。

化验检查：血常规：RBC 4.99×10^{12}/L, Hb 153g/L, WBC 6.19×10^9/L。感染指标：CRP<0.5mg/L, PCT 0.0265ng/ml, IL-6 2.03pg/ml。尿常规：WBC 26.10cells/μl，细菌数量141.00/μl，亚硝酸盐阳性。肾功能：Cr 93μmol/L, BUN 5.4mmol/L, UA 463μmol/L。尿培养：阴性。24小时尿代谢检查：Cl 107.7mmol/L, 236.94mmol/24h; Na 132.2mmol/L, 290.84mmol/24h; K 30.63mmol/L, 67.39mmol/24h; Ca 2.31mmol/L, 5.08mmol/24h; P 14.9mmol/L, 32.78mmol/24h;

UA 2250μmol/L，4950μmol/24h。PTH：69.6ng/L。

影像学检查：KUB：左肾区可见多个结节样高密度影，大者大小约11mm×11mm（病例3图1）。CTU：左肾实质可见多发类圆形低密度灶，大者直径约22mm。左侧肾窦可见多发结节状致密影，大者约11mm×16mm×11mm，左侧肾盏轻度扩张积液，内可见对比剂充盈。CT值左肾结石约1100HU（病例3图2，病例3视频1）。CTU重建（病例3图3）。

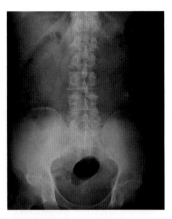

病例3图1　术前KUB

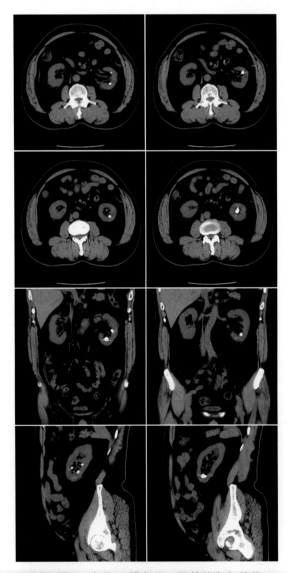

病例3视频1

病例3图2　术前CT横断位、冠状位和矢状位

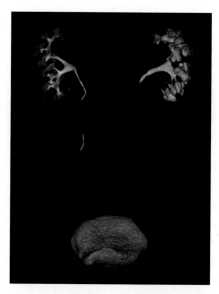

病例3图3　CTU重建

（二）诊断

1. 左肾多发结石

2. 泌尿系感染

3. 高血压病3级

4. 高脂血症

（三）诊疗经过

患者入院后完善术前检查，排除手术禁忌后，在全身麻醉下行左肾结石多镜联合手术（M+N+R）。

手术过程：患者全身麻醉，左侧斜仰卧截石位，消毒铺巾。经尿道置入9.5F输尿管硬镜进入左侧输尿管直至肾盂未见异常，留置导丝，推入11/13F输尿管软镜鞘，使用一次性电子输尿管软镜探查，见集合系统空间较小，肾盏颈细长，首先进入下盏，因IPA较小，软镜被动弯曲后勉强进入盏内，可见部分卵圆形结石，使用钬激光先行碎石，因激光能量损耗碎石效率低且软镜仅能触及部分结石，B超引导下Needle-perc直接穿刺下盏，成功后使用钬激光进行碎石，因结石质地坚硬，粉末化碎石效率不高，遂改为碎块化模式。下盏粉碎结束后，超声检查可见中盏三处结石，因考虑结石总负荷较大，且大量结石碎块无法经软镜取出，遂经中盏建立微通道。B超引导下穿刺中组后盏穹窿部（结石所在盏），在逆行软镜监控下建立16F皮肾通道。使用气压弹道将中盏前后组结石粉碎后冲出鞘外，下盏结石碎块使用软镜联合网篮移位至肾盂再经微通道取出体外。超声再次探查未见残余结石（病例3视频2）。导丝引导下逆行放置6F/26cm D-J管。皮肾通道检查

病例3视频2

无出血，放置14F气囊肾造瘘管充盈2ml球囊固定，手术结束。

患者术后一般情况可，尿液颜色淡红，术后感染指标示：血白细胞$12.77 \times 10^9/L$，CRP 11.23mg/L，其他相关指标基本正常。术后第1天出现发热（最高温度38.2℃），给予抗感染及对症治疗后好转，2天后体温恢复正常。术后第2天患者即下床活动，复查KUB示无明显残留结石（病例3图4）。术后第4天拔除肾造瘘管，第5天出院，各项实验室检查指标基本正常。

术后结石成分：一水草酸钙、碳酸磷灰石。

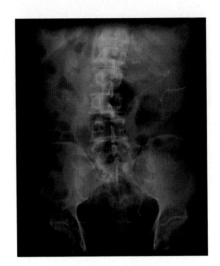

病例3图4　术后KUB

二、病例分析

1. 术前分析　该患者为左肾多发结石，根据术前CTU检查分析评估可见，微创手术具有多种复杂因素，其一，解剖结构复杂：肾盂空间小，肾盏颈多细长且结石所在肾盏均无积水，IPA较小（20°~25°）；其二，结石较多且分散：下盏为多发结石，总体负荷超过2cm，中盏后组2处平行盏结石，前组盏1处结石，每颗结石长径均在1cm以上；其三，结石质地坚硬：结石CT值平均在1250HU左右；其四，皮肾通道距离长：患者身材健壮，肌肉层及肾周脂肪均较厚，皮肾通道长度预估在13~16cm。手术方式如果采用单一的PCNL有通道丢失的风险，且需要多通道PCNL才能保证较高的清石效果。单一RIRS亦无法处理较大较多的结石。因此，综合考虑可选择顺逆行双镜（多镜）联合模式。根据以往经验R＋N（RIRS＋Needle-perc）模式针对结石负荷较多且质地坚硬的病例手术时间较长，为了更好地提高净石率，针对该病例需要建立皮肾通道来取出结石。此外为了最大限度地减少盏颈损伤和对肾功能的影响，可采用微通道取石。术中需控制双（多）镜的灌注流速以保证肾盂低压。

2. 术中分析　逆行软镜首先检查集合系统情况，可见大部分盏颈细长且中下盏更为明显，下盏通过被动弯曲软镜后才勉强进入，下盏多为继发卵圆形褐色质硬结石，且软镜无法看到全部结石，因软镜弯曲角度过大，激光能量损耗严重效率低下。遂同时联合顺行手术。B超反复探查肾脏结构，测量皮肾通道距离均较长，下盏通道可达17cm，遂先选用Needle-perc穿刺下盏并行碎块化碎石。因较长的皮肾距离造成Needle-perc摆动严重受限，大量的结石碎块无法冲出至肾盂，遂使用软镜联合网篮进入下盏移位结石。中盏建立微通道，通道距离约为14cm，在软镜全程监控下完成操作避免了通道丢失的风险。使用气压弹道将目标盏及前组盏结石粉碎后冲出至鞘外。另一处中后盏结石软镜碎块化后移位至肾盂。所有结石均由微通道取出体外。最后B超再次检查未见残余结石，留置输尿管支架管及肾造瘘管后结束手术。

3. 术后分析　术后第1天患者出现发热，最高温度约38.2℃，感染指标轻度升高，综合判断分析一方面可能因为手术时间偏长（约120分钟）增加了感染风险；另一方面在Needle-perc碎石过程中，因下盏盏颈狭长造成局部的灌注水流无法很快的排出，碎石空间狭小，虽然术中严格控制了灌注流速，短时间也可能造成盏内瞬时压力升高。此外微通道口径较小且位于中盏后组，该盏颈相对细长，对于降低其他肾盏及肾盂压力并没有起到显著作用。经过敏感抗生素抗感染治疗后2天体温恢复正常且无其他不适症状。术后平片未见残余结石，达到了术后即刻净石的效果。得益于多镜联合的优势互补，患者术后很快顺利出院。

三、疾病介绍

复杂性泌尿系结石的微创治疗有多种方案和手段，一期顺逆行双镜或多镜联合手术是处理这一类复杂结石的重要法宝。PCNL可以有效提高碎石效率及一期净石率，RIRS可以辅助处理平行盏结石及小盏结石并减少皮肾通道数目[1]，两者优势补充，是目前临床上经常被采用的术式。其中PCNL可以根据结石体积与分布特点以及肾脏解剖结构的具体情况选择不同大小口径的皮肾通道。小通道或Mini-PCNL在降低围术期的并发症、减少出血、缩短患者住院时间等多个方面均有显著作用，且可获得较为理想的净石率[2]。国内研究表明，Mini-PCNL联合RIRS治疗部分鹿角形肾结石或多发肾结石清除率可达94.7%～96.8%[3-4]。与单行Mini-PCNL相比，Mini-PCNL联合RIRS对于治疗复杂性肾结石具有更高的结石清除率，更少的住院时间、出血风险和总体并发症发生率，故双镜联合手术的疗效和安全性更高[5]。国外学者一般将顺逆行双镜联合方式用ECIRS表示，相关研究认为微通道内镜下联合肾内手术（Mini-ECIRS）的平均手术时间比Mini-PCNL和S-PCNL更短，与S-PCNL相比，Mini-ECIRS术后血红蛋白水平降低显著更少。并且Mini-ECIRS的净石率显著高于Mini-PCNL和S-PCNL[6]。Needle-perc是目前临床上最细的可视肾镜,其将穿刺与碎石功能合二为一,在小儿肾结石、移植肾结石、鹿角形肾结石中的平行盏结石、IPA较小的肾下盏结石等多方面作为联合或辅助治疗手段,并发症少且有效保护肾功能,显著提高了一期手术的净石率[7-9]。该病例将三种技术有机结合充分展示了多镜联合的优势取得了良好的治疗效果。

四、病例点评

该病例作为复杂性肾结石的典型代表主要体现在其综合了结石负荷大、肾盂小盏颈细长的解剖结构、结石质地坚硬、多平行盏结石、IPA较小、肾周脂肪厚皮肾通道距离长等多种因素,单一术式难以获得较为理想的治疗效果。采用多镜联合方式可以有效发挥各自优势,在充分减少肾功能损害降低术后并发症发生率的同时还能保证一期较高的净石率。Mini-PCNL联合Needle-perc既能保证高效碎石,又能提供取石通道,再加上RIRS可同时碎石及移位结石的辅助,从而获得了满意的结果。更加值得关注的是多镜联合手术也相应增加了人力、物力成本及时间消耗,术前需要跟患者及家属充分沟通相关事宜,手术时间的延长无疑会增加感染的风险。术者需平衡各方面因素并分析各种利弊关系才能给患者带来最大的收益。

（病例提供者：刘宇保 罗智超 清华大学附属北京清华长庚医院）

（点评专家：刘宇保 李建兴 清华大学附属北京清华长庚医院）

参考文献

[1]Kazumi T, Shimpei Y, Shuzo H, et al.Ureteroscopy-assisted puncture for ultrasonography-guided renal access significantly improves overall treatment outcomes in endoscopic combined intrarenal surgery[J].Int J Urol, 2021, 28（9）: 913-919.

[2]Zhu W, Liu Y, Liu L, et al.Minimally invasive versus standard percutaneous nephrolithotomy: a meta-analysis[J].Urolithiasis, 2015, 43（6）: 563-570.

[3]徐桂彬, 郑少斌, 李逊, 等.微创经皮肾镜取石术一期联合逆行输尿管软镜治疗肾铸型结石38例报告[J].临床泌尿外科杂志, 2012, 27（12）: 886-888.

[4]刘嘉, 薛东炜, 刘屹立, 等.经皮肾镜联合输尿管软镜治疗复杂肾结石的疗效观察[J].中国医科大学学报, 2013, 42（7）: 662-663.

[5]徐锦斌, 祝钦, 黄健, 等.微通道经皮肾镜联合输尿管软镜与否治疗复杂肾结石的Meta分析[J].中华腔镜泌尿外科杂志（电子版）, 2021, 15（3）: 237-243.

[6]Hamamoto S，Yasui T，Okada A，et al.Endoscopic combined intrarenal surgery for large calculi：simultaneous use of flexible ureteroscopy and mini-percutaneous nephrolithotomy overcomes the disadvantageous of percutaneous nephrolithotomy monotherapy[J].J Endourol，2014，28（1）：28-33.

[7]刘宇保，李建兴，胡卫国，等.顺行多镜联合治疗移植肾上尿路结石的临床经验和疗效[J].中华泌尿外科杂志，2022，43（4）：272-278.

[8]Xiao B，Diao XL，Jin S，et al.A novel surgical technique for treatment of renal stones in preschool-aged patients：initial experience with needle-perc[J].Urology，2020，146：211-215.

[9]Su B，Hu W，Xiao B，et al.Needle-perc-assisted endoscopic surgery for patients with complex renal stones：technique and outcomes[J].Urolithiasis，2022，50（3）：349-355.

02 第二章
鹿角形肾结石

病例4　针状肾镜辅助下内镜联合手术
（标准通道＋针状肾镜）1

一、病历摘要

（一）基本资料

患者男性，40岁，主因"体检发现双侧肾结石4个月余"入院。患者4个月前在当地医院体检时查腹部CT提示：双侧肾结石、双肾积水，无腰痛、肉眼血尿，无尿频、尿急、尿痛，无发热，无腹痛、腹胀等不适，完善相关检查后给予抗感染治疗。现为求治疗肾结石来我院就诊。

既往史：5年前因左肾结石行左侧输尿管软镜碎石取石术。

查体：专科查体未见异常。

化验检查：血常规：RBC 4.95×10^{12}/L，Hb 149.00g/L，WBC 8.65×10^9/L，NEUT% 45.6%。感染指标：CRP 1.39mg/L，PCT＜0.0200ng/ml，IL-6＜1.50pg/ml。尿常规：WBC 250cells/μl，亚硝酸盐阴性，白细胞数量264.20/μl，细菌数量58.20/μl。肾功能：Cr 88μmol/L，BUN 5mmol/L，UA 459μmol/L。连续3天尿培养提示：培养48小时，细菌菌落计数＜1000CFU/ml。24小时尿代谢检查：Cl 116.0mmol/L，232.00mmol/24h；Na 147.3mmol/L，294.60mmol/24h；K 21.34mmol/L，42.68mmol/24h；Ca 1.98mmol/L，3.96mmol/24h；P 10.5mmol/L，21.00mmol/24h；UA 1937μmol/L，3874μmol/24h。PTH 50.2ng/L。

影像学检查：KUB：双肾区可见鹿角样高密度影。诊断：双肾铸型结石（病例4图1）。全腹部CT平扫＋重建：双肾肾盂肾盏见多发结节状、鹿角状高密度影，部分肾盏轻度扩张。CT值左肾结石约1400HU，右肾结石约1400HU。诊断：双肾多发结石，双肾积水（病例4图2，病例4视频1）。

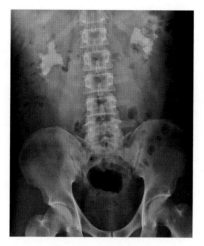

病例4图1　术前KUB

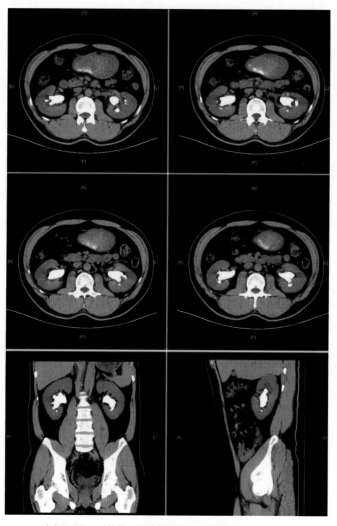

病例4图2　术前CT的横断位、冠状位和矢状位

（二）诊断

1. 双肾结石
2. 双肾积水
3. 泌尿系感染
4. 输尿管镜术后

病例4视频1

（三）诊疗经过

患者入院后完善术前检查。排除手术禁忌后，患者双肾结石负荷较大，建议分期行PCNL。由于双侧结石形态、负荷、症状类似，一期治疗左、右侧无须更多考量。我们首先选择在全身麻醉下行右侧PCNL。

手术过程：麻醉成功后，患者取截石位，经尿道置入膀胱镜，镜下右侧输尿管逆行留置5F导管，留置尿管，固定导管。改俯卧位，腰部垫高，常规消毒铺巾。B超引导下穿刺右肾中盏后组，见尿后，筋膜扩张器和金属扩张器两步法逐级扩张，建立24F皮肾通道，置入肾镜，肾内可见黄褐色鹿角样结石，填充肾盂和各肾盏，EMS碎石清石系统击碎并吸出结石。B超探查可见中下盏平行盏小结石，Needle-perc穿刺中盏，可见小结石一枚，钬激光将结石碎裂后进入肾盂，再经原通道清除，探查各盏，未见残余结石。皮肾通道未见明显出血。导丝引导下顺行放置6F/26cm D-J管，放置气囊肾造瘘管，清点敷料器械无误，术毕（病例4视频2）。

患者第一次术后恢复良好，无发热，术后常规监测血常规、肾功能及感染指标，术后第1天血红蛋白较术前无明显变化。术后第2天患者可以在床上适当活动，复查KUB右肾未见残余结石（病例4图3），予夹闭肾造瘘管。术后第3天患者无发热、腰痛、渗液，予拔除肾造瘘管。

病例4视频2

右肾结石成分：六水磷酸铵镁、碳酸磷灰石。

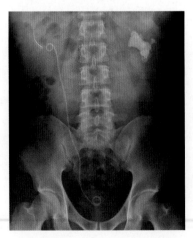

病例4图3　第一次术后KUB

患者第一次手术后恢复良好，无发热、腰痛、出血、感染等并发症。一周后患者基本恢复如初，我们按计划在全身麻醉下行左侧PCNL。左侧手术过程总体和右侧类似。首先在截石位下留置5F输尿管导管。俯卧位下，B超引导下穿刺中偏下组背侧盏，反复确认穿刺有尿液溢出后，置入"J形"导丝，沿导丝逐步扩张，建立24F标准通道，使用EMS碎石清石系统粉碎并吸出结石，最终单通道将结石全部清除。术后留置6F/26cm输尿管支架管及14F肾造瘘管。

患者第二次术后恢复良好，无发热，术后监测血常规、肾功能及感染指标，术后第1天血红蛋白平稳。术后第2天患者可以下床活动，复查KUB双肾未见残余结石（病例4图4），予夹闭肾造瘘管。术后第3天患者无发热、腰痛、渗液，予拔除肾造瘘管。术后第4天予拔除导尿管后出院。

左肾结石成分：六水磷酸铵镁、尿酸氢铵、碳酸磷灰石。

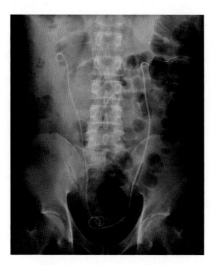

病例4图4　第二次术后KUB

二、病例分析

1. 术前分析　患者为青年男性，双肾完全鹿角样结石，双侧肾结石大小、形态和位置相似，肾脏积水情况也类似，在选择手术方式上建议首选PCNL。双侧结石采用分期手术方式。由于两侧结石类似，在选择哪侧首先手术时无须更多考量。通过CT可大致判断需要双肾手术通道数目均可能为1~2个，根据术中情况可以配合Needle-perc等工具减少通道的数目。对于年轻患者，男性双侧结石，结石相关代谢检查也是必不可少的，术前24小时尿液分析未发现明显异常，考虑为特发性草酸钙结石可能大。也建议患者可行基因监测明确潜在病因，患者因特殊原因未行此检查。二期手术前患者已经顺利拔除右侧肾造瘘管，且无感染、出血等并发症。考虑到患者身体情况较好，居住地遥远，患者希望一次住院期间解决两侧问题，于是我们拟一次住院期间分期行双侧PCNL。

2. 术中分析　一期手术中，我们在一个标准通道基础上清除了结石主体部分，平行盏结石使用Needle-perc将结石碎裂后推入肾盂，再次经原通道将结石清除，这种NAES（S+N）技术治疗方式也多次在复杂肾结石中应用，有效地减少了通道的数目，保护了肾脏功能。在二期手术时，我们选择中偏下盏作为首选目标盏，建立标准通道。两侧碎石过程中结石外观考虑为含钙结石。术后结石分析提示为感染性结石，这种情况在年轻男性患者中不多见。

3. 术后分析　患者一期术后恢复良好，无任何并发症出现。术后3天拔除肾造瘘管。恢复数日后再次行左侧PCNL。整个治疗过程非常顺利，达到了预期效果。但对于患者来说，如何能够明确结石形成的病因，预防结石的复发尤为关键。

三、疾病介绍

鸟粪石的形成与产脲酶细菌导致的泌尿系感染密切相关，占所有泌尿系结石的10%～15%，女性与男性的发病率相比约为2：1。产脲酶细菌包括革兰阳性和革兰阴性细菌，例如变形杆菌、葡萄球菌、假单胞菌、普罗威登斯菌和克雷伯菌等。但并非每种菌株都会产生尿素分解酶[1]。产脲酶细菌除了可以通过分解尿素形成氨，增加尿液pH以促进磷酸铵镁结晶形成，还可以通过破坏覆盖于尿路上皮细胞并保护它们免受病原体侵害的糖胺聚糖屏障来促进鸟粪石结石的形成。一旦突破了这个屏障，细菌就能附着于尿路上皮表面并定植，从而形成细菌生物膜[2]。通过微观分析可以发现，鸟粪石主要由致病菌、细菌分泌的保护性胞外多糖形成的生物膜以及磷酸铵镁结晶组成。成熟的鸟粪石由多个磷酸镁铵层组成，其中细菌形成的生物膜成为磷酸镁铵层的夹缝[3, 4]。由于致病菌被厚厚的胞外多糖和鸟粪石层保护，使致病菌对抗生素治疗具有高度耐药性，因此保证清石率非常重要[1]。鹿角形结石的成因还包括尿路梗阻或解剖异常、长期留置尿管、既往导尿史以及神经源性膀胱病变等[5]。

AUA指南建议所有鹿角形结石都应假定为鸟粪石，鸟粪石的治疗原则包括：保证清石率、抗感染治疗以及预防复发[6-8]。PCNL是鹿角形结石治疗的金标准。随着PCNL技术、多镜联合技术（例如PCNL结合RIRS、Needle-perc等）、多通道分期手术理念和腔内碎石设备的不断完善，PCNL术后的清石率较以往有明显提高，损伤和并发症的发生率明显下降。AUA指南也建议围术期应使用预防性或抑制性抗生素治疗，并且所有鸟粪石患者都应给予长期或短期抗生素治疗，有助于控制感染，预防复发[7, 8]。

四、病例点评

对于双侧肾结石、年轻患者需要重点考虑结石的发病原因。通过24小时尿液代谢检查、小分子有机酸检查及基因检测，部分患者的危险因素或者病因能够被发现。此患者术前检查未发现阳性结果。从术中情况看，未见明显肾乳头钙质沉着表现。病因筛查方面仍需要进一步工作。我们建议患者行基因检查来排除基因疾病合并肾结石形成的可能性，但患者最终不愿意行此项检查。患者术前尿培养阴性，结石培养或者肾盂尿培养可能对于判断有无细菌更为准确。另外，患者术前CT值为1400HU，从术中的镜下表现来看也符合草酸钙结石外观，但两次术后结石分析均提示为感染性结石。如何能够更全面的展示结石性质和性状，也是需要进一步明确和研究的课题。对于双侧肾结石治疗方面，本例患者整个治疗经过比较清晰顺畅，在治疗过程中充分考虑了患者年龄特点及个人情况对治疗的需要，在积极保护患者肾功能和保证围术期安全前提下，较短治疗周期内顺利完成了双侧结石的处理，是非常理想的结果。

（病例提供者：肖 博 罗智超 清华大学附属北京清华长庚医院）

（点评专家：李建兴 清华大学附属北京清华长庚医院）

参考文献

[1]Flannigan R，Choy WH，Chew B，et al.Renal struvite stones--pathogenesis，microbiology，and management strategies[J].Nat Rev Urol，2014，11（6）：333-341.

[2]Rahman NU，Meng MV，Stoller ML.Infections and urinary stone disease[J].Curr Pharm Des，2003，9（12）：975-981.

[3]Nickel JC，Costerton JW，McLean RJ，et al.Bacterial biofilms：influence on the pathogenesis，diagnosis and treatment of urinary tract infections[J].J Antimicrob Chemother，1994，33 Suppl A：31-41.

[4]Nickel JC，Olson M，McLean RJ，et al.An ecological study of infected urinary stone genesis in an animal model[J].Br J Urol，1987，59（1）：21-30.

[5]Gettman MT，Segura JW.Struvite stones：diagnosis and current treatment concepts[J].J Endourol，1999，13（9）：653-658.

[6]Bichler KH，Eipper E，Naber K，et al.Urinary infection stones[J].Int J Antimicrob Agents，2002，19（6）：488-498.

[7]Assimos D，Krambeck A，Miller NL，et al.Surgical Management of Stones：American Urological Association/Endourological Society Guideline，PART I[J].J Urol，2016，196（4）：1153-1160.

[8]Assimos D，Krambeck A，Miller NL，et al.Surgical Management of Stones：American Urological Association/Endourological Society Guideline，PART II[J].J Urol，2016，196（4）：1161-1169.

病例5　针状肾镜辅助下内镜联合手术（标准通道＋针状肾镜）2

一、病历摘要

（一）基本资料

患者女性，55岁，主因"体检发现右肾结石6年，右侧腰腹部疼痛3个月"入院。患者6年前体检发现右肾结石，无不适症状，近年来定期复查，发现结石逐渐增大。3年前曾于当地医院行ESWL治疗，未见结石排出。3个月前无明显诱因出现右侧腰腹部胀痛，于当地医院查腹部CT提示"右肾多发结石"，予对症治疗好转。现为求手术治疗来我院就诊。

既往史：无特殊。

查体：未见明显异常。

化验检查：血常规：RBC 6.29×10^{12}/L，WBC 4.65×10^9/L，Hb 126g/L。尿常规：WBC 62.30cells/μl，细菌数量4.50/μl。尿培养：奇异变形杆菌（菌量5000CFU/ml）。肾功能：Cr 78.0μmol/L，BUN 4.6mmol/L。24小时尿代谢检查：Cl 64.4mmol/L，96.60mmol/24h；Na 84mmol/L，126.00mmol/24h；K 22.29mmol/L，33.44mmol/24h；Ca 2.20mmol/L，3.30mmol/24h；P 4.90mmol/L，7.35mmol/24h；UA 1470μmol/L，2205μmol/24h。PTH 53.3ng/L。

影像学检查：KUB：右肾多发性结石（病例5图1）。CTU：右肾可见鹿角状致密影，大者大小约13mm×27mm×40mm，右肾盏扩张积液。右肾下部局限性萎缩，肾实质萎缩（病例5图2，病例5视频1）。

病例5视频1

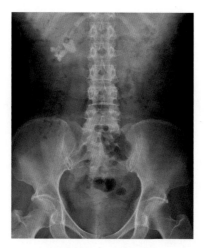

病例5图1　术前KUB

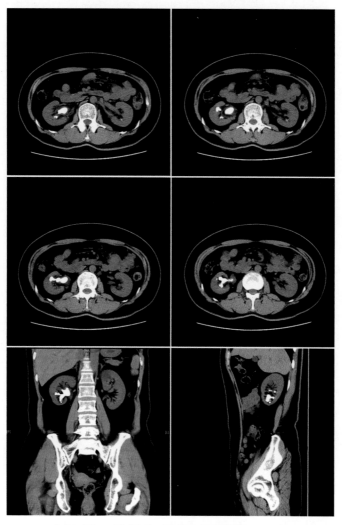

病例5图2　横断面、冠状位及矢状位CT平扫

（二）诊断

1. 右侧鹿角形肾结石
2. 右肾积水
3. 泌尿系感染
4. ESWL术后

（三）诊疗经过

患者入院后完善术前检查，行敏感抗生素静脉抗感染治疗3天，排除手术禁忌后，在全身麻醉下行左侧NAES（S+N）手术。

一期S+N手术：患者取截石位右侧插管建立人工肾积水后，改俯卧位，B超检查肾脏形态及结石分布特点，首先建立第一标准通道，超声引导下穿刺右肾后组中盏穹窿部，回抽见尿后置入"J"形导丝，切开皮肤1cm左右，先用10F筋膜扩张器预扩张，选用球囊一步法建立皮肾通道，全超声监控下完成球囊置入及扩张过程并置入24F工作鞘，镜下见目标肾盏轻度扩张积水，结石梗阻，负压吸引下超声碎石，目标盏及相邻盏内结石一并清除。超声检查后下盏结石需建立第二通道清石。"两步法"顺利建立下盏标准通道，镜下可见部分结石局部与黏膜粘连，EMS超声粉碎大块结石并运用探杆剥离粘连处结石。超声再次检查可见下盏平行盏内小结石，联合使用Needle-perc，超声引导下穿刺结石，使用脉宽可调激光（1.5J，10Hz，短脉宽）将结石碎块化处理，再经原通道进一步清除结石碎片。B超再次检查可见部分肾盏内残留结石，考虑手术时间及相关因素，留置二期处理残余结石。导丝引导下顺行放置6F/26cm输尿管支架管（病例5视频2）。皮肾通道检查无出血，放置2根14F气囊肾造瘘管皮肤处固定，手术结束。

病例5视频2

患者术后恢复可，引流管及尿管引流液颜色淡红，术后常规监测肾功能、感染指标，无明显异常。术后第1天出现低热（37.8℃），给予对症及抗感染治疗，两天后体温恢复正常。术后第2天患者下床活动，复查KUB示中盏造瘘管附近残石（大小约1.2cm）及下盏2处残石（大小约0.8cm及0.6cm）（病例5图3，病例5图4）。术后1周行二期S+N手术清除残余结石。

二期S+N手术：患者取俯卧位，首先经原中盏通道置入导丝，筋膜扩张器和金属扩张器两步法逐级扩张，建立24F皮肾通道，镜下寻找残石，发现结石位于中盏前组，EMS碎石清石系统清除结石。B超再次检查可见下盏两处小结石，采用Needle-perc处理，分别穿刺结石所在盏，联合钬激光在碎块化模式下原位碎石，将结石碎块冲至肾大盏或肾盂，再经原通道使用EMS系统清除结石碎片，B超检查未见残余结石。放置14F气囊肾造瘘管，术毕。

术后第2天复查未见残余结石（病例5图5），术后第5天拔除肾造瘘管，出院前复查血红蛋白及肾功能指标基本稳定。

结石成分：碳酸磷灰石。

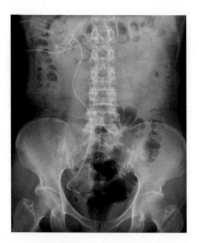

病例5图3　一期术后KUB

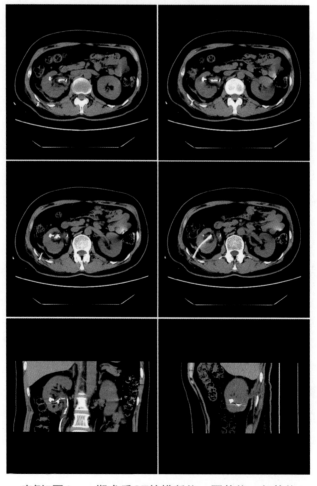

病例5图4　一期术后CT的横断位、冠状位、矢状位

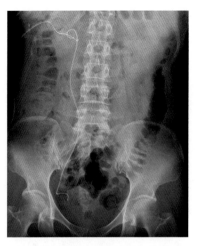

病例5图5　二期术后KUB

二、病例分析

1. 术前分析　患者女性，影像学检查CTU显示右肾部分鹿角形结石，多发小盏内结石，盏颈细长，术前尿常规提示大量白细胞及细菌量，且尿培养阳性，考虑为感染性肾结石或者结石合并感染。在术式选择上，针对鹿角形肾结石，国内外指南推荐的首选治疗方式为PCNL，此外该患者的特殊解剖因素还包括盏颈细长，多发小盏结石，可采用多通道PCNL或多镜联合方式以提高净石率。必要时可联合顺逆行软镜或Needle-perc辅助清石。同时需要考虑术中肾盂内压力以及控制整体手术时间的问题，以降低术后感染并发症的发生率。分期手术同样适用于该类结石患者，在控制出血及感染等保证手术的安全性的前提下，可运用多种方式以提高结石清除率。标准通道PCNL具有快速取石、结石清除率高的效果，但多个标准通道往往造成肾损伤较大、出血风险更高，根据术中情况可以应用顺行软镜或Needle-perc的方式以便减少手术通道数目。标准通道下建议联合高效负压清石系统快速清除结石，降低肾内压力，从而减少术后感染性并发症的发生率。

2. 术中分析　一期手术：超声探查后预期两个标准通道，首先选择中盏后组作为第一通道，采用一步式球囊扩张法建立标准通道，镜下见结石成黄褐色，质地较硬，术中水泵灌注流速维持在400～500ml/min，配合EMS负压清石系统快速清除目标盏及周边可触及的结石，尝试进入下盏因盏颈较小镜体受限，为避免盏颈损伤遂建立第二通道。选择下盏后组作为第二目标肾盏，采用"两步法"使用筋膜扩张器联合金属扩张器建立标准通道，使用EMS清石系统将目标肾盏和相邻盏的结石清除，镜下可见该处部分结石与肾盏黏膜粘连，因结石长期刺激局部炎性反应所致，尽量将粘连结石清除干净避免其快速复发和瘢痕形成。再次用彩超检查发现下盏尚有多处小盏结石无法触及，因结石较小遂考虑联合Needle-perc处理。超声引导下Needle-perc直接穿刺结石所在盏，联合钬激光使用碎块化模式将结石粉碎，并适当增加灌注水流冲至肾盂或大盏，再经标准通道将结石碎块一并清除。彩超探查可见仍有部分小结石残留，考虑手术时间较长以及感染相关风险，结束手术改为二期处理。常规查看手术通道，确定无明显动脉性出血后留置肾造瘘管。

二期手术：通过术后影像学检查发现中盏造瘘管旁有一处明显残石，遂首先经原中盏建立标准通道，联合EMS系统快速清除残石，再次B超检查发现下盏两处小结石，遂使用Needle-perc处理。直接穿刺结石所在盏，联合钬激光将结石碎块化后冲至肾盂，再经中盏通道一并清除结石碎片。B超探查未见明显残石，结束手术。

3. 术后分析　一期术后患者出现低热两天，无其他不适症状，考虑术中操作使少量感染性致热源吸收所致，术后血常规等指标轻度升高，对症抗感染治疗后好转。患者术后肾功能及血红蛋白情况稳定，无明显波动。患者较早地恢复饮食及下床活动。一期术后KUB平片提示中盏及下盏有部分结石残留，二期手术前行CT检查评估残石情况及手术方式。均保留原两根造瘘管。术后一周左右行二期手术，经原中盏通道PCNL并联合两针Needle-perc清除所有残石。二期术后未出现发热等问题，因手术时间短且经原皮肾通道联合EMS清石系统可以快速清石，有效降低肾盂内压。

三、疾病介绍

请参考病例4"针状肾镜辅助下内镜联合手术（标准通道＋针状肾镜）1"疾病介绍中的相关内容。

四、病例点评

鹿角形肾结石是复杂性上尿路结石中的重点和难点。PCNL处理大负荷结石具有较高的清石率及效率，也是目前国内外指南推荐的一线治疗方式。一般而言单通道无法解决所有的结石，往往需要多通道或多镜联合方式才能最大限度的清除结石。皮肾通道的大小和通道数量是术后出血和肾功能损伤的危险因素。通道口径增大会显著增加术中和术后的出血风险。与标准通道相比，小通道可以明显降低出血量，采用不同口径的多通道PCNL相结合可以有效降低肾脏损伤且提高一期净石率。NAES手术是我中心提出的基于Needle-perc的多镜联合的创新模式，S＋N中，标准通道下可使用EMS系统快速清石，并有效降低肾盂内压，Needle-perc碎石后再经标准主通道清除结石碎块。这种大小通道相结合的形式能够充分利用标准通道的优势从而提高一期净石率。此外需要考虑总手术时间和安全性，切勿过度追求一期净石率，适当改二期手术以保证患者的诊疗安全性。同时加强围术期的管理，术后必要的实验室和影像学检查对于二期手术的规划和治疗时间点的把握有指导性作用。

（病例提供者：刘宇保 罗智超 付 猛 清华大学附属北京清华长庚医院）

（点评专家：李建兴 清华大学附属北京清华长庚医院）

病例6 针状肾镜辅助下内镜联合手术 （输尿管软镜+针状肾镜）

一、病历摘要

（一）基本资料

患者男性，54岁，主因"发现左肾结石5年余"入院。患者5年前体检发现左肾结石，未行特殊诊治，规律复查，病程中偶有活动后肉眼血尿，无尿频、尿急、尿痛等不适。1年前外院就诊行腹部CT提示"左肾结石，左肾积水"，近日为求进一步诊治入住我科。

既往史：糖尿病病史5年，规律药物治疗；脑梗病史5年，给予保守治疗，口服降血脂药物。

查体：未见异常。

化验检查：血常规：WBC 6.65×10^9/L，Hb 116g/L，RBC 5.91×10^{12}/L。肾功能：Cr 74.0μmol/L。尿常规：RBC 31.60cells/μl，WBC 37.70cells/μl，上皮细胞数量7.50/μl。尿培养：阴性。24小时尿代谢检查：Cl 64.4mmol/L，96.60mmol/24h；Na 84mmol/L，126.00mmol/24h；K 22.29mmol/L，33.44mmol/24h；Ca 2.20mmol/L，3.30mmol/24h；P 4.90mmol/L，7.35mmol/24h；UA 1470μmol/L，2205μmol/24h。PTH 34.0ng/L。

影像学检查：KUB：左肾区见不规则高密度影（病例6图1）。CTU：左侧肾盂肾盏内见结节状致密影，部分呈鹿角状。左侧肾盂肾盏略扩张（病例6图2，病例6视频1）。

病例6视频1

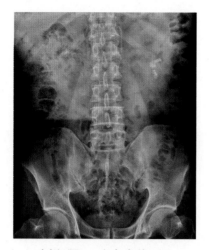

病例6图1　患者术前KUB

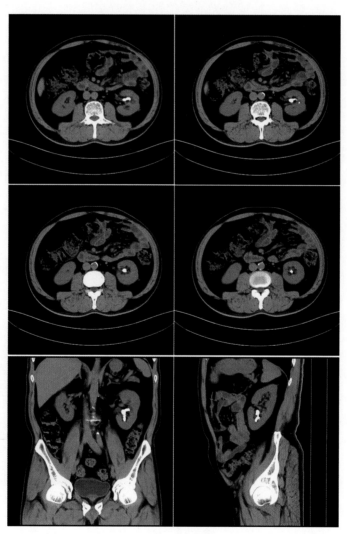

病例6图2　患者术前CT平扫的横断位、冠状位、矢状位

（二）诊断

1. 左肾结石

2. 2型糖尿病

3. 陈旧性脑梗死

（三）诊疗经过

患者入院后完善术前检查，排除手术禁忌后，在全身麻醉下行R＋N手术。在全身麻醉下左侧斜仰卧截石位，消毒铺巾。经尿道置入9.5F输尿管硬镜，寻找左侧输尿管口置入导丝，硬镜上行检查输尿管腔内情况至UPJ位置，未见异常。留置导丝撤镜，推入12/14F，46cm的输尿管软镜鞘，置入一次性电子输尿管软镜，检查肾盂肾盏了解集合系统解剖结构，见结石主体位于肾下盏，首先使用钬激光（参数设置：0.8J/15Hz，长脉宽）行粉末化碎石，因结石负荷较大且下盏漏斗较长，软镜过度弯曲，造成激光能量损耗手术效率低下，遂同时联合Needle-perc碎石。超声检查肾脏形态及结石分布，集合系统无明显扩张积水，超声引导下Needle-perc直接穿刺下盏后组（结石所在盏），镜下确认穿刺成功，使用钬激光进行粉末化碎石。因结石体积较大，下盏基本被完全填满，且与肾盏黏膜局部粘连，碎石过程中可用Needle-perc尖端进行适度撬拨。此时顺逆行双镜双激光同时碎石，有效提高了手术效率，结石松动后下盏空间上下贯通，大量的结石碎屑随灌注水流排出至软镜鞘直至体外。逆行软镜联合取石网篮同时抓取小块梗阻结石利于碎石快速排出。碎石结束后软镜再次检查肾盂肾盏残石情况，导丝引导下逆行放置6F/26cm输尿管支架管，留置导尿术毕（病例6视频2）。

病例6视频2

患者术后一般情况可，尿液颜色淡红，术后实验室检查示：WBC 13.77×10^9/L，CRP 11.23mg/L，其他相关指标基本正常。术后第1天出现发热（最高温度37.9℃），伴左侧腰腹部轻度隐痛不适，给予抗感染及对症治疗后好转。2天后体温恢复正常。术后第2天患者即下床活动，复查KUB示无明显残留结石（病例6图3）。术后第3天拔除尿管，第4天出院，各项实验室检查指标基本正常。

结石成分：一水草酸钙、碳酸磷灰石。

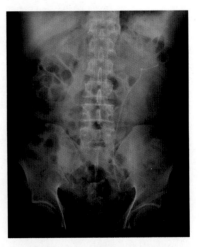

病例6图3　患者术后KUB

二、病例分析

1. 术前分析　根据术前影像学检查初步分析，结石位于肾盂、中盏及下盏，属于部分鹿角形结石，结石最大直径3cm，依据国内外指南上推荐，PCNL是一线的治疗方案。另外，也可以选择分期RIRS或双镜联合等方式。具体分析来看，采用RIRS治疗，结石负荷相对较大，术后残石的发生率较高，且存在输尿管生理性狭窄导致上镜或上鞘失败的概率。采用PCNL治疗，可以保证较高的一期清石效果，但该患者肾盂肾盏无明显积水，穿刺扩张相对有一定难度，存在通道丢失或过深的风险，且单通道PCNL不能保证完全清除结石，多通道PCNL相对损伤较大。因此综合考虑可选择NAES手术（N＋R模式），可以使两者优势互补。此外因结石病史较长且下盏无积水，若术中发现结石呈嵌顿或粘连状态，可将微通道或标准通道PCNL作为术中备选方案以提高净石效果。术中需控制双镜的灌注流速，在输尿管条件允许的情况下尽量使用尺寸较大的软镜鞘以保证肾盂低压。

2. 术中分析 9.5F输尿管镜检评估输尿管壁顺应性良好，遂选用12/14F软镜鞘，一次性电子输尿管软镜进入集合系统可见结石充满下盏，无明显空间，跟术前预估一致，先行钬激光粉末化碎石，因结石质地坚硬且下盏角度受限碎石效率不高，遂同时联合Needle-perc碎石，超声引导下直接穿刺下盏后组，镜下可见结石充满肾盏，空间狭小，此时采用顺逆行双镜联合双激光同时碎石。Needle-perc碎石效率显著高于软镜，很快将梗阻肾盏打通，此时软镜下可见大量的结石碎屑在顺行灌注液的作用下快速排出至软镜鞘。软镜下使用取石网篮将较大结石碎片取出体外以提高尿液及灌注液体的排空效果，避免肾内压力过高。

3. 术后分析 术后患者连续两天发热，最高温度约37.9℃，伴左侧腰部轻度隐痛不适，感染指标轻度升高，无恶心、呕吐、腹痛、腹胀等其他症状，综合判断分析一方面可能因为手术时间略长（约100分钟）增加了感染风险，另一方面在Needle-perc碎石过程的前半段，因结石梗阻严重，碎石空间狭小，虽然术中严格控制了灌注流速，短时间也可能会造成盏内的压力升高使得液体回流及感染性致热源的吸收。对症处理及规范抗感染治疗后临床症状消失。术后平片未见明显残余结石，基本达到了术后即刻净石的效果。得益于双镜联合的优势互补，患者术后很快顺利出院。

三、疾病介绍

鹿角形肾结石是泌尿系结石中治疗相对复杂且术后并发症发生率较高的一类，根据国内外指南推荐采用PCNL方式处理，能够获得相对较高一期净石率。该患者的结石类型属于部分鹿角形肾结石，最大直径3cm，其中下盏被结石完全填充，无积水和肾盏扩张，采用传统的标准通道PCNL有较高的技术难度和风险。随着软镜器械与技术的不断发展，RIRS开始被更多的应用在相对较大体积的结石治疗。该患者的结石主体位于下盏，对于软镜而言除了结石体积因素之外，结石的位置和肾盏解剖结构也是影响软镜手术效果的主要因素。此外，顺逆行双镜联合手术也是目前处理复杂肾结石的常用方式之一[1]，针对不同结石大小和肾脏解剖结构的差异，PCNL可以采用不同大小口径的通道来处理[2]，既可以有效保护肾功能降低术后并发症的发生率，也可以提高一期净石率，获得较为满意的诊疗效果。Needle-perc是目前临床上最细的一款肾镜，融合了穿刺与碎石两项功能，作为处理复杂肾结石的平行盏结石，下盏解剖不良的小盏结石，小儿结石、移植肾结石等各种特殊类型的患者，均取得良好的诊疗结果[3-6]。Needle-perc联合输尿管软镜是一种顺逆行双镜联合的特殊模式，同时满足了最大限度降低肾功能损伤及提高一期净石率的需求。对于该患者是一种理想的治疗选择。

四、病例点评

随着泌尿腔镜技术和器械设备的发展与更新，越来越多的临床医生尝试通过逆行腔内的方式去治疗体积相对较大的上尿路结石，尤其是一些部分鹿角形肾结石或2~4cm的肾结石使用单一RIRS行一期或分期手术，也取得了较为理想的治疗效果，同时避免了因建立皮肾通道造成的出血和肾功能损伤的风险。但是如果出现结石与局部黏膜粘连嵌顿或集合系统解剖不良空间狭小等问题会造成软镜碎石困难、肾盂内压大幅波动的情况，此外术后大量的结石碎片若排空不畅，容易堆积梗阻引发感染以及残石问题。Needle-perc作为目前临床最细的肾镜，其特点是将穿刺与碎石合二为一，无须通道扩张，有效避免的出血及肾脏损伤，RIRS与Needle-perc联合使用能够互为补充且充分发挥各自的优势，本病例采用N+R模式，不仅顺利解决了软镜处理嵌顿结石的困境，同时提高了碎石效率，且获得了术后即刻清石的效果，是成功治疗2~4cm肾结石的良好案例范式。

（病例提供者：刘宇保 罗智超 付 猛 清华大学附属北京清华长庚医院）
（点评专家：李建兴 清华大学附属北京清华长庚医院）

参考文献

[1]李建兴，刘宇保.双镜联合治疗复杂泌尿系结石的研究进展[J].现代泌尿外科杂志，2022，27（11）：119-122.

[2]俞蔚文，张大宏，何翔，等.联合不同口径多通道经皮肾镜取石术治疗复杂性肾结石[J].中国微创外科杂志，2013，13（9）：820-823.

[3]刘宇保，李建兴，胡卫国，等.顺行多镜联合治疗移植肾上尿路结石的临床经验和疗效[J].中华泌尿外科杂志，2022，43（4）：272-278.

[4]Xiao B，Diao XL，Jin S，et al.A novel surgical technique for treatment of renal stones in preschool-aged patients：initial experience with needle-perc[J].Urology，2020，146：211-215.

[5]苏博兴，肖博，胡卫国，等.超声引导下针状肾镜联合标准通道PCNL治疗鹿角形结石的安全性和有效性[J].中华泌尿外科杂志，2020，41（1）：37-40.

[6]Su B，Hu W，Xiao B，et al.Needle-perc-assisted endoscopic surgery for patients with complex renal stones：technique and outcomes[J].Urolithiasis，2022，50（3）：349-355.

病例7　标准通道经皮肾镜取石术

一、病历摘要

（一）基本资料

患者女性，61岁，主因"体检发现双肾结石10年余"入院。患者10年余前体检B超发现双肾结石（患者口述，具体报告未见），无腰腹部胀痛，无发热、恶心、呕吐，无尿频、尿急、尿痛、血尿等不适，就诊于外院先后行3次右侧经皮肾镜碎石取石术，术后恢复可，右侧仍有残石，左侧结石未处理，术后未规律复查。1个月前复查腹部CT示"双肾多发结石，左肾积水"，遂于1个月前在我院行左侧经皮肾镜碎石取石术，术后恢复可，现为求进一步诊治右肾结石入院。

既往史：否认高血压、糖尿病病史，否认肝炎、结核等传染病史，无其他手术、外伤及输血史，否认药物、食物过敏史，预防接种史不详。

查体：双侧腰部可见多处长度约1cm手术瘢痕，余未见明显阳性体征。

化验检查：血常规：WBC 6.25×10^9/L，Hb 101g/L，PLT 227×10^9/L。肾功能：Cr 86μmol/L，BUN 6.5mmol/L。尿常规：WBC 3580.1cells/μl，亚硝酸盐阳性。尿培养：铜绿假单胞菌，菌量＞100 000CFU/ml。降钙素原：0.210ng/ml。25–羟基维生素D 14.36ng/ml↓。全段甲状旁腺素测定81.1ng/L。钙总量（24小时尿）：2.50mmol/24h↓。磷总量（24小时尿）：17.75mmol/24h。

影像学检查：KUB：右肾结石，双侧输尿管支架管置入术后（病例7图1）。全腹CT：右肾结石，左肾上盏扩张积水，双侧输尿管支架管置入术后。CT值：800～1000HU（病例7视频1）。

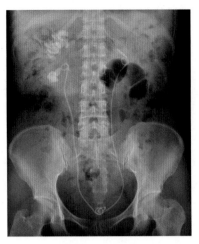

病例7图1　患者KUB

（二）诊断

1. 右肾结石

2. 双侧经皮肾镜术后

3. 双侧输尿管支架置入术后

4. 泌尿系感染

病例7视频1

（三）诊疗经过

患者入院后完善相关检查无明显手术禁忌，查尿常规示白细胞大量，亚硝酸盐阳性，先根据既往尿培养结果使用哌拉西林他唑巴坦4.5g，1次/8小时抗感染治疗。期间多次复查尿常规示尿白细胞数下降，亚硝酸盐转阴。5天后尿培养结果提示为铜绿假单胞菌，将抗生素更换为更为敏感的美罗培南1g，1次/12小时。抗感染治疗1天后行右侧一期经皮肾镜碎石取石术，术中分别建立上盏及下盏背侧盏两个标准通道（病例7图2），分别清除上盏大部分结石及下盏目标盏结石。由于患者结石负荷量较大，合并明显泌尿系感染，肾盂黏膜水肿，触之易出血，为避免长时间手术可能引起的尿源性脓毒症，残留上盏及下盏部分结石待二期处理（病例7图3，病例7视频2）。

术后患者生命体征平稳，无发热，术后第1天降钙素原升高至8.91ng/ml，将美罗培南剂量调整为1g，1次/8小时，3天后降钙素原下降至1.32ng/ml，将抗生素降级为哌拉西林他唑巴坦。术后1周患者持续无发热，肌酐稳定至86μmol/L，血红蛋白稳定至90g/L，降钙素原下降至0.102ng/ml，无明显手术禁忌，行右侧二期经皮肾镜碎石取石术，为防止感染再次加重，术中带药再次升级为美罗培南。术中先通过原上盏通道置入肾镜，清理一期手术中残留的部分碎石。B超引导下穿刺上盏与原通道平行的背侧盏，"两步法"建立24F皮肾通道，清理目标盏及部分上盏前组盏结石（病例7视频3）。B超引导下穿刺下盏背侧盏，同法建立24F皮肾通道，清理目标盏结石后继续由该盏探查，未能由目标盏出口探及下盏前组盏（病例7视频4），B超引导下穿刺下盏偏前组盏，目标盏内结石完全填充，B超监控下仅见导丝头端位于结石表面，再次使用"两步法"建立24F皮肾通道，由此顺利清理目标盏内结石（病例7视频5）。探查各盏，未见残余结石。皮肾通道无明显出血。各通道放置14F气囊肾造瘘管，清点敷料器械无误，术毕。术后2小时查血常规白细胞11.73×10^9/L，降钙素原0.0485ng/ml，继续给予抗感染、补液对症治疗。术后第1天复查血红蛋白98g/L，降钙素原上升至1.05ng/ml，肾造瘘管通畅，引流液淡红，嘱患者卧床休息，多饮水。术后第2天降钙素原下降至0.92ng/ml，抗生素再次降级为哌拉西林他唑巴坦。术后第3天复查KUB，右侧无结石残留，支架管位置无异常（病例7图4）。按引流量由少到多的顺序逐一夹闭及拔除肾造瘘管，术后第5天出院。

术后结石成分：碳酸磷灰石、六水磷酸铵镁。

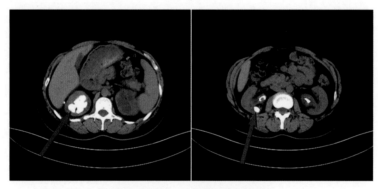

病例7图2　一期手术穿刺部位
左图箭头所示为上盏通道，右图箭头所示为下盏通道。

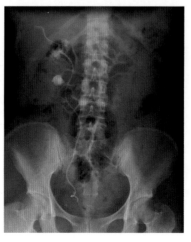

病例7图3　一期术后KUB

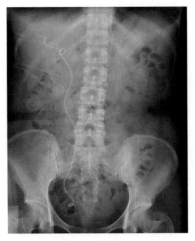

病例7图4　二期手术后KUB

二、病例分析

1. 术前分析　患者老年女性,双肾结石病史10年余,右侧有3次经皮肾镜手术史,术前尿常规提示有明显泌尿系感染,根据既往尿培养结果使用哌拉西林他唑巴坦抗感染治疗,尿常规化验监测到治疗后尿白细胞显著下降后可考虑手术。术前CT显示结石主要集中在上盏和下盏,结石负荷较大,较为分散,合并感染,有多期多通道处理的可能,此外患者有多次内镜手术史,结石所在盏内完全无积水,不除外有结石与肾盂肾盏黏膜粘连、肾盏出口闭锁

病例7视频2

病例7视频3

病例7视频4

病例7视频5

的可能性,需与患者及家属充分沟通术后出血、感染、肾功能一过性受损及残石的风险。

2. 术中分析　对于大负荷或复杂鹿角形结石,合并严重泌尿系感染,一期手术以通畅引流为目的,快速打通肾盂输尿管连接部,留置输尿管支架管及肾造瘘管,避免手术时间过长,增加术后尿源性脓毒血症风险。该患者一期手术先建立上盏背侧盏通道,术中可见结石表面脓胎,清理上盏大量结石后由该通道进一步探查至肾盂输尿管连接部,可留置输尿管支架管,术中B超见上盏邻近背侧平行盏仍有残留结石,考虑如同期建立两个邻近上盏通道,通道之间距离过近再加上由于合并感染导致的肾实质较脆,出血风险明显增加,因此选择建立下盏通道,术中优先选择下盏背侧偏上目标盏建立通道,清理目标盏内结石后未探及明显出口,不能由该盏进一步探查其余各盏,考虑为盏结构异常或多次内镜手术干扰所致,为避免手术时间过长,增加感染风险,留置肾造瘘管,适时终止手术。

一期手术患者恢复后，尿路感染进一步控制，二期手术则以清石为目的。首先根据一期术中情况决定是否需要由原通道再次探查清石，对于上盏平行盏结石则需重新建立通道，术中内镜及B超探查上盏完全清石后建立下盏通道，下盏两块结石负荷较大，分别位于下盏背侧及偏前组两个盏内，完全填充，术前预判可能需要两个标准通道，如使用Needle-perc或微通道碎石则效率较低，或碎石后无法完全排石。由于盏内无积水，同样使用"两步法"建立皮肾通道，清理完下盏背侧结石后探查可见较小出口，不必强行由此清理前组盏结石，以防盏颈撕裂。再次建立下盏偏前组盏通道，清理目标盏结石。多通道手术时，术中过多的工作鞘可能会影响术中B超探头的摆放，从而影响对残石的观察，术中尽量寻找通道间的空隙，多角度探查，对比术前B超显示的结石位置，确定是否有残石。

3．术后分析　该患者结石复杂，负荷量较大，术前合并明显泌尿系感染，需多期多通道处理，一期手术以通畅引流、控制感染为主要目标，术后主要关注生命体征、血白细胞及降钙素原等感染指标，感染控制后二期手术则以清石为目的，术后除关注生命体征、感染指标外，还需关注血红蛋白、肾功能变化。多通道患者术后拔除肾造瘘管时可按引流量由少到多的顺序依次夹闭后拔除，对于术中怀疑盏口狭窄的需关注其引流量和夹闭后患者有无发热、腰部不适或伤口渗液等情况。

三、疾病介绍

请参考病例4"针状肾镜辅助下内镜联合手术（标准通道＋针状肾镜）1"或病例6"针状肾镜辅助下内镜联合手术（输尿管软镜＋针状肾镜）"疾病介绍中的相关内容。

四、病例点评

对于合并复杂泌尿系感染的无积水鹿角形结石，手术需多期多通道完成，避免长时间手术增加脓毒症风险，术前需准备充分。各期手术应完成术前预定目标，如一期手术至少应建立支架管内引流及肾造瘘外引流，二期手术需要明确规划通道数目、位置及是否需联合Needle-perc等。此外由于结石完全填充盏内，通道建立难度明显增加，更应注意肾盏穹隆部入针及"宁浅勿深"的扩张原则，降低通道出血。术中注意保持负压吸引，避免灌注速度过快而导致肾盂内压增高。术后需密切关注白细胞、降钙素原等感染指标及血红蛋白、肾功能，对于有多次内镜手术病史的病例需注意有无结石与肾盂肾盏黏膜粘连，肾盏颈狭窄或闭锁等情况。

（病例提供者：苏博兴　黄忠月　清华大学附属北京清华长庚医院）

（点评专家：李建兴　清华大学附属北京清华长庚医院）

第二章　鹿角形肾结石

03 第三章
有泌尿系统合并症的复杂肾结石

病例8　合并肾积脓（标准通道经皮肾镜取石术）1

一、病历摘要

（一）基本资料

患者男性，56岁，主因"发现左肾结石2年，腰部疼痛3个月"入院。患者2年前因"排尿困难"就诊于当地医院，予泌尿系彩超检查发现"左肾多发结石、膀胱结石"，予对症治疗后排尿困难好转，未治疗左肾结石。3个月前无明显诱因出现左腰部疼痛不适，无发热、无血尿，就诊于当地医院，予泌尿系CT及尿常规检查发现"左肾结石、左肾积水、泌尿系感染"，予抗感染治疗及手术取石治疗，术中发现尿道狭窄，予激光切除尿道狭窄段、尿道扩张，留置导尿管后，患者病情好转出院。于3个月前再次入院拟行经皮肾镜碎石取石手术，术中发现感染严重，予留置左肾造瘘管，结束手术。术后尿培养提示铜绿假单胞菌，予抗感染治疗。现为求进一步诊治来我院就诊。

既往史：10年前因外伤致尿道损伤，于外院行手术治疗，术后出现尿失禁，予佩戴集尿器保守治疗。2周前因发现下肢静脉血栓，予行下腔静脉滤器置入术治疗。

查体：左肾造瘘，造瘘管通畅。留置导尿。余未见特殊体征。

化验检查：血常规：RBC 4.68×10^{12}/L，Hb 124g/L，WBC 6.66×10^{9}/L，NEUT% 55.4%。感染指标：CRP 10.29mg/L，PCT 0.0263ng/ml，IL-6 9.36pg/ml。尿常规：WBC 500cells/μl，亚硝酸盐阳性，白细胞数量2078.60/μl，细菌数量618.60/μl。肾功能：Cr 92.0μmol/L，BUN 5.0mmol/L，UA 259μmol/L。连续3天尿培养提示：铜绿假单胞菌感染，菌落计数＞100 000CFU/ml，对替加环素耐药，对哌拉西林/他唑巴坦、头孢类抗生素、亚胺培南、美罗培南等敏感。PTH 26.6ng/L。

影像学检查：KUB：左肾造瘘术后，左肾区可见鹿角样高密度影。印象：左肾造瘘术后，左肾结石（病例8图1）。腹部CT：左肾造瘘术后，左肾见引流管影，左肾体积略缩小，形态不规则；左肾盏可见鹿角状致密影，大小约25mm×37mm×44mm，左肾盂、肾盏及输尿管上段管壁增厚，管腔变窄。左侧肾周可见结节状软组织密度影。下腔静脉滤器置入术后。左肾结石CT值约1200HU。印象：左肾造瘘术后改变；左肾结石；左肾慢性肾盂肾炎及输尿管炎，左肾周结节，考虑慢性炎性改变；下腔静脉滤器置入术后改变（病例8图2，病例8视频1）。

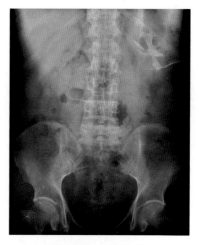

病例8图1　术前KUB

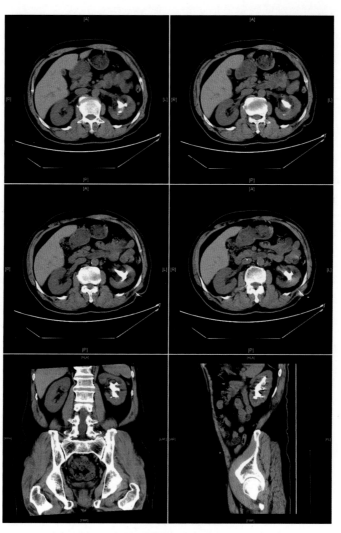

病例8图2　术前CT横断位、冠状位和矢状位

（二）诊断

1. 左肾结石
2. 左肾积水
3. 泌尿系感染
4. 左肾造瘘术后
5. 尿道狭窄
6. 留置尿管状态
7. 下肢静脉血栓
8. 下腔静脉滤器置入术后

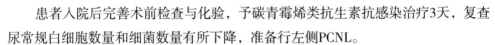

病例8视频1

（三）诊疗经过

患者入院后完善术前检查与化验，予碳青霉烯类抗生素抗感染治疗3天，复查尿常规白细胞数量和细菌数量有所下降，准备行左侧PCNL。

手术过程：截石位，消毒铺巾，经尿道置入膀胱镜，向左侧输尿管逆行留置5F导管，留置尿管，固定导管。改俯卧位，消毒铺巾。B超引导下穿刺左肾上盏后组，可见黄白色脓性尿液溢出，置入导丝，使用筋膜扩张器和金属扩张器"两步法"逐级扩张至24F，建立标准肾镜通道，置入肾镜，见尿液混浊，集合系统扩张，其内可见黄褐色鹿角样结石，填充目标肾盏，保持低流量灌注下，使用EMS碎石清石系统将上盏结石击碎并逐步吸出。上盏结石清除完毕后探查肾盂，肾盂空间较小，取石困难。遂在B超引导下穿刺中盏，同法建立22F通道，肾镜进入后可见结石充填目标肾盏，同法清除中盏及肾盂结石，经过中盏探查下盏未果，考虑盏颈狭窄或角度受限可能，未强行探查。经外院造瘘管通道建立22F通道，可见下盏结石，同法将结石清除干净，可见下盏出口。视野中结石清除完毕后B超探查可见上盏及中盏偏腹侧盏结石。于是根据B超探查位置，肾镜反复探查后可见中盏、上盏残余结石，分别经第一、第二通道进入清除，未见残余结石。皮肾通道未见出血。导丝引导下顺行放置6F/26cm支架管，放置三根气囊肾造瘘管，术毕（病例8视频2）。

患者术后恢复良好，体温轻度上升，最高37.4℃。术后监测血常规、肾功能及感染指标，术后第1天血红蛋白124g/L，较术前无变化。嘱患者在床上适当翻身运动。术后第2天患者可以下床适当活动，复查KUB右肾未见残余结石（病例8图3）。术后第4天夹闭造瘘管，术后第6天患者无发热、无腰腹部不适感，予拔除肾造瘘管，带尿管出院。

病例8视频2

结石成分：六水磷酸铵镁、碳酸磷灰石。

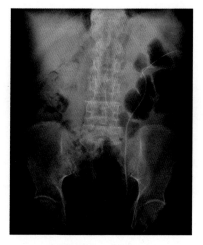

病例8图3　术后KUB

二、病例分析

1. 术前分析　此例患者为经典的感染性结石的案例。患者术前存在泌尿系感染、鹿角样肾结石。术前尿培养阳性。术前充分抗感染治疗后仍无法很好的控制尿路感染。在当地医院拟行手术中发现肾盂尿液为脓性，留置肾造瘘管后转入我院。肾造瘘术后引流不佳，考虑到与结石完全充填，引流不畅有关，患者肾内感染的问题并没有得到有效的解决。此类患者由于有梗阻因素存在，即使在强效抗生素的干预下，尿培养转阴往往需要较长时间，甚至无法实现细菌转阴。如何能够在保证安全的前提下清除结石是此类手术成功的难点。

2. 术中分析　手术时间长、肾盂内压力过高、术前尿培养阳性是导致术后严重感染的危险因素。将肾盂内压力降低至安全水平，缩短手术时间，可以有效地减少细菌反流入血的发生，也就能最大限度地保证手术的安全。在此类患者中我们快速地建立标准通道，保证了较通畅的液体回流，配合负压超声清石系统进一步保证了肾盂内较低的压力，这是术后患者能够快速康复的重要保证。由于此类患者肾脏实质往往也存在感染，肾脏质地较脆，不宜过度摆动通道，在第一通道无法清除结石后，果断建立第二通道，进一步降低了术中肾内压力，也减少了通道摆动造成的实质损伤和出血风险，保证了手术的效率和安全。

在通道选择方面，我们没有首先选择外院造瘘管建立通道。由于术前判断造瘘管位于下盏，而结石梗阻部位和主体在肾盂和上盏，因此需要首先考虑到将肾盂输尿管连接部疏通的主要任务。于是我们首先建立的是上盏和中盏通道，在发现下盏结石无法由中盏通道清除后，果断经原造瘘管通道建立下盏通道，保证了下盏结石的清除和梗阻解决。

对于感染性结石而言，完全清除结石对于预防术后患者结石的复发十分必要。我们术中通过上、中、下三个通道已经清除视野中结石。B超二次探查时发现中盏及上盏偏腹侧有两枚残余结石，经过肾镜探查发现中上盏之间有一处小盏，内有一枚结石，给予清除。上盏腹侧残余结石也给予清除。需要注意的是，我们发现不少患者在此处都有一个"隐藏"的小盏，术中极其容易遗漏，因此手术结束前B超的检查是非常必要的，保证了患者一期手术即达到完全净石。

3. 术后分析　患者术后恢复良好，感染指标基本正常，无Clavien Ⅱ级以上并发症出现。患者术后2天即恢复下床活动，术后4天给予夹闭肾造瘘管模拟出院状态，无发热及腰痛表现。术后第6天顺利出院。

三、疾病介绍

感染性结石合并肾积脓的治疗是具有挑战性的，由于术前抗感染治疗很难将感染控制理想，在手术操作时，极易出现细菌、内毒素入血的情况发生，从而导致尿源性脓毒症及感染性休克甚至死亡等严重并发症。

尿源性脓毒症是指由泌尿系感染导致的脓毒症，占所有脓毒症类型的5%[1]。结石相关的尿源性脓毒症是由泌尿系结石或结石相关的尿路梗阻及结石腔内手术等因素导致的。尿源性脓毒症是结石腔内手术术后最危险的并发症，与患者术后死亡密切相关，其高危因素包括：高龄、糖尿病、免疫抑制状态等全身性因素；以及尿路梗阻、泌尿系感染、尿细菌培养阳性、泌尿系统先天性畸形、神经源性膀胱、内镜手术等局部因素。其中两个主要危险因素是术前尿细菌培养阳性和术中肾盂内压力＞30mmHg[2]。国内外指南均推荐所有腔内碎石取石手术前应使用抗生素治疗。

对于术前尿细菌培养和尿常规化验均阴性的患者，推荐术前给予单剂量抗生素预防；对于术前尿细菌培养阴性，但存在与泌尿系感染相关的高危因素（如尿常规提示白细胞或亚硝酸盐阳性、长期留置输尿管支架管或肾造瘘管等）的患者，推荐术前给予3～7天抗生素预防；对于术前尿细菌培养阳性的患者，根据药敏试验结果术前给予敏感抗生素治疗1～2周，并且推荐复查尿细菌培养。对于术前存在因结石梗阻而导致的难以控制的泌尿系感染，除需要根据尿细菌培养及药敏试验结果给予广谱抗生素治疗外，还应该在发热时进行血细菌培养及药敏试验。另外根据结石的大小、位置以及尿路梗阻等情况，采用输尿管支架管置入或经皮肾穿刺造瘘来解除梗阻或充分引流。同时应留取肾盂尿进行细菌培养及药敏试验[2]。

四、病例点评

泌尿系感染是结石治疗中的永恒话题，除了感染性结石外，更多的患者是结石合并感染，对于这两种情况需要很好的诊断。在本例患者中，术前尿液培养发现铜绿假单胞杆菌，提示患者存在感染性结石的可能性。由于患者独特的结石位置和解剖结构，术前肾造瘘及抗生素的使用并没有起到理想的控制感染目的。因此，这种情况下如何治疗就成为下一步选择的关键。术前尿培养阳性患者能否行内镜手术治疗？越来越多的文献证实了这种手术的安全性。但术中保持较低的肾盂内压力，减少手术时间是非常必要的。在本例患者中，第一通道建立完成后可见目标盏内脓液溢出（术后证实肾盂尿液培养阳性），我们在标准通道下，采用负压吸引设备快速地清除结石，同时保证术中的低压灌注。多通道的应用进一步保证了更低的肾盂内压力，也保证了手术的顺利进行。另外，对于感染性结石，我们倾向于术中给予一定剂量的激素和速尿（呋塞米）预防术后感染的发生，这两种药物的有效性也已经被相关文献证实[3]。总之，对于术前尿培养阳性，感染控制不佳的患者，术中快速解除梗阻、保证较低的肾盂压力、减少手术时间是非常必要的，当然，在这几种情况下，此类患者的手术也可以安全有效地完成。

（病例提供者：罗智超 清华大学附属北京清华长庚医院）

（点评专家：肖 博 清华大学附属北京清华长庚医院）

参考文献

[1]Wagenlehner FM，Tandogdu Z，Bjerklund Johansen TE.An update on classification and management of urosepsis[J].Curr Opin Urol，2017，27（2）：133-137.

[2]黄健，张旭.中国泌尿外科和男科疾病诊断治疗指南[M].北京：科学出版社，2022.

[3]Qi T，Qi X，Chen X，et al.The retrospective study of perioperative application of dexamethasone and furosemide for postoperative anti-inflammation in patients undergoing percutaneous nephrolithotomy[J].Int Urol Nephrol，2021，53（4）：669-677.

第三章 有泌尿系统合并症的复杂肾结石

病例9 合并肾积脓（标准通道经皮肾镜取石术）2

一、病历摘要

（一）基本资料

患者女性，60岁，主因"右肾结石术后14年，右侧腰痛11天"入院。患者14年前因右侧腰腹部不适被当地医院诊断为"右肾结石（鹿角形）"，于当地行经皮肾镜取石术。7年前发现"右肾结石"复发，行体外冲击波碎石后出现尿源性脓毒症，经抗感染治疗后恢复。随后泌尿系感染反复发作。11天前患者出现右侧腰痛，无恶心、呕吐、畏寒、发热等不适，于外院腹部CT检查提示"右肾多发结石"，为求进一步治疗来我院。

既往史：高血压、糖尿病、冠心病史14年，药物控制良好；14年前有右肾PCNL手术史，7年前有体外冲击波碎石史。

查体：右侧肾区可见1cm手术瘢痕，余专科查体未见异常。

化验检查：血常规：RBC 3.99×10^{12}/L，Hb 116g/L，WBC 4.33×10^9/L，NEUT% 56.6%。感染指标：CRP 1.58mg/L，PCT 0.03ng/ml，IL-6 4.42pg/ml。尿常规：WBC 500cells/μl，亚硝酸盐阳性，白细胞数量1806.30/μl，细菌数量685.10/μl，红细胞（潜血）25（1+）cells/μl，红细胞数量23.50/μl。肾功能：Cr 63μmol/L，BUN 5mmol/L，UA 292μmol/L。第一次尿培养：大肠埃希菌ESBLs感染，菌落计数＞100 000CFU/ml，对头孢曲松、头孢吡肟、阿米卡星、左氧氟沙星、头孢呋辛耐药，对哌拉西林/他唑巴坦、亚胺培南、厄他培南、甲氧苄啶/磺胺、头孢哌酮/舒巴坦、替加环素、阿莫西林/克拉维酸等敏感。第2、第3天尿细菌培养未培养出致病菌。24小时尿代谢检查：Cl 54mmol/L，108mmol/24h；Na 55.2mmol/L，110.40mmol/24h；K 11.21mmol/L，22.42mmol/24h；Ca 1.81mmol/L，3.62mmol/24h；P 6.1mmol/L，12.20mmol/24h；UA 726μmol/L，1452μmol/24h。PTH 56.5ng/L。

影像学检查：KUB：右肾区可见多个结节样高密度影，大者约21mm。印象：右肾多发结石（病例9图1）。全腹部CT：双侧肾脏位置、大小如常，形态规整。右肾形态欠规则，局部肾实质萎缩；左肾形态规整，肾实质内未见异常密度影。双侧肾周脂肪间隙浑浊，右侧为著。右肾肾盂肾盏见多发结节状致密影。CT值约800HU。印象：右肾多发结石，双肾周少量渗出（病例9图2，病例9视频1）。

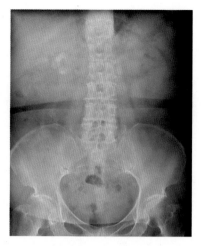

病例9图1　术前KUB

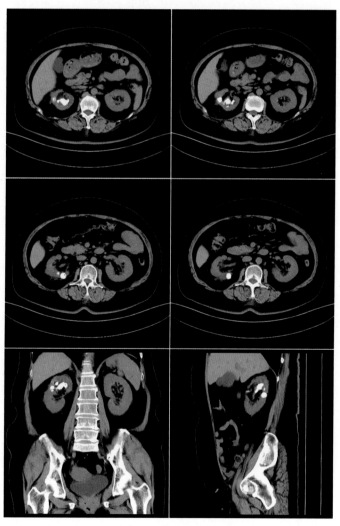

病例9图2　术前的CT横断位、冠状位和矢状位

（二）诊断

1. 右肾多发结石
2. 右肾积水
3. PCNL术后
4. ESWL术后
5. 泌尿系感染
6. 高血压病1级，高危
7. 2型糖尿病
8. 冠状动脉粥样硬化性心脏病

（三）诊疗经过

患者入院后完善术前检查与化验，术前抗感染治疗3天，患者尿常规结果有好转，但仍有泌尿系感染表现。考虑到患者长期结石梗阻，既往有体外碎石后脓毒血症情况，不除外患者系感染性结石合并肾积脓可能，只使用抗生素治疗很难将感染控制满意，排除手术禁忌后，决定在全身麻醉下行右侧PCNL。

手术过程：全身麻醉后，患者取截石位，经尿道置入膀胱镜，镜下右侧输尿管逆行留置5F输尿管导管，留置尿管，固定导管。改俯卧位。B超扫描可见结石位于上盏，结石多发多为平行盏分布，B超引导下穿刺右肾上盏后组，见尿后，筋膜扩张器预先扩张通道至10F，球囊（N30，BD）一步式扩张建立24F皮肾通道，置入肾镜，见集合系统结构极其紊乱，黏膜炎症反应及破坏明显，有坏死，肾盏形态失常，分辨不清。反复探查可见黏膜包裹黄褐色、黑色结石，EMS碎石清石系统击碎并吸出结石。局部坏死组织取组织送病理检查。探查找到肾盂，可见肾盂黏膜瘢痕明显，UPJ处可见结石梗阻，清除结石后可见输尿管导管。B超探查见上盏平行盏有残留结石，遂穿刺该盏，筋膜扩张器和金属扩张器两步法逐级扩张，建立24F皮肾通道，置入肾镜，见黏膜有坏死，盏内见黄褐色、黑色结石嵌顿包裹严重，EMS负压吸引下超声击碎并吸出结石。术中平稳，出血少。安返病房（病例9视频2）。

患者术后恢复良好，无发热，术后监测血常规、肾功能及感染指标，术后第1天血红蛋白较术前轻度下降（107g/L）。术后第2天患者可以下床活动。术后第3天复查KUB右肾未见残余结石（病例9图3），予夹闭肾造瘘管。肾造瘘管夹闭一天无不适，无发热，感染指标恢复至正常水平，术后第4天予拔除肾造瘘管。术后第5天拔除尿管出院。

结石成分：六水磷酸铵镁，碳酸磷灰石。

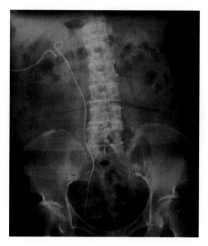

病例9图3　术后KUB

二、病例分析

1. 术前分析　从患者影像资料来看，肾周有炎症反应表现，大部分结石位于肾盏，且肾中上盏内多发结石。结石所在肾盏并没有积水，结石与黏膜之间几乎没有空间。结合患者尿液检查及既往史考虑，患者为感染性结石可能性极大，且由于患者病史较长，14年前有经皮肾镜手术史及体外碎石后尿脓毒症史，不除外患者有慢性结石梗阻、长期炎症反应、肾积脓甚至上皮肿瘤恶变可能。此类患者的手术难度较大，结石有残留可能，且术前抗感染治疗很难将尿液中感染完全消除。经皮肾镜手术，且使用带有负压吸引功能的碎石设备对于保证术中低肾内压，减少内毒素吸收，保障术后安全具有重要作用。综合考虑，我们决定行右侧标准通道PCNL，备多通道可能性。

2. 术中分析　B超探查可见上盏结石总量不多但非常分散，有2～3个肾盏可能需要单独建立通道，而且肾盏结构十分紊乱，层次不清晰。我们首先选定了一个背侧上盏作为目标盏，穿刺时可以感受到肾周围组织僵硬，这与患者长期慢性感染以及既往手术史有关。穿刺可见脓性尿液，证实了我们术前的判断。为了更安全地建立通道，我们采用了球囊一步式扩张法，一方面球囊一步式扩张避免了传统套叠式扩张器反复扩张容易"深浅不一"的现象，另一方面较大的通道也保证了脓肾手术时较低的肾内压力。通道建立完毕后，进镜观察通道前方并非集合系统而是脂肪组织，这时需要回撤工作鞘观察通道位置，因为对于此类感染性肾脏，往往伴随着肾脏质脆的特点，通道建立过程中较容易出现过深的问题。回撤找到目标肾盏后可以看到肾盏黏膜坏死及瘢痕严重，几乎没有正常黏膜结构。经过反复探查后找到结石主体，EMS负压碎石清石系统快速清除感染灶及结石，最大限度地去除病源。第一通道清除视野中结石及找到UPJ后，B超检查可见上盏残余结石，考虑到结石包裹嵌顿可能大，我们再次建立标准通道，第二通道术中情况也证实了我们的判断。

3．术后分析　术后患者恢复良好，无发热及出血，监测术后2小时及24小时感染指标基本正常。术后复查KUB未见结石残留，治疗效果非常满意。但对于患者今后如何预防结石以及如何促进患肾功能的恢复无疑是更加艰难的。由于术中发现结石所在位置的肾黏膜坏死及感染较明显，我们分析此部分肾脏功能受损严重，而患者肾中下盏由于没有结石的影响，形态及功能正常，这也是我们为什么采用保肾手术的主要原因。

三、疾病介绍

请参考病例8"合并肾积脓（标准通道经皮肾镜取石术）1"疾病介绍中的相关内容。

四、病例点评

本书中不乏肾积脓合并肾结石的病例，如何能够找到合适的治疗时机至关重要。此类患者由于长期结石梗阻及感染，往往合并有肾脏实质的慢性炎症，患侧肾功能也有较明显的受损。因此对于抗生素的治疗敏感性较差，药物治疗往往不能有效的控制感染。手术的目的在于快速地解除梗阻、通畅引流。本例患者的特点也在于结石导致的局限性肾脏损害而非整体性，术前结合患者化验检查、影像及病史我们初步判断患者为感染性结石导致肾脏慢性损害、合并肾积脓、黏膜乳头坏死的可能。术中的实际情况也印证了我们的判断。此类患者的治疗中，持续保持低肾内压力是成功的关键。在较大通道及负压吸引双重作用下，结石能够被快速地清除，同时保证了较低的肾内压力，大大降低了内毒素和细菌反流入血的可能性，这也是患者术后能够快速恢复而没有严重并发症的原因。由于此类患者肾脏炎症反应重，质地较脆，容易导致通道建立过深，当内镜观察通道不在集合系统内后，首先应该回撤通道观察通道的位置，有时在撤鞘过程中会发现结石或者正常的集合系统黏膜。如果回撤到肾被膜外仍未看到正常的结构，可以寻找有无肾乳头等解剖学标志来判断位置或者重新穿刺。

（病例提供者：肖　博　罗智超　清华大学附属北京清华长庚医院）

（点评专家：李建兴　清华大学附属北京清华长庚医院）

病例10 合并肾积脓、贫血
（标准通道经皮肾镜取石术）

一、病历摘要

（一）基本资料

患者女性，40岁，主因"体检发现左肾结石2周"入院。患者2周前体检发现左侧肾结石、左肾积水，无腰痛，无肉眼血尿，无尿频、尿急、尿痛，无发热，无腹痛、腹胀等不适，遂未予处理。现患者为求进一步诊治来我院就诊。

既往史：体健，否认疾病既往史。

查体：专科查体未见异常。

化验检查：血常规：RBC 4.02×10^{12}/L，Hb 77.00g/L，WBC 7.48×10^9/L，NEUT% 67.1%。感染指标：CRP 1.31mg/L，PCT 0.04ng/ml，IL-6 3.99pg/ml。尿常规：WBC 500cells/μl，亚硝酸盐阴性，白细胞数量1561.30/μl，细菌数量685.10/μl。肾功能：Cr 62μmol/L，BUN 4.9mmol/L，UA 264μmol/L。尿培养提示：阴道加德纳菌感染，菌落计数＞100 000CFU/ml，考虑是污染。再次尿细菌培养、真菌培养阴性。24小时尿代谢检查：Cl 95.4mmol/L，171.72mmol/24h；Na 114.7mmol/L，206.46mmol/24h；K 16.85mmol/L，30.33mmol/24h；Ca 3.94mmol/L，7.09mmol/24h；P 8.2mmol/L，14.76mmol/24h；UA 1576μmol/L，2836.80μmol/24h。PTH 66.1ng/L。

影像学检查：KUB：左肾区可见鹿角状高密度影。印象：左肾结石（病例10图1）。全腹部CT：左肾实质变薄，左肾肾盂肾盏扩张，可见铸型高密度影。左肾门可见多发等密度小结节，大者15mm×12mm。左肾结石CT值约1300HU。印象：左肾结石，左肾积水，左肾门多发小结节，肿大淋巴结？（病例10图2，病例10视频1）。

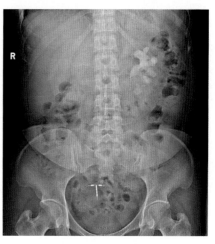

病例10图1 术前KUB

病例10视频1

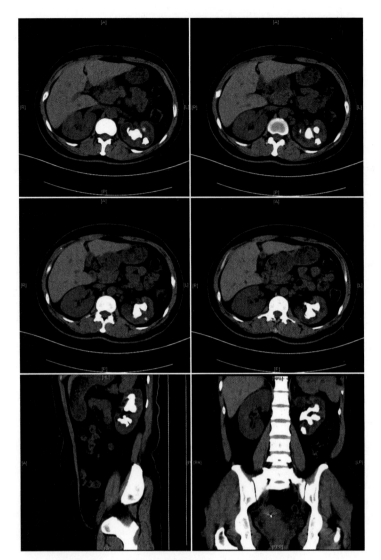

病例10图2 术前的CT横断位、冠状位和矢状位

（二）诊断

1. 左肾结石（完全鹿角形）
2. 左肾积水
3. 泌尿系感染
4. 贫血（中度）

（三）诊疗经过

患者入院后完善术前检查与化验。术前血常规发现患者存在中度贫血（Hb 77g/L），HCT 24.9%，MCV 62.0fl，MCH 19.2pg/cell，考虑为小细胞低色素贫血，予输注同型悬浮红细胞2U。输注后第2天复查血常规提示Hb 92g/L。术前经验性抗感染治疗3天。排除手术禁忌后，在全身麻醉下行左侧PCNL。手术当天输注同型

悬浮红细胞2U。

手术过程：麻醉成功后，取截石位，经尿道置入膀胱镜，镜下左侧输尿管逆行留置5F导管，留置尿管，固定导管。改俯卧位，腰部垫高。B超引导下穿刺左肾中盏后组，见脓性尿后，筋膜扩张器和金属扩张器"两步法"逐级扩张，建立24F皮肾通道，置入肾镜，见尿液混浊，集合系统扩张，内有大量脓苔，其内黄褐色鹿角样结石，呈感染性结石表现，填充肾盂和各肾盏，EMS碎石清石系统保持肾集合系统低压状态，超声击碎并吸出结石。B超探查各盏，可见下盏残余结石，"两步法"建立第二个标准通道，EMS碎石清石系统将结石清除。结束前检查皮肾通道未见出血。导丝引导下顺行放置6F/26cm D-J管，放置气囊肾造瘘管，术中平稳，麻醉满意，出血少。安返病房（病例10视频2）。

病例10视频2

患者术后恢复良好，无发热，术后常规监测肾功能、血常规及感染指标，术后第1天血红蛋白较术前无明显变化（93g/L）。术后第2天患者可以下床适量活动。术后第3天复查KUB左肾未见残余结石（病例10图3），予夹闭肾造瘘管。肾造瘘管夹闭一天无不适，无发热，感染指标恢复至正常水平，术后第4天予拔除肾造瘘管。术后第5天拔除尿管出院。

结石成分：六水磷酸铵镁，碳酸磷灰石。

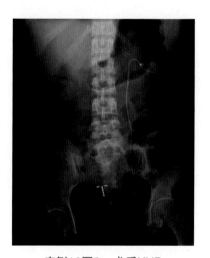

病例10图3　术后KUB

二、病例分析

1. 术前分析　患者为中年女性，左侧完全鹿角结石，考虑为感染性结石可能大。结石复杂，多期多通道的可能性存在，术前应充分沟通结石残留、术后感染等风险。从CT来判断，可能需要建立2个标准通道，个别盏可能需要配合微通道或Needle-perc治疗。术前根据尿常规结果及经验性抗感染治疗后尿路感染较前有好转。患者结石合并梗阻，上盏梗阻较明显，肾皮质有一定程度萎缩，考虑结石存在时间较长，不除外有肾积脓及肾乳头坏死的可能。

2．术中分析　B超探查后，首先选择中盏背侧组作为目标盏，穿刺可见脓性尿液，符合术前预判。建立标准通道后可见结石符合感染性结石表现。EMS碎石清石系统快速清除结石，上盏漏斗宽度可，结石可以通过中盏清除。避免了上盏通道的建立。清理完中上盏结石后，下盏结石探查困难。由于患者系感染性结石，下盏平行盏结石较大，于是我们在B超引导下穿刺下盏，通过"两步法"建立标准通道清除剩余结石。手术进行顺利，B超探查未见结石残留。通道检查未见出血。

3．术后分析　患者术后恢复良好，术后感染指标及体温、血红蛋白平稳。术后第2天有一过性的伤口区域胀痛，考虑肾盏梗阻可能，给予将肾造瘘管球囊抽掉后缓解。术后第2天恢复下地活动及正常饮食，术后5天出院。

三、疾病介绍

请参考病例8"合并肾积脓（标准通道经皮肾镜取石术）1"疾病介绍中的相关内容。

四、病例点评

女性感染性完全鹿角结石在临床中经常碰到，本例患者左肾完全鹿角结石，中度贫血，合并泌尿系感染。在治疗选择上选择PCNL是合理的，建议术前给予纠正贫血状态。根据各大指南推荐，对于合并泌尿系感染的患者应该在感染得到控制后行手术治疗。然而在临床实际中，有相当一部分患者，尤其是合并肾积脓的患者，很难在术前较短时间内完全做到尿培养转阴或者尿白细胞指数级下降，过度的抗生素治疗反而会诱发其他菌群失调。围术期患者是否会出现感染性并发症与术前存在的感染有关，也与术中的操作等因素有关。术中肾盂内压力的水平对于术后感染性并发症影响显著。对于此类患者我们一般采用标准通道联合负压吸引系统，更好的降低了肾盂内压力，提高了手术效率，缩短了手术时间，对于术后感染性并发症的防治是非常有意义的。当然，除了治疗以外，感染性结石的完全净石、术后密切的随访、规律且长期的抗生素治疗也是非常重要的预防手段。

（病例提供者：肖　博　罗智超　清华大学附属北京清华长庚医院）

（点评专家：李建兴　清华大学附属北京清华长庚医院）

病例11 合并肾积脓［针状肾镜辅助下内镜联合手术（标准通道＋针状肾镜）］

一、病历摘要

（一）基本资料

患者女性，30岁，主因"检查发现左肾结石3周"入院。3周前患者行彩超检查发现左肾结石，自患病以来，患者无畏寒、发热、腹胀、腹痛、尿频、尿急、尿痛、肉眼血尿等情况。因患者结石较大，当地医院建议手术治疗，遂至我院就诊。门诊以"左肾结石"收住院。

既往史：体健，否认疾病既往史。

查体：专科查体未见异常。

化验检查：血常规：RBC 4.49×10^{12}/L，Hb 129.00g/L，WBC 5.97×10^9/L，NEUT% 61.90%。感染指标：PCT 0.0204ng/ml，IL-6 5.27pg/ml。尿常规：WBC 500cells/μl，亚硝酸盐阳性，白细胞数量1412.60/μl，细菌数量6099.80/μl。肾功能：Cr 68μmol/L，BUN 2.9mmol/L，UA 269μmol/L。连续3天尿培养提示：大肠埃希菌感染，菌落计数＞100 000CFU/ml，对左氧氟沙星耐药，对哌拉西林/他唑巴坦、头孢类抗生素、亚胺培南、厄他培南等敏感。24小时尿代谢检查：Cl 61.9mmol/L，117.61mmol/24h；Na 79.1mmol/L，150.29mmol/24h；K 11.05mmol/L，21.00mmol/24h；Ca 1.16mmol/L，2.20mmol/24h；P 3.6mmol/L，6.84mmol/24h；UA 1138μmol/L，2162.20μmol/24h。PTH 48.3ng/L。

影像学检查：KUB：左肾区可见鹿角样高密度影。印象：左肾结石（病例11图1）。CTU：左肾形态欠规整、肾皮质变薄，左肾灌注略减低。左侧肾盏见多发结节状高密度影，呈铸型分布，继发左侧肾盏积水；右侧多发肾乳头密度略增高。CT值左肾结石约1100HU。印象：左肾多发结石；左肾轻度萎缩；右肾钙质沉积（病例11图2，病例11视频1）。

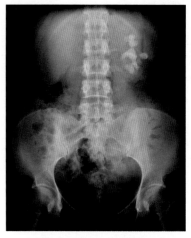

病例11图1 术前KUB

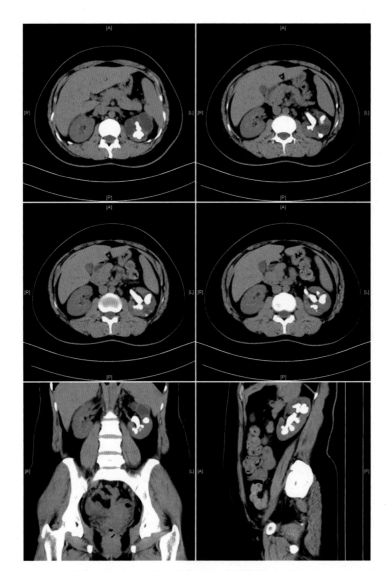

病例11图2　术前CT横断位、冠状位和矢状位

（二）诊断

1. 左肾结石

2. 左肾积水

3. 左肾萎缩

4. 右肾钙质沉着

（三）诊疗经过

患者入院后完善术前检查与化验。静脉抗感染治疗5天后，复查尿常规提示亚硝酸盐转阴，白细胞数和细菌数都有所下降。排除手术禁忌后，患者在全身麻醉下行左侧PCNL。俯卧位下，B超引导下依次从上至下建立上、中、下盏三个标准通道，EMS负压碎石清石系统将上盏、肾盂、下盏视野中结石清除。患者肾盂空

间较小，肾盏漏斗总体较为细长，探查相邻肾盏困难，从背侧盏探查对应腹侧盏结石困难。同时，考虑到患者术前感染较重，手术时间较长，且术前住院后曾有发热，术中未进一步建立通道取石，残余结石待二期处理，留置输尿管支架管及上、中、下三根肾造瘘管（病例11视频2）。患者术后恢复良好，术后第1天最高体温38.4℃，经抗感染及对症治疗后体温恢复正常。术后监测血常规、肾功能及感染指标，术后第1天血红蛋白较术前无明显变化。术后第2天患者可以下床适当活动，复查KUB见左肾上、中、下三盏均有残余结石（病例11图3）。

结石成分：六水磷酸铵镁、碳酸磷灰石。

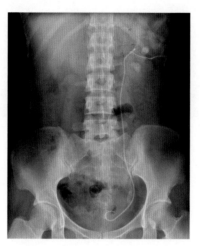

病例11视频2

病例11图3　第一次术后KUB

术后1周，患者恢复良好，各项化验指标均基本正常，我们按计划在全身麻醉下行二期左侧PCNL。

手术经过：全身麻醉成功后，患者直接取俯卧位，B超引导下经原下盏通道进入肾集合系统，反复探查未见残余结石，考虑到患者原通道已无取石可能，但下盏残余结石与原下盏通道相距较近，遂拔除下盏通道造瘘管，采用"Y"型通道技术，再次建立一个标准通道，EMS碎石清石系统清除残余下盏结石。B超探查中盏，可见中盏腹侧残余结石，Needle-perc穿刺中盏成功后，钬激光将结石逐步粉末化，大部分结石经盏口冲至肾盂，拔除Needle-perc。再次B超探查可见上盏残余结石，Needle-perc穿刺上盏，可见盏口结石梗阻，Needle-perc配合钬激光将嵌顿处结石碎裂，盏口通畅后，逐步将结石粉末化，结石碎屑进入肾盂。后经原上盏标准通道将结石清除。探查各盏，未见残余结石。皮肾通道电凝止血。患者集合系统结构紊乱，肾盏口狭长，手术难度极大，放置气囊肾造瘘管，清点敷料器械无误，术毕。

患者第二次术后恢复良好，无发热，术后常规监测血常规、肾功能及感染指

第三章　有泌尿系统合并症的复杂肾结石

标，术后第2天血红蛋白轻度下降。术后第2天患者可以下床活动，复查KUB未见残余结石（病例11图4）。术后患者无发热，夹闭肾造瘘管患者无不适，循序拔除肾造瘘管和导尿管后出院。

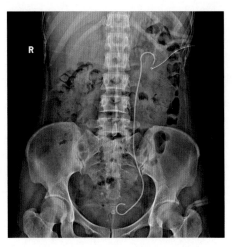

病例11图4　第二次术后KUB

二、病例分析

1. 术前分析　患者为青年女性，左肾鹿角结石，结合术前检查考虑为感染性结石可能性大，患者在拟安排第一次手术前一天出现发热，考虑为结石所致泌尿系感染，因此推迟数天后进行了手术，考虑到患者实际情况，术前考虑采用多通道（标准通道）联合Needle-perc的方式进行手术，也同患者着重交代了二期手术的可能性。

2. 术中分析　第一次手术B超探查可见多个背侧平行盏结石，我们采用了"从上至下"的策略，先处理上盏结石，然后再穿刺中盏和下盏。穿刺上盏时可见浑浊尿液溢出，可以解释患者术前发热的原因，在保证较低的肾盂内压力前提下，配合EMS碎石清石系统，快速地清除结石。由于术中发现患者肾盏结构不理想，相邻肾盏之间几乎无法互相探及，因此多通道不可避免。在建立第三个通道后，考虑到患者感染及损伤因素，未继续建立通道，剩余结石待二期手术治疗。

3. 术后分析　结合患者一期术后KUB和术中B超检查结果，考虑为上盏腹侧、中盏腹侧和最下盏结石残留。患者一期术后恢复良好，术后1周在患者无发热、感染指标趋于正常后，我们再次给予行二期手术。二期术前方案以Needle-perc为主，辅以标准通道。手术经过和术前规划大致相同，在使用标准通道清除下盏结石后，中上盏结石使用Needle-perc给予粉末化，由于一期术后肾造瘘管的留置，更好地保证了二期Needle-perc碎石过程中的低肾盂内压力。这也是Needle-

perc得以有效应用的前提保障。Needle-perc碎石后，再次经原通道进入肾内将结石碎屑清除，顺利结束手术。

三、疾病介绍

请参考病例8"合并肾积脓（标准通道经皮肾镜取石术）1"疾病介绍中的相关内容。

四、病例点评

本例患者的特点在于结石复杂、肾集合系统结构紊乱以及二期残余结石的治疗方式选择。从CT来看，患者的结石貌似不算太复杂，但在实际手术过程中发现患者肾盏漏斗结构非常不理想。单一通道无法探及相邻及腹侧肾盏。因此尽管我们一期建立了三个标准通道，仍有三个盏的结石出现遗漏，而且这三个盏结石无法通过原通道探及，需要另建通道进行清石。为了更好的减少创伤及术后并发症，我们采用了分期手术的方式。在二期手术过程中，我们首先经原通道进行了探查，以再次明确是否原通道确实无法清除结石。考虑到下盏残余结石较多，但残余下盏结石距离原下盏通道较近，于是在原下盏通道切口基础上采用了"Y型"通道减少了皮肤瘢痕。在中、上盏结石处理方式上，由于残余结石均在腹侧，且无法通过原上、中背侧盏通道清除，于是我们采用了Needle-perc穿刺残余上盏、中盏结石，通过Needle-perc联合钬激光碎石方式，将结石逐步粉碎后送至肾盂或者大盏，再通过原标准通道清除结石碎屑。这样能够更好地减少多通道带来的损伤，更好地保护了肾功能，缓解了术后疼痛、减少了术后出血量，降低了术后严重并发症的可能性。

（病例提供者：肖 博 罗智超 清华大学附属北京清华长庚医院）

（点评专家：李建兴 清华大学附属北京清华长庚医院）

病例12 合并肾积脓、肾后结肠
（标准通道经皮肾镜取石术）

一、病历摘要

（一）基本资料

患者女性，58岁，主因"体检发现右肾结石5年"入院。患者5年前体检发现右肾结石，不伴任何症状，未予治疗。1年余前在外院体检行CT提示：右侧肾盂、肾盏多发结石，右侧肾盂肾盏扩张积水，肾功能受损。现为求治疗来我院。

既往史：高血压病史10年余，药物治疗，血压控制满意。2型糖尿病病史2年，口服药物，血糖控制良好。

查体：专科查体未见异常。

化验检查：血常规：RBC 3.41×10^{12}/L，Hb 101g/L，WBC 5.32×10^{9}/L，NEUT% 68.1%。感染指标：CRP 20.84mg/L，PCT 0.139ng/ml，IL-6 11.7pg/ml。尿常规：WBC 500cells/μl，亚硝酸盐阴性，白细胞数量483.60/μl，细菌数量23.80/μl。肾功能：Cr 84μmol/L，BUN 5mmol/L，UA 214μmol/L。PTH 28.7ng/L。

影像学检查：KUB：右肾区可见结节、鹿角样高密度影。印象：右肾结石（病例12图1）。腹部CT：右肾体积略增大，肾皮质变薄，肾盂肾盏内见铸型结石，大小约50mm×32mm，肾盏另见小结节状高密度影，右侧肾盂肾盏扩张，肾周少量条索。右肾结石CT值约1300HU。印象：右肾结石、右肾积水（病例12图2，病例12视频1）。

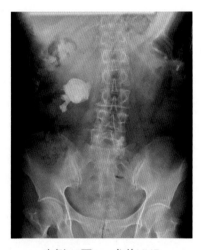

病例12图1　术前KUB

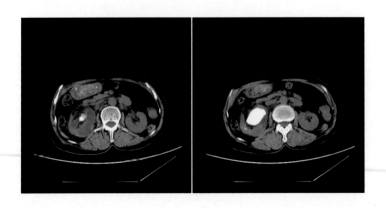

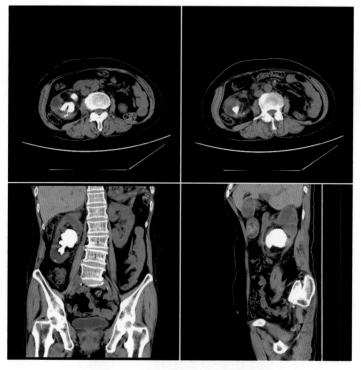

病例12图2　术前CT横断位、冠状位和矢状位

（二）诊断

1. 右肾结石
2. 右肾积水
3. 高血压病3级，高危
4. 2型糖尿病

病例12视频1

（三）诊疗经过

　　患者入院后完善术前检查与化验。给予静脉抗感染治疗，泌尿系感染情况明显好转。排除手术禁忌后，拟在全身麻醉下行右侧PCNL。患者系肾后结肠，术前CT可见结肠位置与穿刺目标盏有重叠，穿刺时需注意肠管的位置。

　　手术经过：麻醉成功后，患者取截石位，经尿道置入膀胱镜，镜下右侧输尿管逆行留置5F导管，留置尿管，固定导管。改俯卧位，腰部垫高。B超引导下穿刺右肾中盏后组，抽吸后可见脓液，筋膜扩张器和金属扩张器两步法逐级扩张，建立24F皮肾通道，置入肾镜，见尿液十分混浊，其内可见黄褐色鹿角样结石，EMS碎石清石系统保持低压灌注下（300～400ml/min）持续吸引将视野中可见脓性尿液抽吸干净，超声碎石逐步将结石碎裂后清除，结石较为坚硬，观察肾集合系统黏膜可见部分呈现坏死表现，考虑到与肾脏长期积脓梗阻及感染有关。清除视野中结石后，反复探查未见残余结石。皮肾通道未见明显出血。导丝引导下顺行放置6F/26cm D-J管，放置14F肾造瘘管，术毕安返病房（病例12视频2）。

术后第1天血红蛋白103g/L，术后第2天患者恢复下床活动，复查KUB右肾未见残余结石（病例12图3）。术后第4天患者恢复良好，体温正常、尿液引流颜色清亮，给予夹闭肾造瘘管。夹闭肾造瘘管2天后无不适，予拔除肾造瘘管。术后第6天拔除尿管后出院，出院后继续抗感染治疗。

结石成分：一水草酸钙、碳酸磷灰石。

病例12视频2

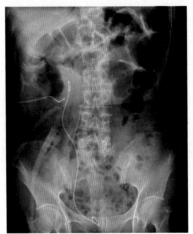

病例12图3　术后KUB

二、病例分析

1. 术前分析　患者为右肾鹿角形结石，结石体积较大，肾盏有扩张积水，从CT及术前尿化验来看考虑肾结石合并泌尿系感染或者感染性结石可能。术中建立标准通道联合负压清石系统能更快速高效的去除结石，降低肾内压力，有利于防止术后感染性并发症的发生。同时，患者系肾后结肠，结肠主要位于肾下极背侧，对下盏穿刺会产生不利影响。B超引导可以较好的观察结肠位置，避免穿刺损伤。

2. 术中分析　我们结合术中B超影像选择中盏穿刺，抽吸可见脓性尿液，考虑为结石长期梗阻，目标盏尿液引流不畅所致。按照术前规划建立标准通道，可见肾内尿液浑浊明显，结石呈草酸钙结石外观，使用EMS碎石清石系统将结石逐步粉碎后吸出，结石核心较为坚硬，为了尽可能地降低肾盂内压力，我们整个手术全程采用负压超声碎石系统，未采用气压弹道碎石。术中可见部分肾乳头呈现坏死脱落表现，考虑为长期慢性感染刺激所致。反复探查集合系统未见肿瘤样黏膜外观。

3. 术后分析　患者术后恢复顺利，无发热、出血等相关并发症。术后第2天即恢复正常饮食及下床活动，术后如期拔除肾造瘘管及尿管后出院。

三、疾病介绍

结肠损伤是PCNL罕见的严重并发症，发生率为0.2%~0.8%[1, 2]。结肠损伤的发生或诊断延迟可能会导致患者PCNL术后出现腹膜后脓肿形成、肾结肠瘘、肾皮肤瘘、腹膜炎甚至脓毒症等。其中后外侧结肠和肾后结肠是PCNL发生结肠损伤的重要危险因素，后外侧结肠的发生率为3%~19%，肾后结肠的发生率为1.7%~10%[3]。

后外侧结肠和肾后结肠的发生机制尚不清楚。从解剖上来说，在肾周脂肪较厚的人群中，结肠倾向于在肾脏前方活动。而在肾周脂肪较薄的人中，由于较薄的肾周脂肪可以为结肠提供了更多的肾周空间，因此结肠在俯卧位时倾向于活动到肾脏的后侧或外侧。在60岁以上的患者中，肾周脂肪组织减少，结肠倾向于活动到肾脏的后侧或外侧[4]。

术前常规CT检查除了可以明确肾结石的情况，还能有效地发现后外侧结肠和肾后结肠的存在。后外侧结肠和肾后结肠的发生率与体位有关，术前CT检查是在仰卧位进行的，而PCNL是在俯卧位进行的，因此体位的改变可能导致术前和术中结肠的位置发生改变，需要术中B超再次明确。B超相对于X线在判断结肠位置及穿刺路径上是否有肠管遮挡更有优势。少数肾后结肠的肾结石患者，如确定无法在穿刺路径上避开结肠，可以采用标准PCNL以外的手术方式，包括腹腔镜辅助PCNL、腹腔镜肾盂取石术或逆行输尿管软镜碎石术[5]。

四、病例点评

此病例的突出特点在于肾后结肠及肾积脓。后外侧结肠尤其是肾后结肠有时会对PCNL产生不良影响。从国外研究报道看，X线引导下结肠损伤的概率较高，而B超引导下可以更好的观察肠管位置，在穿刺时能够更好的避开结肠。也有研究认为斜仰卧位比俯卧位在预防肠道并发症方面更有优势，这可能与国外以X线作为穿刺定位方式有关。我们中心团队数万例的超声定位俯卧位PCNL病例无一例出现肠道损伤并发症，也说明在B超引导下行俯卧位手术是非常安全的。B超可以清晰的明确结肠位置，在穿刺时可以有的放矢，选择安全的穿刺入路。本例患者从术前视频可以看到肠管主要覆盖下盏，这与B超下影像符合，在选择穿刺目标盏的时候，我们首选中盏穿刺建立标准通道，如果下盏有结石残留则可选择膀胱软镜或输尿管软镜联合钬激光碎石。穿刺可见脓性尿液，考虑与患者结石长期梗阻伴感染有关，脓肾的病例我们在前面中也曾介绍，标准通道联合负压碎石系统可以很好地保持肾内低压状态，有助于一期手术的顺利进行。术中我们发现患者肾乳头有部分呈现坏死脱落表现，考虑与长期慢性感染有关。术后患者无发热及感染性并发症出现，复查未见结石残留，这也为我们一期手术处理肾结石合并脓肾提供了很好的治疗范例。

（病例提供者：肖　博　罗智超　清华大学附属北京清华长庚医院）
（点评专家：李建兴　清华大学附属北京清华长庚医院）

参考文献

[1]Maghsoudi R，Etemadian M，Kashi AH，et al.Management of Colon Perforation During Percutaneous Nephrolithotomy：12 Years of Experience in a Referral Center[J].J Endourol，2017，31（10）：1032-1036.

[2]Ozturk H.Treatment of Colonic Injury During Percutaneous Nephrolithotomy[J].Rev Urol，2015，17（3）：194-201.

[3]Hur KJ，Moon HW，Kang SM，et al.Incidence of posterolateral and retrorenal colon in supine and prone position in percutaneous nephrolithotomy[J].Urolithiasis，2021，49（6）：585-590.

[4]Hadar H，Gadoth N.Positional relations of colon and kidney determined by perirenal fat[J].AJR Am J Roentgenol，1984，143（4）：773-776.

[5]Kashi AH，Nouralizadeh A，Sotoudeh M，et al.Ultrasound-guided percutaneous nephrolithotomy in patients with retrorenal colon：a single-center experience[J].World J Urol，2023，41（1）：211-219.

病例13　合并慢性肾功能不全
（标准通道经皮肾镜取石术）

一、病历摘要

（一）基本资料

患者男性，70岁，主因"体检发现双肾结石7年余"入院。患者7年前在外院体检发现双肾结石，无腰腹部疼痛、发热，无肉眼血尿、尿频、尿急、尿痛等不适，遂未予处理。1年前因发热、寒战，体温升高至39.8℃，就诊于外院，考虑"双肾结石、右肾积水、尿源性脓毒症"，予留置右侧输尿管支架管及抗感染治疗，术后发热、寒战症状明显缓解。患者3个月前体检发现双肾结石较前增大，现为求手术治疗来我院就诊。

既往史：青霉素过敏史，4天前因肾性贫血行输血治疗。余无特殊。

查体：专科查体未见明显异常。

化验检查：血常规：WBC 4.37×10^9/L、RBC 3.17×10^{12}/L、Hb 97g/L、PLT 148×10^9/L。肾功能：Cr 370μmol/L，eGFR 13.448ml/min，CO_2 15.7mmol/L，BUN 15.6mmol/L。感染两项：PCT 0.134ng/ml，IL-6 9.28pg/ml。尿常规：WBC 500cells/μl，白细胞数量1036.20/μl，亚硝酸盐阴性，细菌数量161.00/μl，尿蛋白0.3（1+），红细胞（潜血）200（3+）cells/μl，红细胞数量3646.50/μl。尿培养：培养48小时，细菌菌落计数＜1000CFU/ml。24小时尿代谢检查：Cl 80.8mmol/L，K 17.62mmol/24h，Na 178.92mmol/24h，Ca 1.44mmol/24h，P 11.34mmol/24h。PTH 196ng/L。

影像学检查：CT（病例13图1）：右侧输尿管内见D-J管，右侧输尿管盆段可见结节状致密影，大小约12mm×9mm，右侧输尿管略扩张，左侧输尿管未见异常高密度影；双肾实质密度减低，肾周脂肪间隙浑浊；双肾窦区见铸型高密度影；左侧肾盂扩张积水（病例13视频1）。KUB（病例13图2）：右侧D-J管置入术后，双肾区可见铸型高密度影。

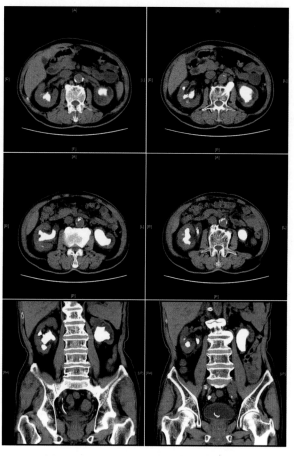

病例13图1　术前CT的横断位和冠状位

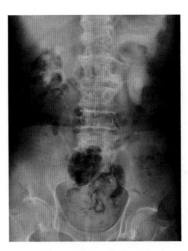

病例13图2　术前KUB

（二）诊断

1. 双肾结石

2. 左肾萎缩

3. 慢性肾功能不全（失代偿期）

4. 右侧输尿管支架置入术后

5. 高血压病2级

6. 贫血（轻度）

7. 泌尿系感染

（三）诊疗经过

患者入院后完善术前相关检查，由于患者基础病较多，肾功能严重受损，肾性高血压控制不佳，请相应科室会诊后控制良好。患者左侧尿路存在梗阻，右侧支架管置入术后无积水，拟首先行左肾结石PCNL治疗，术前给予经验性抗生素治疗，术前尿常规感染指标较前有好转。

第一次手术经过：麻醉成功后，患者取截石位，经尿道置入膀胱镜，镜下左侧输尿管逆行留置5F导管，留置尿管，固定导管。改俯卧位，腰部垫高。B超引导下穿刺左肾中盏后组，见尿后，筋膜扩张器和金属扩张器两步法逐级扩张，建立24F皮肾通道，置入肾镜，见尿液混浊，集合系统扩张，外观呈感染性结石表现，核心坚硬。先用气压弹道将结石击成大块，EMS碎石清石系统击碎并吸出结石。B超检查未见残余结石。皮肾通道未见出血。导丝引导下顺行放置6F/26cm D-J管，放置气囊肾造瘘管，出血少。安返病房（病例13视频2）。

患者术后恢复良好，无发热，肾造瘘管引流液清亮，术后常规监测血常规、肾功能及感染指标，术后第1天血红蛋白较术前无明显下降。术后第2天患者可以下床活动，复查KUB未见残余结石（病例13图3）。术后第3天患者无发热，夹闭肾造瘘管。术后第5天患者无不适，拔除肾造瘘管。术后第6天拔除导尿管出院。期间患者无急性脑梗死、脑出血、急性心力衰竭等并发症出现。出院前复查血红蛋白稳定，肾功能较前有好转。

结石成分：六水磷酸铵镁，碳酸磷灰石。

第二次手术经过：患者术后1个月再次入院拟行右侧肾结石手术。入院后血常规提示血红蛋白97g/L，肌酐333μmol/L，尿素氮20mmol/L。由于患者肾功能较差，右侧肾结石复杂，且考虑为感染性结石可能大，手术方式建议选择PCNL，根据术中情况配合Needle-perc尽量减少通道的数目，最大可能保护患者肾功能。患者右侧输尿管支架管置入已经1年余，不除外拔除困难可能性，如从膀胱镜无法拔除，需考虑到经肾镜通道取出的可能。

麻醉成功后，患者取截石位，经尿道置入膀胱镜，拔除右侧输尿管支架管顺利，输尿管镜探查可见输尿管下段结石，气压弹道击碎结石后，留置5F输尿管导管，留置尿管，固定导管。改俯卧位，腰部垫高。B超引导下穿刺右肾偏上的中盏后组，见尿后，筋膜扩张器和金属扩张器两步法逐级扩张，建立24F皮肾通道，置入肾镜，见尿液混浊，集合系统扩张，外观呈感染性结石表现，EMS碎石清石系统击碎并吸出结石。探查中盏背侧残余结石，同法建立22F通道，EMS碎石清石系统清除结石，至此结石主体部分已被清除，B超检查可见三处平行盏结石，Needle-perc穿刺三针，其中两针可见结石，配合钬激光将接结石碎裂后推入大盏和肾盂，其中一针穿刺后可见为血块包裹碎石屑。皮肾通道未见出血。导丝引导下顺行放置6F/26cm D-J管，放置气囊肾造瘘管，出血少，安返病房（病例13视频3）。

术后第1天患者有一过性肾造瘘管出血及膀胱血块堵塞尿管，给予夹闭肾造瘘管，更换三腔导尿管持续冲洗。复查血红蛋白下降至80g/L。由于患者术前即有贫血，为了更好促进患者恢复，给予2U悬浮红细胞输注。术后第2天患者血红蛋白为81g/L，再

病例13视频2　　病例13视频3

次给予2U悬浮红细胞输注。血肌酐上升至428μmol/L，考虑为血块梗阻导致一过性肾功能恶化有关。尿色转为淡红色。术后第3天患者血红蛋白为86g/L，血肌酐上升至432μmol/L，尿色逐渐变为清亮，术后未出现发热及其他并发症。术后1周余复查血红蛋白稳定，肾功能逐步恢复至术前水平，顺利拔除引流管出院（病例13图4）。

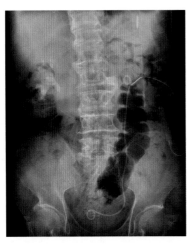 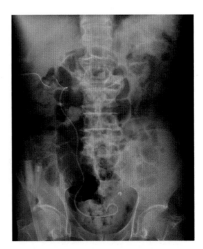

病例13图3　第一次术后KUB　　　　病例13图4　第二次术后KUB

二、病例分析

1. 术前分析　患者为老年男性，双肾结石病史多年。右侧为完全鹿角结石，左肾结石相对集中且梗阻明显并导致了肾功能的严重损害。按照传统观点认为，双肾结石合并肾功能不全，应该首先挽救肾功能好的右肾。但具体情况应该具体分析。由于患者右肾结石较为复杂且无梗阻，左侧存在明显梗阻，因此我们在结合患者基础病较多、围术期风险大等特点，首先选择行左侧肾结石手术，根据患者术后恢复情况再决定右侧肾脏的治疗时机。患者术前肾性贫血、肾性高血压、泌尿系感染较严重，术前也给予输血、纠正高血压、抗感染等相应治疗。

2. 术中分析　逆行留置输尿管导管后，俯卧位进行手术。B超探查过程中，我们发现患者上盏积水较明显，但中下盏几乎没有积水，这与术前CT影像存在一定出入。由于结石主体位于肾盂和输尿管上段，选择中盏或上盏穿刺更为稳妥。B超可见上盏与中盏之间的肾柱明显，肾盏漏斗狭长，穿刺上盏可能会导致探查、清石困难，于是我们选择中盏作为目标盏。在超声判断肾盏困难时，根据肾柱可以协助判断肾盏位置。我们在B超探查时最终确定了中盏背侧组，穿刺可见到清亮尿液，扩张过程顺利，成功建立标准通道。术中考虑为感染性结石，这也符合术前预测。碎石清石过程无特殊，在清除UPJ处结石及输尿管上端结石时，需要保持持续负压，以保证结石不顺行进入远端输尿管。

第二次右侧手术时，由于该侧为完全鹿角结石，且高度怀疑为感染性结石，术前支架管已经留置1年余，在支架管拔除方式上考虑到需要顺行经皮肾通道取出的可能。肾结石的治疗我们考虑到患者慢性肾功能不全（失代偿期），围术期风险高，此类患者对药物代谢能力较差、血小板功能受损、凝血功能不佳，容易出现术后并发症。尽量缩短手术时间，减少通道数目对于术后恢复较为关键，同时，还需要将结石尽量取净以减少复发。术中我们在中、下两处较大平行盏建立2个标准通道，配合EMS碎石清石系统快速地将主体结石清除的同时，保证了肾盂较低的压力，在处理其余平行小盏结石时，我们配合使用了Needle-perc，由于已经有两个标准通道存在，在Needle-perc碎石过程中也能保证较好的出水空间，提高了手术安全性，最终通过2个标准通道配合2针Needle-perc将结石全部清除（NAES：S＋N技术），有利于患者肾功能的保护。

3. 术后分析　患者一期术后恢复较为顺利，无出血及感染性并发症，术后顺利拔除肾造瘘管及尿管后出院。二期术后患者有一过性出血，且出血时间为术后第1天，考虑为患者肾功能不全导致凝血功能较差有关，由于我们术中检查过通道并进行了凝血处理，结合出血时间不考虑为假性动脉瘤形成可能。因此我们选择了保守治疗观察，在经过输血、止血、对症支持治疗后患者出血很快得到遏制并顺利恢复出院。从术后患者出现一过性出血来看，我们选择NAES理念是必要的。

三、疾病介绍

慢性肾功能不全，又称为CKD，是指肾损伤或肾功能下降[肾小球滤过率＜60ml/（min·1.73m^2）]持续3个月或以上，主要分为5期[1]。泌尿系结石可能导致患者肾功能下降，并且部分患者会导致CKD甚至ESRD。合并CKD的患者占泌尿系结石患者的0.8%～17.5%，最终导致ESRD的发生率为0.2%～3.2%[2]。泌尿系结石患者合并CKD的病因是由多种因素导致的，包括泌尿系统梗阻导致长期肾积水、反复发作的泌尿系感染、多次手术处理对泌尿系统的损伤以及合并其他系统疾病等。合并CKD的患者也通常会合并其他内科疾病，例如糖尿病、高血压、贫血和出血性疾病等[2]。一项包含5803例患者的全球多中心经皮肾镜手术研究发现，对于CKD Ⅲ期[eGFR 30～59ml/（min·1.73m^2）]及Ⅳ～Ⅴ期[eGFR＜30ml/（min·1.73m^2）]患者，相对于0～Ⅱ期[eGFR＞60ml/（min·1.73m^2）]患者，虽然手术时间延长，术后住院天数延长，总体并发症发生率高（0～Ⅱ期18.5%，Ⅲ期27.6%，Ⅳ～Ⅴ期33.8%），但仍安全、有效[3]。

为合并CKD的肾结石患者制订手术方案时，泌尿外科医生需要充分考虑到患者出现麻醉并发症和术后并发症的风险，除了要尽可能地保证清石率，还要尽可能地保护患者的肾功能。对于合并CKD的肾结石患者接受PCNL手术，尽管总体肾功能改善为10%，但并发症发生率显著高于肾功能正常的患者[4]。CKD患者PCNL围术期输血率较肾功能正常患者高，可能是由于CKD患者术前贫血的发生率高、血小板功能受损以及手术时间相对更长[4, 5]。相比CKD 0～Ⅱ期的肾结石患者（76.9%），CKD Ⅳ期和Ⅴ期患者的结石清除率也相对较低（71.2%）[4]。通过单因素或多因素方差分析可以发现，与术后肾功能受损相关的危险因素包括术前肾衰竭（CKD V期）、肾实质变薄（＜4mm）以及手术时合并泌尿系脓毒症[4]。而糖尿病、合并围术期并发症、有复发性泌尿系感染病史的患者和随访时患者的eGFR下降是影响CKD患者PCNL结局的重要因素。更积极的处理合并症、围术期尿路感染及手术并发症可能会延迟或避免慢性肾功能不全患者CKD分期进展。本中心回顾性分析了56例无功能萎缩肾（肾图显示分肾功能GFR＜10mL/min）合并肾结石患者行经皮肾镜手术的预后情况，最终结石清除率为87.5%，术后并发症发生率为17.8%，均为Clavien Ⅰ～Ⅲ级，术后5例患者（8.9%）总肾功能有提高，eGFR上升超过20%，其中3例为CKD V期患者。在术后1年的随访中，44（78.6%）无泌尿系感染的表现，而合并有糖尿病的患者中63.6%仍有泌尿系感染的症状。通过单因素分析及多因素分析发现，合并糖尿病是该类患者经皮肾镜术后泌尿系感染的独立危险因素，因此合并糖尿病的该类患者更建议肾切除[6]。

四、病例点评

双侧肾结石的手术治疗需要"因人而异""因石而异"。此例患者右肾功能较好，左肾功能较差，但左侧存在梗阻，右侧因有支架管的存在而没有明显肾后性梗阻。因此在选择治疗方案时也需要根据患者的实际情况来综合考虑。左侧肾结石治疗相对较简单，在结石和梗阻解除后，可以给患者更好的肾功能储备来处理右侧结石。在萎缩肾结石治疗方面，由于此类肾脏尿液分泌较少，主动排石的能力较差，建议采用将结石取尽的经皮肾镜治疗方式。从术后恢复看，患者出院前肾功能较术前有改善，这为我们进一步治疗右侧肾结石提供了很好的储备。萎缩肾体积较小，在B超下观察整体结构会受影响，因此如何能够更准确的判断肾盏位置对于手术的顺利进行至关重要，同时，由于萎缩肾实质较薄，通道建立过程中更容易出现肾脏向深方移动，术中尽量防止更多液体外渗对于B超下观察残余结石等具有重要意义。在第二次手术时，可以看到患者结石为感染性结石，肾脏质地较脆，这也符合肾功能不全患者的特征，此类患者凝血功能较差，容易出现术后出血，主要以静脉性出血为主，需要和假性动脉瘤性延迟性出血相区分。

（病例提供者：罗智超 刘 洋 清华大学附属北京清华长庚医院）

（点评专家：肖 博 清华大学附属北京清华长庚医院）

参考文献

[1]Levey AS.A decade after the KDOQI CKD guidelines[J].Am J Kidney Dis，2012，60（5）：683-685.

[2]Patel R，Agarwal S，Sankhwar SN，et al.A prospective study assessing feasibility of performing percutaneous nephrolithotomy in chronic kidney disease patients-What factors affect the outcome？[J].Int Braz J Urol，2019，45（4）：765-774.

[3]Sairam K，Scoffone CM，Alken P，et al.Percutaneous nephrolithotomy and chronic kidney disease：results from the CROES PCNL Global Study[J].J Urol，2012，188（4）：1195-1200.

[4]Jones P，Aboumarzouk OM，Zelhof B，et al.Percutaneous Nephrolithotomy in Patients With Chronic Kidney Disease：Efficacy and Safety[J].Urology，2017，108：1-6.

[5]Seitz C，Desai M，Hacker A，et al.Incidence，prevention，and management of complications following percutaneous nephrolitholapaxy[J].Eur Urol，2012，61（1）：146-158.

[6]Su B，Ji C，Li J，et al.Outcomes of ultrasound-guided percutaneous nephrolithotomy for the treatment of large stones within non-functioning atrophic kidneys[J].International journal of urology：official journal of the Japanese Urological Association，2021，28（3）：254-259.

病例14　合并慢性肾功能不全［针状肾镜辅助下内镜联合手术（标准通道＋针状肾镜）］1

一、病历摘要

（一）基本资料

患者男性，60岁，以"体检发现双肾结石30年"入院。患者30年前因体检发现双侧肾多发结石于外院行双肾开放取石手术，术后未规律复查。14年前因突发双侧腰痛、恶心于外院再次就诊，行CT检查示：双肾多发结石，并行双侧经皮肾镜碎石取石术，术后仍有结石残留。2个月前患者因血糖升高，伴意识模糊至外院住院治疗，查全腹CT示：双肾多发结石并双肾积水，左肾为著，同时予降糖治疗等处理后好转。患者自发病以来，神清、精神、睡眠、食欲可，病程中无发热、血尿、排尿困难等不适症状，小便如上述，大便无特殊，体重无明显变化。

既往史：高血压4年，口服苯磺酸氨氯地平5mg，1次/日，血压控制可。诊断慢性肾功能不全病史4年，血肌酐维持在300μmol/L左右，口服尿毒清颗粒、百令胶囊、复方α酮酸片、黄葵胶囊。诊断2型糖尿病2个月，规律应用胰岛素降糖，自行监测血糖，空腹血糖控制在6~7mmol/L。余无特殊。

查体：双侧肾区各可见一长约15cm斜形手术瘢痕，余未见明显阳性体征。

化验检查：血常规：WBC 7.41×10^9/L，Hb 96g/L，PLT 227×10^9/L。肾功能：Cr 310.0μmol/L，BUN 15.5mmol/L。尿常规：白细胞数量4209.1/μl，亚硝酸盐阳性。尿培养：铜绿假单胞菌，菌量＞100 000CFU/ml。降钙素原：0.075ng/ml。25-羟基维生素D：13.64ng/ml↓。全段甲状旁腺素测定：162ng/L。

影像学检查：KUB：双肾结石（病例14图1）。全腹CT：双肾结石伴积水，左侧为著，双肾萎缩，双肾术后改变。CT值：800~1200HU（病例14视频1）。肾动态显像：GFR左侧14ml/min，右侧17ml/min。

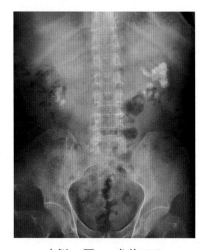

病例14图1　术前KUB

（二）诊断

1. 双肾结石

2. 双肾积水

3. 慢性肾功能不全

4. 泌尿系感染

病例14视频1

（三）诊疗经过

患者入院后完善相关检查无明显手术禁忌，查尿常规示白细胞大量，亚硝酸盐阳性，先给予经验性使用哌拉西林他唑巴坦4.5g，1次/12小时抗感染治疗，期间多次复查尿常规示尿白细胞数有下降，但亚硝酸盐仍为阳性。5天后根据术前尿培养结果将抗生素更换为更为敏感的美罗培南0.5g，1次/12小时，抗感染治疗1天后行左侧一期经皮肾镜碎石取石术。术中通过上、中、下三个背侧盏各建立1个标准通道，分别清除了上盏背侧盏，中偏腹侧盏及下盏大部分结石。一期术后第一天患者有低热38℃，同时降钙素原升高至1.89ng/ml，继续使用美罗培南抗感染治疗，3天后降钙素原下降至0.54ng/ml，将抗生素降级为哌拉西林他唑巴坦。

一期术后1周患者持续无发热，肌酐最低下降至302μmol/L，血红蛋白稳定至80g/L，降钙素原下降至0.18ng/ml，恢复良好，复查KUB（病例14图2），拟行左侧二期经皮肾镜碎石取石术。

一期术后残留结石主要以原中盏背侧通道平行盏结石、中盏前组盏结石及下盏小结石为主，造瘘管位置显示一期术中皮肾通道位置（病例14视频2），二期术中首选尝试由原上盏通道找到出口，进入集合系统，但局部组织水肿明显，难以寻及出口，考虑到原上盏通道造瘘管术后一直无引流，提示由于结石粘连梗阻，肾盏萎缩，功能较差，术中给予直接拔除。在清理原中盏背侧肾造瘘管旁平行盏结石时拔除原中盏造瘘管以便于超声观察，并由同一皮肤切口建立标准皮肾通道至目标盏结石给予清理，由此通道进入集合系统进行探查，可见部分下盏小残石，超声联合负压吸引给予清除（病例14视频3），同时见肾盂黏膜水肿明显，中盏前组盏开口较小，肾镜预探查角度不佳，为防止撕裂盏颈，术中决定直接穿刺前组盏结石建立皮肾通道。通道建立过程中首先应B超仔细观察定位，确保穿刺路径中无肠管、脾脏等周围脏器，精准穿刺，置入导丝至目标盏内，再使用两步法扩张，建立标准皮肾通道，超声联合负压吸引清理目标盏结石（病例14视频4）。术中B超再次探查见中盏前组盏仍有少量残留结石，为避免多通道带来的损伤及出血风险，使用Needle-perc碎石，由于目标盏离脾脏较近，在B超引导下穿刺过程中使用了侧方穿刺入针，穿刺成功后使用Needle-perc下钬激光粉末化碎石（病例14视频5）。B超再次探查仍可见下盏残余小结石，同法使用Needle-perc穿刺成功后激光粉末化碎石。最后由中盏皮肾通道使用肾镜进入集合系统探查可见Needle-perc碎石产生的结石碎屑及粉末，使用超声联合负压吸引给予清理，皮肾通道电凝止血，术后留置原中盏背侧平行盏及中盏前组盏内14F肾造瘘管。

二期术后继续给予抗感染、补液对症治疗。术后第1天查血红蛋白69g/L，降钙素原上升至2.4ng/ml，给予输血、补液对症治疗，并恢复美罗培南抗感染治疗。3天后降钙素原下降至0.37ng/ml，抗生素再次降级为哌拉西林他唑巴坦。5天后开始逐一夹闭及拔除肾造瘘管，1周后出院，出院前复查KUB（病例14图3）。右侧肾结石限期行经皮肾镜手术。

术后结石成分：一水草酸钙、碳酸磷灰石。

病例14视频2

病例14视频3

病例14视频4

病例14视频5

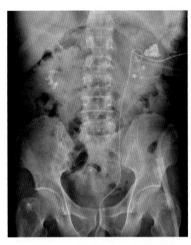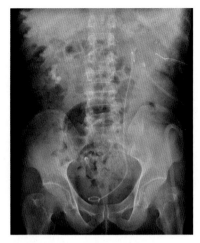

病例14图2　一期经皮肾镜术后KUB　　病例14图3　二期经皮肾镜术后KUB

二、病例分析

1．术前分析　患者术前CT提示双侧鹿角形肾结石，左侧结石负荷较大，特点为肾盂空间较小，盏颈较细长，肾盏空间大、数目多，结石多分别在肾盏内，且下盏积水明显，其内多个散在结石。单纯使用抗生素治疗难以完全控制泌尿系感染，需手术进一步干预。考虑左肾积水较明显，此次先处理左侧肾结石，由于结石较分散、负荷量较大，合并明显泌尿系感染，为避免长时间手术可能引起的尿源性脓毒症，应分期处理。

2．术中分析　一期术中分别建立左肾背侧上、中、下盏三个通道，其中上盏通道内结石与肾组织粘连紧密，清理结石后未见明显盏出口。由中盏通道可进入集合系统，由此清理目标盏及肾盂、输尿管连接部结石，并由该通道留置输尿管支架管。由下盏通道清石过程中可吸出浑浊尿液，提示梗阻感染较重，在清理下盏结石过程中应控制灌流速度，保持负压吸引，减少不必要的进水，快速清理结石后留置肾造瘘管，避免手术时间过长。

二期术中由原中盏背侧盏皮肤切口建立Y型通道以清理平行盏结石。中盏前组盏结石尝试由中盏背侧通道探查后难以寻找，考虑结石负荷较大，则由前组盏建立标准皮肾通道进行清石，为非常规部位穿刺建立皮肾通道，术中需仔细超声检查，避免脾脏、结肠等周围脏器损伤，下盏结石则由中盏背侧通道、原下盏通道或联合Needle-perc处理，Needle-perc处理过程中同样注意碎石过程中控制水流速，观察灌注液是否从其他皮肾通道流出，避免碎石过程中盏内高压，增加感染风险。

3．术后分析　患者贫血、严重泌尿系感染、肾功能不全，贫血可加重肾功能不全，肾功能不全使抗生素使用产生禁忌，感染控制不佳进一步导致贫血、肾功能不全，很容易进入恶性循环，并可引起心力衰竭、肺水肿、消化道出血等其他多脏器功能障碍。术后管理应以这三点为监测重点，及时纠正贫血，注意出入量，避免液体负荷过重，肾功能允许范围内加强敏感抗生素抗感染治疗，积极监测血常规、PCT、IL-6等感染指标，警惕感染性休克。同时注意患者既往有糖尿病高渗性非酮症性昏迷，还应监测血糖。术后卧床需穿弹力袜，避免深静脉血栓。

三、疾病介绍

请参考病例13"合并慢性肾功能不全（标准通道经皮肾镜取石术）"疾病介绍中的相关内容。

四、病例点评

本病例为慢性肾脏病Ⅳ期患者合并鹿角形肾结石及严重泌尿系感染，手术采用分期、多通道联合Needle-perc碎石策略，在控制感染、减少损伤的情况下尽可能的清石。患者结石合并局部肾盏梗阻积水，单纯使用抗生素难以完全控制感染，因此在全身炎症指标基本正常，并取得细菌培养及药敏试验结果后可行手术治疗，一期手术应以控制感染、通畅引流为目的，术中注意控制灌流速度，保持负压吸引，避免手术时间过长，感染控制后二期手术则以清石为目的，针对原中盏背侧盏平行盏结石建立Y型通道，考虑到肾盏角度及肾盂黏膜水肿问题，针对中盏前组盏结石并未由中盏背侧盏通道强行处理，而是采用近腋中线的非常规区域进行穿刺，直接由中盏前组盏建立通道，这样避免了由后组盏处理可能引起的盏颈撕裂及残石。对于前组盏及下盏小块残石，在确保目标盏流出道通畅的情况下使用了Needle-perc碎石，进一步减少了多通道的出血及肾功能损伤风险。这种分期手术、感染及损伤控制的理念在慢性肾功能不全合并严重感染及复杂结石的患者中值得推荐。

（病例提供者：苏博兴 清华大学附属北京清华长庚医院）

（点评专家：李建兴 清华大学附属北京清华长庚医院）

病例15　合并慢性肾功能不全［针状肾镜辅助下内镜联合手术（标准通道＋针状肾镜）］2

一、病历摘要

（一）基本资料

患者女性，58岁，主因"右侧腰痛4个月"入院。4个月前患者无明显诱因出现右侧腰痛，钝痛，口服止痛药物后好转，外院行CT检查示双肾鹿角结石，现来院进一步诊治。

既往史：无特殊。

查体：专科查体未见明显异常。

化验检查：血常规：RBC 4.18×10^{12}/L，Hb 122.00g/L，WBC 6.36×10^9/L，NEUT% 58.00%。感染指标：CRP 8.72mg/L，PCT 0.102ng/ml，IL-6 6.87pg/ml。尿常规：WBC 500cells/μl，亚硝酸盐阳性，白细胞数量9257.30/μl，细菌数量4217.80/μl。肾功能：Cr 112μmol/L，BUN 9mmol/L，UA 528μmol/L。尿培养：大肠埃希菌，菌量＞100 000CFU/ml，对左氧氟沙星、头孢呋辛等耐药，对哌拉西林/他唑巴坦、头孢哌酮/舒巴坦、亚胺培南、替加环素等敏感。PTH 46.0ng/L。

影像学检查：KUB：双肾鹿角形结石（病例15图1）。CT：双肾完全鹿角形结石，右输尿管上段结石，双肾囊肿。CT值双肾结石均约1300HU（病例15图2，病例15视频1）。

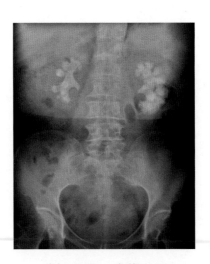

病例15视频1

病例15图1　术前KUB

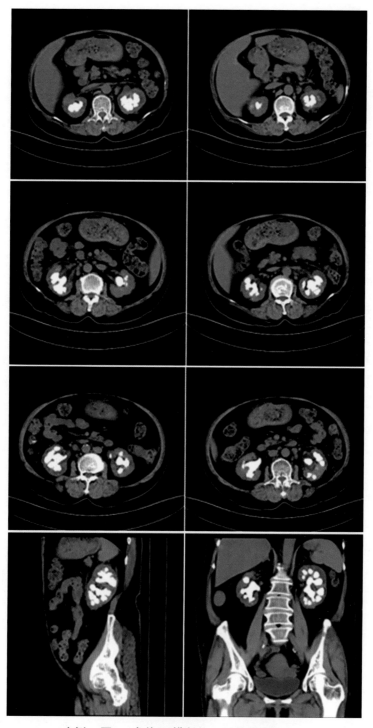

病例15图2　术前CT横断位、冠状位和矢状位

（二）诊断

1. 双肾结石（鹿角形）

2. 慢性肾功能不全（代偿期）

3. 泌尿系感染

（三）诊疗经过

患者入院后完善术前检查，予以抗感染治疗，手术方案：全身麻醉后行右侧NAES（S+N）手术。

手术过程：全身麻醉，截石位，经尿道膀胱镜右侧输尿管逆行留置5F导管，留置尿管。改俯卧位，B超引导下穿刺右肾上盏后组，见尿后，筋膜扩张器预扩张后，置入球囊扩张导管BD N30，扩张并置入24F工作鞘，建立皮肾通道，置入肾镜，见集合系统无扩张，尿液略浑浊，集合系统内黏膜弥漫性水肿、质脆易出血。肾盂肾盏内充填黄褐色鹿角形结石。EMS碎石清石系统清除可见结石（病例15视频2）。右肾中盏建立第2个皮肾通道（22F），清除可见结石。超声探查可见中盏平行盏及下盏内残余结石（病例15视频3）。

病例15视频2

病例15视频3

超声引导下用Needle-perc穿刺中盏前组，内镜下见进入目标肾盏，盏内多发结石，钬激光（1.4J×20Hz）原位粉碎结石，并将结石冲出至肾盂。同法处理中盏后组平行盏及下盏结石。经皮肾镜负压吸引下清除肾盂内结石碎块。内镜及超声探查未见残余结石。导丝引导下顺行放置6F/26cm输尿管支架管。上盏和中盏通道分别放置肾造瘘管，术毕（病例15视频4）。

病例15视频4

患者术后恢复良好，无发热，术后监测肾功能、血常规及感染指标平稳，复查KUB示右肾无残石，右侧输尿管支架远端未进入膀胱（病例15图3）。术后第3天下地活动，第5天拔除肾造瘘，术后第7天局部麻醉下经尿道调整输尿管支架管，术后复查KUB支架位置良好（病例15图4）。

结石成分：六水磷酸铵镁、碳酸磷灰石。

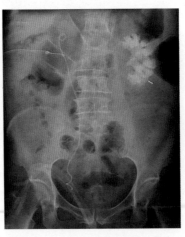

病例15图3　右侧术后的KUB（第一次）

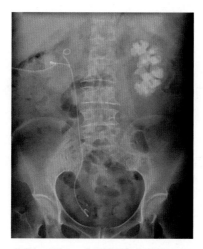

病例15图4　右侧调管术后的KUB

二、病例分析

1. 术前分析　患者双侧完全鹿角型结石，结石负荷量均较大，手术优先选择结石负荷量相对较小的右侧。术前患者尿常规提示亚硝酸盐阳性，根据尿培养选择敏感抗生素并动态复查，术前尿白细胞下降、亚硝酸盐转阴，感染控制良好。结石总量大，且术前测CT值偏高，不除外结石坚硬，术前考虑多通道手术及多期手术可能。

2. 术中分析　患者集合系统黏膜水肿明显，质脆易出血，术中需注意肾镜摆动幅度不宜过大，避免盏颈及黏膜撕裂，结合Needle-perc处理平行盏残石，用钬激光采用高能、低频、短脉宽的碎块化方法快速粉碎结石并通过主通道超声吸出结石碎块，提高碎石效率，减少副损伤的同时尽可能实现清石率的提高。

3. 术后分析　因术中患者黏膜质脆易出血，术后当天及术后第1天嘱患者暂不下地，同时避免剧烈活动，避免术后出血，但患者高龄，需强调床上进行踝泵运动避免血栓的重要性。术后第2天通过KUB评估残石大致情况，若有残石需根据CT评估二期手术方案，患者术前有肾功能不全，二期手术时机选择以患者肾功能恢复至平稳状态为宜。

三、疾病介绍

请参考病例4"针状肾镜辅助下内镜联合手术（标准通道＋针状肾镜）1"或病例6"针状肾镜辅助下内镜联合手术（输尿管软镜＋针状肾镜）"或病例13"合并慢性肾功能不全（标准通道经皮肾镜取石术）"疾病介绍中的相关内容。

四、病例点评

鹿角形肾结石的治疗首选PCNL，大多需要多通道、分期、多镜联合手术治疗，充分利用各种器械的特点优势是提高净石率、减少损伤的重要策略。本患者应用的NAES（S+N）手术方式是多镜联合的典型模式，获得很好的效果。首先建立两个标准通道应用负压碎石系统高效率清除结石主体，然后两次应用Needle-perc处理平行盏和前组盏的结石，此时Needle-perc的作用是处理平行盏结石、辅助清石等，碎块化结石并将结石碎片冲入主通道可以探及的集合系统内，利用主通道进行负压碎石取石，这样的策略充分体现了减少通道数量、低压、高效碎石的基本原则。

（病例提供者：胡卫国 王碧霄 清华大学附属北京清华长庚医院）

（点评专家：李建兴 清华大学附属北京清华长庚医院）

04 第四章
有其他系统合并症的复杂肾结石

病例16 合并重度肥胖（标准通道经皮肾镜取石术）

一、病历摘要

（一）基本资料

患者女性，51岁，体检发现双肾结石8年余，无不适，每年复查，结石逐渐增大；为进一步治疗来我院就诊。

既往史：高血压病史2年，血压最高150/90mmHg，规律口服缬沙坦氨氯地平治疗，血压控制良好。

查体：身高160cm，体重105.7kg，BMI 41.3，查体无异常。

化验检查：血常规：WBC 7.12×10^9/L，Hb 142g/L，PLT 268×10^9/L。尿常规：WBC 7192cells/μl，细菌数量67.3/μl，亚硝酸盐阴性。尿培养：肺炎克雷伯菌，菌量3000CFU/ml。肾功能：SCr 68μmol/L。

影像学检查：KUB：左肾区鹿角形结石（病例16图1）。CT：左肾鹿角形结石，长径约48mm，CT值：1600HU；左肾囊肿（直径约20mm）（病例16图2，病例16视频1）。

病例16视频1

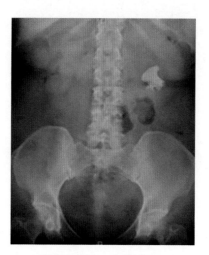

病例16图1 术前KUB

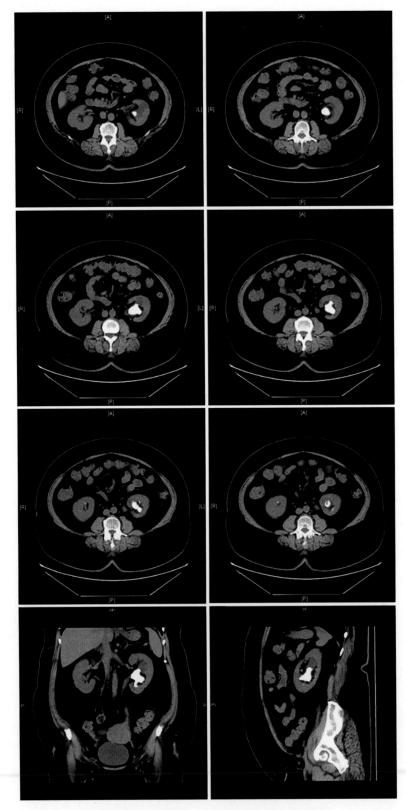

病例16图2　横断面、冠状位及矢状位CT平扫

（二）诊断

1. 左肾鹿角型结石
2. 左肾积水
3. 右肾结石
4. 泌尿系感染
5. 肥胖
6. 高血压病1级（低危）

（三）诊疗经过

入院后完善全身麻醉手术相关评估，术前根据尿培养予以敏感抗生素应用，尿常规细菌数目明显下降后，行手术治疗。

全身麻醉，截石位，经尿道膀胱镜下左侧输尿管逆行留置导管（5F）。改右侧卧位，腰部垫高。B超引导下自超声探头侧方穿刺左肾中盏后组，见尿后，置入J型导丝，筋膜扩张器（8F）预扩张，球囊扩张导管扩张（30atm）并置入工作鞘（24F），肾镜下见黄褐色鹿角形结石填充肾盂和中下盏，长径4~5cm，EMS碎石清石系统清除可见结石。顺行放置输尿管支架管（6F/26cm）（病例16视频2）。皮肾通道查无出血，放置球囊肾造瘘管（14F），术毕。

病例16视频2

术后第2天复查KUB未见残余结石（病例16图3），夹闭肾造瘘管无发热、无不适。第3天拔除肾造瘘管（病例16图4），复查Hb（142→148g/L）及Cr（68→69μmol/L）稳定。

结石成分：六水磷酸铵镁、碳酸磷灰石、一水草酸钙。

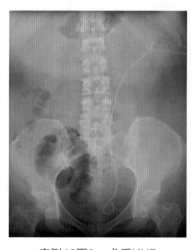

病例16图3　术后KUB

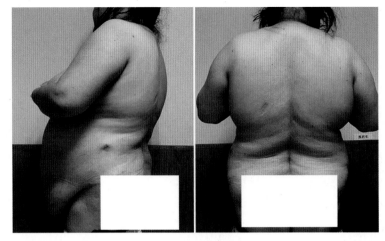

病例16图4　拔管后情况

二、病例分析

1. 术前分析　本病例特点：高BMI、鹿角形结石、背侧肾盏无积水。术前需要：

（1）完善心肺功能检查，了解心、肺功能。

（2）请麻醉科会诊，排除可能存在的气道问题。

（3）超声测量手术体位下目标肾盏与皮肤之间的距离，明确肾脏和结石的超声影像是否清晰、皮肾通道路径上是否有脏器遮挡。

2. 术中分析

（1）侧卧位可以减少体位对心血管功能影响，有利于术中观察监护，同时对建立皮肾通道和术中操作影响小，符合大多数术者操作习惯。

（2）目标肾盏仍然优先考虑背侧中盏。

（3）超声探查发现选择好目标肾盏之后，按照常规的头端穿刺方式，12肋位于穿刺路径上，不能避开，此时改为侧方穿刺很好地避开了12肋。

（4）皮肾通道深、长，操作时需要更加注意避免通道丢失。

3. 术后分析　术后如无出血表现，需要鼓励早期下床活动，避免高BMI患者出现血栓相关并发症。肾造瘘管和D-J管的管理无特殊。

三、疾病介绍

全球范围内，肥胖已经成为一个严重的公共健康危机，且发病率不断增高。肥胖与糖尿病、高血压、代谢综合征的发生也密切相关，增加了肾结石形成的风险。肥胖增加结石形成风险的机制目前尚不清楚[1]。但与肥胖相关的高胰岛素血症与结石形成相关[2]。胰岛素增加了肠道对钙的吸收，可介导餐后尿钙水平增加，加上餐后尿草酸水平的增加，形成了有利于草酸钙结石形成的尿路环境。胰岛素抵抗也与肥胖相关，同时也会影响尿液的成分，胰岛素抵抗可能出现肾脏的氨生成和排酸能力障碍，导致肥胖患者的尿酸水平增高，尿pH下降。这种影响更常见于女性，可能与女性体脂比例相对更高有关。因此，尽管整体而言，肥胖患者中草酸钙结石最常见，但若与体重在正常范围的患者相比，差异最大的是尿酸结石的患病比例，肥胖患者中尿酸结石的比例显著增加[3]。

目前常见的治疗肾结石的方法包括体外冲击波碎石术（ESWL）、逆行途径输尿管软镜碎石术（RIRS）及经皮肾镜取石术（PCNL）。但肥胖限制了肾结石的手术方式，同时也增加了治疗的复杂程度[4]。ESWL在肥胖患者中的应用时会受到多种因素的限制，包括在透视或超声引导下的结石定位困难，以及皮肤到结石的距离大于现有碎石机的焦距等，这些限制明显影响了肥胖患者ESWL的碎石效果。RIRS是一种安全有效的治疗肥胖患者肾结石的方法，尤其对于治疗2cm以内的结石更为适用。但这种方法对较大和较复杂的结石的效用仍是有限的。

PCNL是＞2cm肾内结石的标准治疗方案，已有较多关于PCNL在肥胖患者中手术结果的研究，然而，关于并发症、清石率、手术时间和辅助手术需求的报告结果不太一致。CROES发表了第一个前瞻性研究，评估了3709例按BMI分层的PCNL患者的结果，与上述研究结果不同，这个研究发现与正常BMI组相比，SFR随着肥胖的增加而减少，手术时间也更长。在这项前瞻性研究中，肥胖患者与正常患者相比，鹿角型结石患者占比更高（40.2% vs 26%），结石分布更分散，但采用多通道PCNL和肋上穿刺建立皮肾通道的比例反而减少（17.3% vs 12.6%），这也是SFR下降的原因[5]。

当采用X线引导穿刺建立皮肾通道的方法时，BMI的增加是PCNL期间辐射暴露的一个重要风险因素，这不仅与结石负荷量大、多通道穿刺相关，肥胖患者的组织厚度大，穿透性差，这可能会增加建立皮肾通道所用的总透视时间和辐射量。超声引导可以减少肥胖患者在PCNL期间的辐射暴露，Wang[6]等通过Meta分析发现，与X射线引导的PCNL相比，超声引导的PCNL具有许多优势，如手术时间短、并发症发生率低、清石率高、无辐射危害等。肥胖会影响超声影像的可视性，但随着高分辨率换能器的发展和改进，超声图像的质量得以提高，此外肥胖患者的肾脏位于较深的平面，术中应用超声引导时可通过调整焦点区的中心，以优化视觉效果。

肥胖患者PCNL的体位也是术者需要关注的问题之一。俯卧位是PCNL应用最广泛的体位，该体位时穿刺空间相对较大，同时保障了足够的肾镜操作空间，但肥胖患者俯卧位时会引起心血管功能的变化，包括静脉回流减少、胸腔压力上升，左心室顺应性降低，导致患者心脏指数降低，下腔静脉梗阻导致心输出量减少，血栓等潜在并发症风险增加。此外，肥胖患者俯卧时，由于颈部过度运动，可能会导致颈椎损伤，从而导致肌肉骨骼并发症。与俯卧位PCNL相比，仰卧位PCNL的呼吸道并发症较少，内脏损伤的风险也较低，同时对于神经区域阻滞的麻醉方式而言，仰卧位是较安全且便于观察、操作的手术体位，但这种体位的缺点主要在于穿刺区域的受限，尤其是上盏位于肋骨后方，使上盏穿刺难度明显增大，另外仰卧位时肾脏活动度更大，进行皮肾通道扩张时肾脏易向前内侧移位，增加了操作的难度，肥胖患者经仰卧位穿刺时可能也会面临更长的皮肾通道[7]。本病例中，术者采用了侧卧位进行PCNL，侧卧位是泌尿外科医生非常熟悉的体位，也可以将血流动力学和呼吸系统的风险降到最低，并能提高患者的舒适度和安全性，适用于不能忍受俯卧位麻醉的患者。这种体位更适用于超声引导的穿刺，在X线引导穿刺时会不便于应用C型臂。另一个侧卧位的缺点在于，该体位时皮肾通道几乎与手术台垂直，部分学者认为这种情况会限制结石碎片的排出，但应用负压吸引超声碎石很好地弥补了这个不足[8]。

四、病例点评

高BMI患者肾结石行PCNL手术难度在于：①如何选择合适的体位以有利于麻醉管理；②肾脏位置深，超声波衰减多，增加了超声引导穿刺的难度，也增加了扩张建立通道的难度。仰卧位在欧美国家报道较多，对心血管功能影响最小，但是背部穿刺区域与手术床距离近，影响穿刺扩张以及术中肾镜的活动范围，与国内大多数医生的习惯也不符合。侧卧位兼顾了安全性和易操作性，是此类患者的推荐体位。

术者在术前一定要对患者进行超声检查，掌握最准确的影像信息，做出相应的手术预案。超声穿刺常用的方式包括头端、侧方和尾端穿刺，在熟练掌握一种方式的基础上，对其他的穿刺方式也要有足够的了解，这样更有利于应对术中多变的情况。

（病例提供者：王碧霄　张栩鸣　清华大学附属北京清华长庚医院）

（点评专家：胡卫国　清华大学附属北京清华长庚医院）

参考文献

[1]Morsy SM，Abdelaziz IN，Rammah AM，et al.A prospective，observational study to assess the feasibility and safety of supine percutaneous nephrolithotomy under regional anesthesia for obese patients with a body mass index ≥30[J].Indian J Urol，

2022，38（4）：302-306.

[2]Li H，Klett DE，Littleton R，et al.Role of insulin resistance in uric acid nephrolithiasis[J].World J Nephrol，2014，3（4）：237-242.

[3]王起，杨波，徐涛，等.代谢综合征与尿酸结石成分的相关性研究[J].中华泌尿外科杂志，2016，37（8）：583-585.

[4]Xu Y，Huang X.Effect of Body Mass Index on Outcomes of Percutaneous Nephrolithotomy：A Systematic Review and Meta-Analysis[J].Front Surg，2022，9：922451.

[5]Trudeau V，Karakiewicz PI，Boehm K，et al.The Effect of Obesity on Perioperative Outcomes Following Percutaneous Nephrolithotomy[J].J Endourol，2016，30（8）：864-870.

[6]Fuller A，Razvi H，Denstedt JD，et al.The CROES percutaneous nephrolithotomy global study：the influence of body mass index on outcome[J].J Urol，2012，188（1）：138-144.

[7]Wang K，Zhang P，Xu X，et al.Ultrasonographic versus Fluoroscopic Access for Percutaneous Nephrolithotomy：A Meta-Analysis[J].Urol Int，2015，95（1）：15-25.

[8]Zhao Z，Fan J，Liu Y，et al.Percutaneous nephrolithotomy：position，position，position![J].Urolithiasis，2018，46（1）：79-86.

病例17　合并重度肥胖，肾切开取石术后（标准通道经皮肾镜取石术）

一、病历摘要

（一）基本资料

患者男性，61岁，3个月前患者无明显诱因突发左侧腰部疼痛，无血尿及尿路刺激症状，当地医院诊断左肾积水、双肾多发结石，行左侧输尿管软镜手术，术中因肾盂输尿管连接部狭窄未能成功，留置输尿管支架管，现来我院进一步治疗。

既往史：15年前于当地行左肾开放切开取石术。10年余前诊断高血压，自服利伐沙班、富马酸比索洛尔片、沙库巴曲缬沙坦等治疗，血压控制可。7年前外院诊断心房颤动，长期药物治疗。

查体：体重124kg，BMI 41.91，左肾区陈旧手术瘢痕。

化验检查：血常规：WBC 4.60×10^9/L，Hb 164g/L，PLT 191×10^9/L。尿常规：WBC 117.1cells/μl，细菌数量4021.2/μl；亚硝酸盐阴性。尿培养：粪肠球菌，菌量＞100 000CFU/ml，青霉素、氨苄西林、万古霉素、利奈唑胺敏感。肾功能：Cr 76μmol/L，BUN 4mmol/L，GLU 13.78mmol/L。

影像学检查：KUB：左侧泌尿系D-J管置入术后，双肾结石（病例17图1）。CT：左侧D-J管置入术后，上端盘曲于输尿管上段；左肾盂扩张，左侧多发结石，左肾实质略变薄；右肾实质内见囊状低密度无强化影，大者约45mm×52mm，囊壁可见多发钙化，排泄期未见明确对比剂进入。CT值1400HU（病例17图2，病例17视频1）。肾动态显像：GFR左侧31ml/（min·1.73m²），右侧46ml/（min·1.73m²）。

病例17视频1

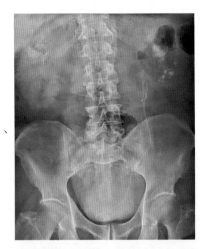

病例17图1　术前KUB

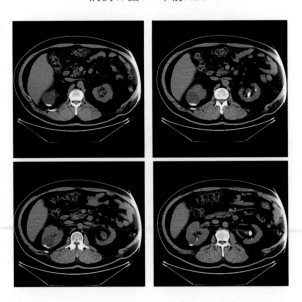

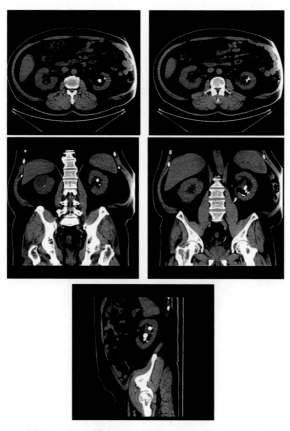

病例17图2　横断面、冠状位、矢状位CT平扫

（二）诊断

1. 双侧肾结石
2. 左侧肾积水伴左侧输尿管狭窄
3. 左侧输尿管支架置入术后
4. 左肾术后
5. 右侧肾盏憩室结石？
6. 阵发性心房颤动
7. 高血压病2级
8. 2型糖尿病

（三）诊疗经过

患者入院后发现合并2型糖尿病，使用胰岛素控制血糖，血糖控制稳定、抗感染治疗后手术。手术方案：全身麻醉下左侧PCNL。

手术经过：全身麻醉，截石位，经尿道拔除左侧输尿管支架管，9.5F输尿管镜在导丝引导下探查左侧输尿管至连接部，可见输尿管上段局部黏膜水肿明显，连接部管壁僵硬，角度迂曲，留置超滑导丝引导逆行留置5F导管。

改右侧卧位，B超引导下穿刺左肾中盏后组，见尿后，留取术中肾盂尿培养，筋膜扩张器和金属扩张器两步法逐级扩张，建立22F皮肾通道，置入肾镜（病例17视频2），见集合系统扩张，其内多发类圆形黄褐色结石，较大者约1cm，结石主要集中于肾盂及下盏，集合系统形态失常，连接部无漏斗样结构，中盏、下盏及连接部均呈瘢痕样改变。下盏结石部分嵌顿于肾实质的瘢痕组织内。EMS碎石清石系统击碎并吸出结石。下盏瘢痕处黏膜内有少量小结石碎屑嵌顿，予尽可能清除（病例17视频3）。肾盂内未见输尿管导管，探查未见漏斗样的连接部结构，逆行经输尿管导管滴注亚甲蓝溶液，引导下找到肾盂输尿管连接部。留置导丝，更换为9.5F输尿管镜，导丝引导下通过连接部，探查至输尿管上段，未见残石。导丝引导下顺行放置6F/26cm D-J管，放置气囊肾造瘘管，术毕（病例17视频4）。

患者术后恢复良好，无发热，引流管清亮，术后常规监测肾功能、血常规，术后第1天血红蛋白较术前无明显下降。术后第2天患者下床活动并复查KUB，左侧泌尿系D-J管位置良好，下盏区域可见残石（病例17图3），夹闭肾造瘘管无不适后拔除肾造瘘管，出院复查血红蛋白（164→164g/L）及肾功能（76→79μmol/L）基本稳定。

病例17视频2

结石成分：一水草酸钙、碳酸磷灰石。

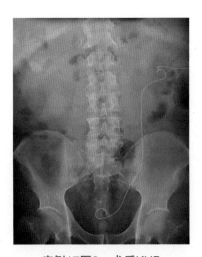

病例17图3　术后KUB

病例17视频3

病例17视频4

二、病例分析

1. 术前分析　患者既往左肾结石切开取石术后，外院一期置入输尿管支架未到位，考虑存在连接部狭窄可能，左肾结石位于中下盏，结石多发，拟行PCNL治疗，术中探查连接部。术前尿培养阳性，予以敏感抗生素应用。右肾CT提示可见囊状低密度无强化影，排泄期未见明确对比剂进入，囊内钙化位于低垂部位，可见结石呈类似"液平"影像，考虑肾盏憩室结石不除外，目前无临床症状，动态观察。患者体型肥胖，手术采用侧卧位。

2. 术中分析　术中截石位行逆行输尿管镜探查可见连接部迂曲，考虑为肾脏切开取石后手术瘢痕导致，故导丝引导下留置输尿管导管。B超探查可见左肾结石位于中盏及下盏，为避免下盏探查时角度过大，选择中上盏进行穿刺。探查可见结石为类圆形，考虑继发性结石，清除下盏结石过程中，可见部分结石嵌顿于肾脏瘢痕组织内，在角度及肾脏顺应性限制条件下清除大部分下盏结石，考虑残余的结石碎屑均嵌顿于瘢痕组织黏膜内，难以完全清除，不再进一步建立下盏通道清石。肾脏集合系统结构紊乱，肾盂形态失常，其内未见输尿管导管，亚甲蓝引导下寻找连接部，9.5F输尿管镜顺行探查可见局部迂曲明显，但管腔通畅。故留置输尿管支架管后结束手术。

3. 术后分析　患者术后恢复顺利，无明显出血、感染等并发症，残余结石碎屑位于瘢痕黏膜内，术后长期动态随访。

三、疾病介绍

请参考病例16"合并重度肥胖（标准通道经皮肾镜取石术）"疾病介绍中的相关内容。

四、病例点评

BMI高的肥胖患者伴有鼾症、呼吸暂停综合征的比例高，PCNL术前需要关注和评估气道情况。手术体位首选侧卧位，以利于麻醉观察和管理。术前需要根据CT或者超声影像测量皮肾通道距离，以选择合适长度的工作鞘。超声引导穿刺时，因为肾脏位置相对较深，皮肾通道路径的脂肪组织多，超声影像衰减明显，会降低超声影像清晰度，所以需要调整超声的增益、聚焦深度以优化超声影像增加清晰度。另外，皮肾通道距离相对更长，术中需要尤其注意在扩张建立通道以及碎石过程中保持工作通道不要脱出，如果脱出，再次调整的难度较高。总之，上尿路结石肥胖患者如果经过评估不适合RIRS治疗，PCNL仍然是安全有效的手术方式选择。

（病例提供者：王碧霄　张栩鸣　清华大学附属北京清华长庚医院）

（点评专家：胡卫国　清华大学附属北京清华长庚医院）

第四章　有其他系统合并症的复杂肾结石

病例18 合并烟雾病（标准通道经皮肾镜取石术）

一、病历摘要

（一）基本资料

患者女性，64岁，主因"间断发热，伴尿频尿急2年余"入院。患者2年余前无明显诱因出现发热，体温最高38.5℃，伴尿频、尿急，到当地医院就诊，完善腹部CT，诊断为"左肾结石、左肾积水、泌尿系感染"，予抗感染治疗后好转。此后间断发热3次，均予抗感染治疗。现为求进一步治疗来我院。

既往史：高血压病20年余，药物治疗，血压控制可。2型糖尿病病史4年，口服二甲双胍、磷酸西格列汀治疗，未规律监测血糖。2000年、2010年、2012年、2020年曾出现脑出血，行脑室引流术，遗留运动性失语、右手手指活动能力下降、尿频、尿急症状。2011年发现烟雾病，未手术治疗。2018年因摔倒致右股骨转子间骨折，行内固定手术。否认冠心病病史。否认肝炎、结核等传染病史。

查体：患者轮椅推入，神志清楚，但无法语言交流。专科查体未见异常。

化验检查：血常规：RBC 3.85×10^{12}/L，Hb 113.00g/L，WBC 7.75×10^9/L，NEUT% 63.20%。感染指标：CRP 3.79mg/L，PCT 0.103ng/ml。尿常规：WBC 500cells/μl，亚硝酸盐阳性，白细胞数量2821.90/μl，细菌数量4699.10/μl。肾功能：Cr 52.0μmol/L，BUN 4.7mmol/L，UA 416μmol/L。尿培养：大肠埃希菌（ESBLs）。24小时尿代谢检查：Cl 79.40mmol/24h，Na 91.20mmol/24h，K 19.62mmol/24h，Ca 6.48mmol/24h，P 12mmol/24h，UA 1436μmol/24h。PTH 36.8ng/L。

影像学检查：CT平扫＋重建：左肾盂肾盏内见铸形高密度结石，CT值600HU，左肾部分肾盏轻度扩张积液（病例18图1，病例18视频1）。KUB：左肾区见不规则高密度影（病例18图2）。头颅CT：左侧脑室旁、基底节区软化灶；脑室积水；脑白质脱髓鞘改变。头颅MRA：头颅动脉粥样硬化改变，双侧大脑中动脉闭塞，左侧颈内动脉轻度-重度狭窄。

病例18视频1

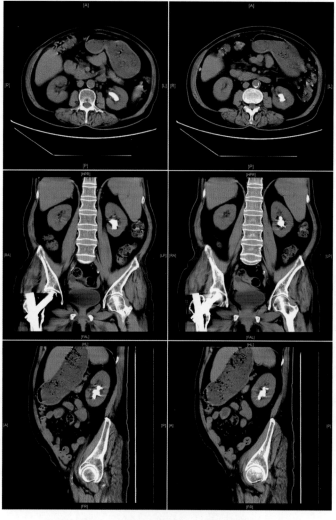

病例18图1　术前CT横断位、冠状位和矢状位

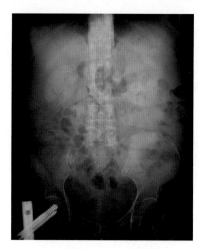

病例18图2　术前KUB

（二）诊断

1. 左肾结石（鹿角形）
2. 左肾积水
3. 泌尿系感染
4. 高血压病3级，很高危
5. 2型糖尿病
6. 烟雾病
7. 脑出血后遗症
8. 脑出血引流术后
9. 右股骨转子间骨折术后

（三）诊疗经过

患者入院后予静脉抗炎控制泌尿系感染。经抗感染治疗3天后，尿常规提示白细胞数量明显减少，亚硝酸盐和细菌数量转阴，尿培养提示菌落数减少。完善术前检查后，我们组织了神经内科、心脏内科、麻醉科、重症医学科进行多学科会诊（MDT）。讨论结果认为患者围术期心脑血管意外风险极高，充分与患者家属沟通相关风险，家属积极要求手术治疗。

手术经过：腰硬联合麻醉成功后，取截石位，经尿道置入膀胱镜，镜下左侧输尿管逆行留置5F导管，留置尿管，固定导管。改俯卧位，腰部垫高，B超引导下穿刺左肾上盏后组，见尿后，筋膜扩张器扩张至10F，球囊导管（N30，BD）一步式扩张通道至24F，建立标准通道。置入肾镜，见尿液混浊，其内有黄褐色鹿角样结石，EMS碎石清石系统击碎并吸出结石，反复探查未见明确视野中残留结石。B超扫描探查各盏，可疑中盏背侧残余结石，穿刺针穿刺该盏，置入导丝尝试推送，可见导丝顺利进入肾盂，未见结石移出，考虑为气体或盏壁钙化而非结石。观察皮肾通道，电凝止血。导丝引导下顺行放置6F/26cm D-J管，放置气囊肾造瘘管，术中平稳。术毕安返病房（病例18视频2）。

病例18视频2

患者术后恢复良好，无发热，肾造瘘管引流液清亮，术后常规监测肾功能、血常规及感染指标，术后第1天血红蛋白（105g/L）较术前无明显下降。术后第2天患者恢复下床活动，复查KUB未见残余结石（病例18图3）。术后第3天患者无发热，夹闭肾造瘘管。术后第5天患者无不适，拔除肾造瘘管。术后第6天拔除导尿管。期间患者无急性脑梗死、脑出血、急性心力衰竭等并发症出现。

术后结石成分：无水尿酸、一水草酸钙。

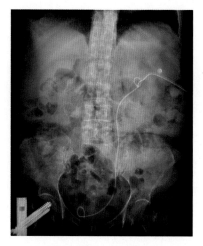

病例18图3 术后KUB

二、病例分析

1. 术前分析 患者左肾鹿角形肾结石，伴有较严重泌尿系感染，患者入院后积极给予抗感染治疗。除了专科情况外，患者合并严重的神经血管畸形。"烟雾病"是一种非常少见的脑动脉狭窄闭塞性疾病，患者有多次脑出血病史，此次手术围术期风险极大。术前需要充分的评估患者的围术期风险，并向患者家属充分交代病情及风险，制订合理的、安全的操作流程。

2. 术中分析 患者为老年女性，术前存在泌尿系感染，合并糖尿病，存在术后感染的高危因素，且患者基础病严重，需要尽量缩短手术时间并且降低感染的并发症。我们选择标准通道，采用全程实时监控的球囊建立标准通道方式，确保了通道一次性安全顺利建立，配合负压超声吸引装置将结石快速取出的同时，维持了较低的肾盂内压力，缩短了手术时间，有效地减少了术后感染性并发症的发生。术中应尽量减少通道数目，最大限度减少术后出血性并发症及疼痛等不适症状的出现，避免术后应激性反应诱发基础病加重。

3. 术后分析 由于术前做了充分而细致的准备，术中精细化操作，患者术后恢复良好，体温正常、引流颜色正常，各项血化验指标基本正常，无出血、感染及其他并发症出现。

三、疾病介绍

烟雾病（Moyamoya病，OMIM 607151），也被称为Willis动脉环自发性闭塞，是缺血性和出血性脑卒中的主要原因，由日本的铃木次郎教授首先报道并命名[1-3]。烟雾病是一种与自身免疫相关的脑动脉狭窄闭塞性疾病，可以导致颈内动脉、大脑中动脉和（或）大脑前动脉末端进行性狭窄闭塞性改变[4]。这种疾病可以刺激大脑底部侧支血管的代偿发育，导致这些侧支血管在数字减影血管造影（DSA）中呈现"烟雾"样外观，因此这些侧支血管被称为烟雾血管[5]。编码E3泛素连接酶的基因*RNF213*，又被称为*mysterin*，是烟雾病的易感基因，但它在烟雾病发病中的具体机制仍不明确[6, 7]。

烟雾病的临床表现和病程取决于患者发病时的年龄、发作的类型（缺血性还是出血性）以及导致症状的责任动脉。从严重程度来说，症状包括从短暂性脑缺血发作，到持续性神经功能损害，例如运动、言语、感觉、意识障碍；头痛；眩晕或头晕；恶心；癫痫；精神状态改变等[8]。烟雾病患者可以通过磁共振成像（MRI）、磁共振血管造影（MRA）、CT血管成像、脑血管造影来明确诊断[8]。在治疗方面，血管重建包括直接、间接和联合血管重建是烟雾病确切有效的治疗方法，有利于减少患者反复发作缺血性或出血性卒中，并改善神经功能。另外，还可以使用抗血小板聚集药物例如阿司匹林来预防和治疗烟雾病导致的脑缺血症状，有利于改善烟雾病患者的生存率[8, 9]。

四、病例点评

本例患者的特殊之处在于存在较严重的合并症，围术期风险极大。烟雾病属于脑血管畸形类疾病，外科手术治疗的难度很大，患者既往曾经在多家神经外科就诊治疗，但效果不佳。患者之前已经有4次脑出血病史，目前生活无法自理，无法正常交流。同时，患者存在完全鹿角结石合并泌尿系感染，间断有发热，考虑发热与泌尿系感染相关，手术指征明确。但考虑到患者严重的基础病，我们术前组织了MDT，相关科室充分考虑到了患者围术期可能出现的问题，并与家属进行了充分沟通。家属对此非常理解并积极配合手术，这也是手术能够进行的重要前提条件。在这类风险较大手术中，我们使用了超声定位全程监控球囊扩张方式建立标准通道，这种方式减少了皮肾通道建立过程中的副损伤，配合负压清石碎石系统快速清除结石。术中低压环境对术后预防感染并发症也起到了重要的帮助。B超检查未发现残留结石，结束手术前观察通道并给予电凝止血，确保了术后无明显出血并发症。术后患者返回病房，恢复顺利。此类患者治疗的成功离不开手术相关科室及平台科室的全力配合，疑难复杂手术的顺利开展也是一个医院综合实力的体现，也只有医疗团队的团结协助，才能成就一名"刀尖上的舞者"。

（病例提供者：肖　博　罗智超　清华大学附属北京清华长庚医院）

（点评专家：李建兴　清华大学附属北京清华长庚医院）

参考文献

[1]Kuroda S，Houkin K.Moyamoya disease：current concepts and future perspectives[J].Lancet Neurol，2008，7（11）：1056-1066.

[2]Scott RM，Smith ER.Moyamoya disease and moyamoya syndrome[J].N Engl J Med，2009，360（12）：1226-1237.

[3]Suzuki J，Takaku A.Cerebrovascular"moyamoya"disease.Disease showing abnormal net-like vessels in base of brain[J].Arch Neurol，1969，20（3）：288-299.

[4]Asselman C，Hemelsoet D，Eggermont D，et al.Moyamoya disease emerging as an immune-related angiopathy[J].Trends Mol Med，2022，28（11）：939-950.

[5]Koizumi A，Kobayashi H，Hitomi T，et al.A new horizon of moyamoya disease and associated health risks explored through RNF213[J].Environ Health Prev Med，2016，21（2）：55-70.

[6]Kamada F，Aoki Y，Narisawa A，et al.A genome-wide association study identifies RNF213 as the first Moyamoya disease gene[J].J Hum Genet，2011，56（1）：34-40.

[7]Liu W，Morito D，Takashima S，et al.Identification of RNF213 as a susceptibility gene for moyamoya disease and its possible role in vascular development[J].PLoS One，2011，6（7）：e22542.

[8]Ihara M，Yamamoto Y，Hattori Y，et al.Moyamoya disease：diagnosis and interventions[J].Lancet Neurol，2022，21（8）：747-758.

[9]Seo WK，Kim JY，Choi EH，et al.Association of Antiplatelet Therapy，Including Cilostazol，With Improved Survival in Patients With Moyamoya Disease in a Nationwide Study[J].J Am Heart Assoc，2021，10（5）：e017701.

病例19 合并深静脉血栓形成，术后无管化［针状肾镜辅助下内镜联合手术（标准通道＋针状肾镜）］

一、病历摘要

（一）基本资料

患者女性，72岁，主因"发现双肾结石10年余"入院。患者10年余前无明显诱因出现腰腹部胀痛，无他处放射，无发热、寒战，无恶心、呕吐及其他不适症状，当地医院检查提示双肾结石（具体不详），考虑结石体积较小，予药物保守治疗后症状好转，未进一步诊治。1个月余前患者于当地医院查CT提示"双肾结石"，发现结石明显增大，患者为治疗肾结石来我院。

既往史：体健。

查体：专科查体未见异常。

化验检查：血常规：RBC 3.96×10^{12}/L，Hb 100.00g/L，WBC 7.22×10^9/L，NEUT% 55.1%。感染指标：CRP 1.14mg/L，PCT 0.03ng/ml，IL-6 3.35pg/ml。尿常规：WBC 500cells/μl，亚硝酸盐阴性，白细胞数量431.10/μl，细菌数量440.30/μl。肾功能：Cr 70.0μmol/L，BUN 5.0mmol/L，UA 277μmol/L。连续3天尿培养提示：腐生葡萄球菌（D阳性）感染，菌落计数＞100 000CFU/ml，对克林霉素、红霉素、青霉素耐药，对左氧氟沙星、莫西沙星、利奈唑胺、万古霉素等敏感。24小时尿代谢检查：Cl 20.7mmol/L，60.03mmol/24h；Na 20.0mmol/L，58.00mmol/24h；K 10.26mmol/L，29.75mmol/24h；Ca 0.44mmol/L，1.28mmol/24h；P 2.30mmol/L，6.67mmol/24h；UA 472.00μmol/L，1368.80μmol/24h。PTH 46.3ng/L。

影像学检查：KUB：双肾区可见鹿角样高密度影。诊断：双肾铸型结石（病例19图1）。CTU：双肾盂、肾盏见多发结节状高密度影，肾盂、肾盏扩张。CT值左肾结石约1200HU，右肾结石约1300HU。诊断：双肾多发结石，双肾积水（病例19图2，病例19视频1）。

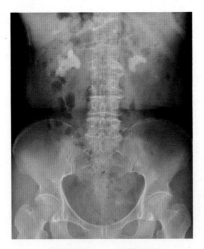

病例19图1　术前KUB

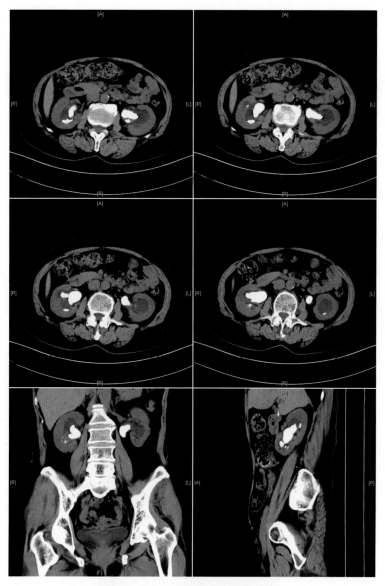

病例19图2　术前CT横断位、冠状位和矢状位

（二）诊断

1．双肾结石（鹿角形）

2．双肾积水

3．泌尿系感染

病例19视频1

（三）诊疗经过

患者入院后完善术前化验与检查。检查发现患者右侧大隐静脉多处管腔血栓形成、右小腿肌间静脉血栓形成，建议患者卧床休息、抬高患肢。请相关科室会诊后，排除手术禁忌，拟分期行双侧PCNL，第一次手术先行右侧PCNL。

手术过程：麻醉成功后，患者取截石位，经尿道置入膀胱镜，镜下右侧输尿管逆行留置5F导管，留置尿管，固定导管。改俯卧位，腰部垫高，B超引导下穿刺右肾中盏后组，见尿后，筋膜扩张器扩张通道至10F，一步式球囊（N30，BD）扩张至24F，建立标准通道，置入肾镜，见尿液混浊，集合系统扩张，其内黄褐色鹿角样结石，使用EMS负压碎石清石系统将视野中结石清除后，B超探查肾盏，可见腹侧盏残余结石，结石相对较小，B超引导下Needle-perc穿刺腹侧盏，200μm光纤钬激光将结石粉碎后冲出至肾盂，再次更换标准通道，经原通道使用EMS负压清石系统将结石清除。反复B超探查未见残余结石。皮肾通道未见明显出血。导丝引导下顺行放置6F/26cm D-J管，未放置气囊肾造瘘管（部分无管化），术中平稳，安返病房（病例19视频2）。

患者第1天术后恢复良好，无发热，术后常规监测肾功能、血常规及感染指标，肾功能及感染指标平稳，术后第1天血红蛋白较术前无明显变化。术后第1天患者可以在床上适当活动。术后第2天患者恢复下床活动，复查KUB右肾未见残余结石（病例19图3）。

结石成分：六水磷酸铵镁、碳酸磷灰石。

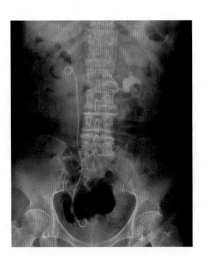

病例19视频2

病例19图3　第一次术后KUB

第一次术后患者有血栓侧下肢轻微疼痛不适，复查B超可见肌间血栓有增加，为了避免患者静脉血栓脱落的风险，在血管外科建议下，二期手术前行下腔静脉滤器植入术。滤器置入术后第2天，在全身麻醉下行左侧PCNL。第二次的手术过程同首次手术类似。B超引导下穿刺下盏，见尿液溢出后采用"两步法"建立标准通道，使用EMS碎石清石系统将结石碎裂后清除。反复探查后未见结石残留。顺利留置输尿管支架管，考虑到患者结石清除已经干净，支架管位置良好，患者不存在感染高危因素，遂再次采用"部分无管化"方式，未留置肾造瘘管。

患者第二次术后恢复顺利，无发热，无手术并发症出现。术后2小时及24小时常规监测血常规、肾功能、感染指标平稳。术后第2天患者可以下床活动，复查KUB双肾未见残余结石（病例19图4）。术后第3天患者无发热，拔除导尿管后出院。

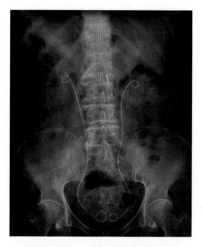

病例19图4　第二次术后KUB

二、病例分析

1. 术前分析　患者老年女性，双肾鹿角样结石，此类患者感染性结石的比例较高，术前尿细菌培养提示有细菌，但并非常见感染性结石致病菌。经过术前抗感染治疗后，拟行PCNL。由于患者结石相对复杂，综合考量后决定分期手术、肾积水程度、皮质厚度类似，由于右侧结石负荷较大，术后有一定结石残留可能，我们首先选择右侧行一期手术，如果有结石残留，可以和左侧肾结石一并处理。

2. 术中分析　B超探查可见上盏积水明显，而中下盏积水较少，但结石主体位于肾盂和中下盏，于是我们选择背侧中盏作为首选目标盏，有助于清除更多结石。通道建立方式采用了球囊扩张法，球囊工作通道较Alken金属扩张器内径更大，有利于更好的维持较低的肾盂内压力。皮肾通道顺利建立后，采用EMS 5代负压碎石清石设备将结石逐步清除。在清除中盏腹侧结石时，我们采用探杆"撬动"结石的方法，使得结石完整拖出，避免了更多通道的建立，这也是EMS探杆的另一个优势。视野中结石清除后，B超探查可见背侧下盏平行盏结石，由于结石体积相对较小，我们使用Needle-perc穿刺配合钬激光碎石（NAES：S＋N技术），结石粉碎后被冲出至肾盂，再使用原通道清除结石碎屑，达到了一个通道完美清除结石的结果。

3. 术后分析　术中B超仔细检查后未发现残余结石，检查手术通道也未见明显出血表现。于是我们未留置肾造瘘管，只保留了输尿管支架管，以便患者术后更快的恢复。术后患者恢复良好，未出现发热及出血、腰痛表现。间隔5天，患者再次接受了对侧PCNL。同一期手术类似，我们在确保结石无残留，通道无出血、内引流通畅的基础上，再次选择不留置肾造瘘管，术后3天患者无任何不适症状，顺利出院。

三、疾病介绍

一直以来，PCNL术后放置肾造瘘管和输尿管D-J管被认为是标准操作。PCNL术后留置肾造瘘管有几个目的：①可以充分引流尿液、脓液、血液、残留的结石碎屑，避免输尿管D-J管引流不充分；②肾造瘘管的球囊对通道可以起压迫止血的作用；③术后可以通过肾造瘘管引流液的颜色来早期识别出血，早期干预；④肾造瘘管可以为二期手术保留通道，可以避免再次穿刺造成新的损伤，必要时还可以通过肾造瘘管进行顺行造影[1]。

随着PCNL技术和设备的进步，PCNL的手术理念也有所发展。为了尝试改善PCNL术后患者的疼痛、并发症和住院时间，泌尿外科医生开发出了小口径肾造瘘管、部分无管化（无肾造瘘管，但有输尿管D-J管）以及完全无管化PCNL技术[2]。2017年Joo Yong Lee等人对16项研究的荟萃分析发现，无管化PCNL与标准PCNL之间手术时间、VAS疼痛评分、输血率无显著差异。在血红蛋白改变方面，完全无管化PCNL优于标准PCNL和部分无管化（无肾造瘘管，但有输尿管D-J管），小口径肾造瘘管优于部分无管化。在住院时间方面，完全无管化PCNL和部分无管化优于标准PCNL[3]。

EAU指南指出，对于是否需要放置肾造瘘管，取决于以下几个因素：是否存在残留结石、是否需要二期手术、术中出血情况、尿外渗情况、是否存在输尿管梗阻、是否为感染性结石、是否为孤立肾、是否有出血倾向以及是否需要经皮化学溶石。EAU指南推荐在无并发症的病例中进行部分无管化或完全无管化PCNL手术，可以缩短住院时间，而且不会增加并发症的发生率[4]。《中国泌尿外科和男科疾病诊断治疗指南（2022版）》推荐在PCNL手术结束前使用X线、B超检查有无结石残留，推荐留置输尿管D-J管及肾造瘘管。同时指南也推荐对于结石完全清除、无出血、无集合系统穿孔及尿外渗、无输尿管梗阻者，可以完全无管化[5]。

四、病例点评

本例患者的治疗亮点在于双侧复杂结石的目标盏选择和术中残余结石的处理和部分无管化策略。首先，双侧复杂肾结石在策略选择方面，我们推荐分期处理，对于控制手术时间，更好的规避感染及出血并发症上更具优势。而对于分肾功能接近的患者，首选治疗有把握的一侧也是一种理想的选择。对于经验丰富的术者也可根据结石负荷来选择治疗术侧。在一期手术中，我们利用EMS超声探杆将相邻肾盏结石撬出，巧妙的减少了手术通道，利用Needle-perc又避免了结石残留，更好地保护了患者的肾功能，为后来的部分无管化创造了前提条件。尽管术后结石成分分析证实为感染性肾结石，但由于术中较大的通道和负压清石设备，保证了术中的低肾内压，即使在部分无管化状态下，仍然能够确保术后快速恢复，这对于高龄、高危人群也是至关重要的。

（病例提供者：肖 博 罗智超 清华大学附属北京清华长庚医院）

（点评专家：李建兴 清华大学附属北京清华长庚医院）

参考文献

[1]吴肇汉，秦新裕，丁强.实用外科学[M].北京：人民卫生出版社，2017.

[2]Limb J，Bellman GC.Tubeless percutaneous renal surgery：review of first 112 patients[J].Urology，2002，59（4）：527-531.

[3]Lee JY，Jeh SU，Kim MD，et al.Intraoperative and postoperative feasibility and safety of total tubeless，tubeless，small-bore tube，and standard percutaneous nephrolithotomy：a systematic review and network meta-analysis of 16 randomized controlled trials[J].BMC Urol，2017，17（1）：48.

[4]Skolarikos A，Neisius A，Petřík A，et al.EAU Guidelines on Urolithiasis[J]EAU Guidelines Office，ed.European Association of Urology.EAU Guidelines Office，2022，1-114.

[5]黄健，张旭.中国泌尿外科和男科疾病诊断治疗指南[M].北京：科学出版社，2022.

病例20 冠脉支架置入术后［针状肾镜辅助下内镜联合手术（标准通道＋针状肾镜）］

一、病历摘要

（一）基本资料

患者男性，57岁，10年余前体检行超声检查提示："左肾囊肿、左肾结石"

（未见报告），未重视，未行特殊治疗。近2年来无明显诱因出现活动后肉眼全程无痛血尿，偶有腰背部不适，无发热、恶心、呕吐，无尿频、尿急、尿痛等不适，外院行CT检查示"双肾盂肾盏内高密度铸型结石，双输尿管上段管壁增厚，考虑炎症，双肾囊肿可能性大"。现为求进一步诊治来我院就诊。

既往史：高血压10年余，血压最高170/100mmHg，规律口服硝苯地平30mg 1次/日，血压控制在140/90mmHg。9年前及1年前分别于外院因冠心病行冠脉支架置入术，术后规律口服阿司匹林、波利维（硫酸氢氯吡格雷片）抗凝至今。

查体：未见明显异常。

化验检查：血常规：WBC $6.84×10^9$/L，Hb 150g/L，PLT $202×10^9$/L。尿常规：白细胞数量71.2/μl，红细胞数量691.90/μl。尿培养：阴性；尿支原体培养：脲原体属（菌量：≥10 000CFU）。肾功能：Cr 99.0μmol/L，BUN 6.2mmol/L。降钙素原：0.036ng/ml。全段甲状旁腺素测定：38.1ng/L。25-羟基维生素D：11.75ng/ml。

影像学检查：KUB：双肾鹿角形结石（病例20图1）。CT：双肾结石；双肾囊肿；胆囊腺肌症；阑尾粪石；前列腺钙化。CT值：1000HU（病例20视频1）。肾动态显像：GFR左侧35ml/min，右侧42ml/min。

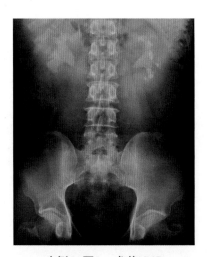

病例20图1　术前KUB

（二）诊断

1. 双肾鹿角形结石（完全型）

2. 泌尿系感染

3. 高血压（3级，极高危）

4. 冠脉支架管置入术后

5. 肾囊肿

病例20视频1

（三）诊疗经过

患者入院后完善相关检查，无明显手术禁忌，先行右侧经皮肾镜手术。手术过程如下：全身麻醉后患者先截石位留置右侧输尿管导管，留置成功后导尿并固定导管。改俯卧位，腰部垫高，常规消毒铺巾。B超引导下穿刺右肾中盏后组（病例20图2），见尿后，筋膜扩张器预扩张后，使用Bard N30球囊扩张导管建立24F皮肾通道，置入肾镜见目标盏内黄褐色结石填充（病例20视频2），先负压吸引下超声击碎并吸出目标盏结石，并由该盏进一步清理肾盂、中盏腹侧、上盏及下盏结石，选择的该目标盏盏颈较宽，肾镜摆动幅度可较大，在清理上盏及下盏偏后组较难触及的结石时可采用"拨石法"（病例20视频3），使用将结石底部支撑部分打掉后，对于上部突出的结石棱角，不急于立即打掉，而是先使用超声探杆将其向下向外拨，进一步将残留结石尽可能多的暴露，然后再采用超声探杆击碎后吸除，在此过程中可配合取石网篮及抓钳。对于中盏及上盏背侧小的平行盏结石，如建立新的标准通道创伤相对较大，但目标结石较小，因此采取联合Needle-perc的办法。B超引导下Needle-perc穿刺右肾中盏平行盏结石（病例20图3），穿刺成功后见黄褐色结石一枚，大小约0.8cm，Needle-perc下钬激光光碎石（激光参数：$0.8J \times 10Hz$，长脉宽）（病例20视频4）。术中B超及内镜下探查，未见残余结石，由中盏通道导丝引导下顺行放置6F/26cm输尿管支架管。患者冠脉支架置入术后，需术后早期恢复抗凝，术中精准穿刺，避免通道出血，碎石后皮肾通道电凝进一步止血，术后皮肾通道放置14F气囊肾造瘘管，手术结束。

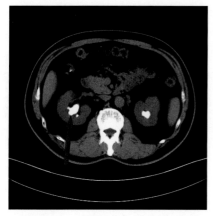 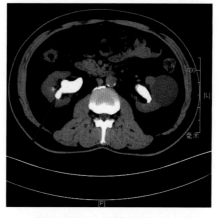

病例20图2　粗箭头所示为右侧穿刺标准通道位置

病例20图3　细箭头所示为右侧Needle-perc穿刺路径

右侧经皮肾镜术后1个月，患者行左侧经皮肾镜手术，手术体位同右侧，目标盏选择为左肾中盏（病例20图4），该盏盏颈较宽大，由该盏入路处理结石主体的同时可兼顾其他各盏。通道建立采用经典的"两步法"建立过程（病例20视频

5）。术中采用超声负压吸引清石，由目标盏依次清理了肾盂、上盏、中盏腹侧及下盏大部分结石，最下盏背侧平行盏小结石则采用B超引导下Needle-perc穿刺成功后钬激光粉末化碎石（病例20图5），碎石结束后再由原标准通道进一步清理Needle-perc所产生的碎石。值得注意的是该例患者在Needle-perc穿刺过程中，B超显示针尖在结石附近，但镜下并未见到集合系统及结石，而是看到白色条纹状的髓放线样结构，由此可确认针尖位于肾锥体内部，Needle-perc由此位置向前劈开顺利进入集合系统（病例20视频6）。

病例20视频2

病例20视频3　　　病例20视频4

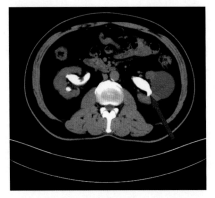

病例20图4　粗箭头所示为左侧
穿刺标准通道位置

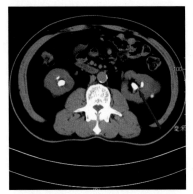

病例20图5　细箭头所示为左侧
Needle-perc穿刺路径

　　两次经皮肾镜术后患者均恢复良好，无发热，常规术后2小时及术后第1天监测肾功能、血常规、降钙素原，术后第1天嘱患者卧床休息。术后第2天复查KUB（病例20图6）。术后第3天尿色基本清亮时夹闭肾造瘘管，如无发热、腰痛、渗液等不适，

病例20视频5　病例20视频6

24小时后拔除。肾造瘘管拔除24小时后拔除尿管可出院，出院前复查血红蛋白及肾功能基本稳定，感染指标恢复正常。术后1周恢复使用阿司匹林抗血小板治疗，2周恢复为阿司匹林及波立维双抗治疗，期间患者无明显血尿加重，术后1个月拔除体内输尿管支架管。

　　术后结石成分：无水尿酸及一水草酸钙混合结石。

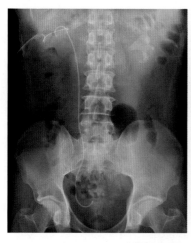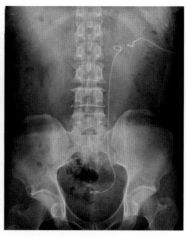

病例20图6　术后KUB

左侧为一期术后KUB，右侧为二期术后KUB。

二、病例分析

1. 术前分析　患者中年男性，双侧鹿角形肾结石，手术指征明确，既往有高血压及冠脉支架置入史，长期口服阿司匹林，围术期需停用阿司匹林，改为低分子肝素桥接，发生心血管不良事件的概率极高，因此需手术创伤尽可能小，避免严重感染及出血并发症，造成心脏耗氧增加，冠脉血管减少，同时避免术后入量过多，造成心力衰竭。术后也应尽早恢复阿司匹林抗血小板治疗。手术可采用Needle-perc辅助标准通道经皮肾镜清石，尽可能减少通道数目，降低出血量。

2. 术中分析　术中先通过右侧输尿管插管，建立人工肾积水，按术前规划，选择背侧中盏为目标盏，采用B超引导下经肾盏穹隆部精准穿刺，穿刺成功后使用Bard球囊扩张导管建立皮肾通道，该方法优点为可在B超全程监控下建立皮肾通道，尤其对于积水较明显的目标盏优势明显，可避免通道过深或过浅。但球囊扩张导管并非专为超声引导下经皮肾镜所设计，因此对于一些肾盏积水不明显，或肾周脂肪较厚、皮质回声不清晰的患者，球囊扩张导管在B超下的辨认需要一定经验，一般球囊扩张导管在将要通过肾被膜时会在B超下看到肾皮质有一个"V"形的压迹，当尖端顺利通过肾被膜后此压迹会随即消失，由此我们可判断球囊导管已进入肾内，再仔细观察导丝的回声情况，可进一步判断导管尖端的位置，在此之后推入导管过程中如感受到压导丝的感觉，则提示不能继续推进导管，此时充盈球囊，同时观察球囊位置，球囊在充盈过程中会在B超下呈现两条平行线并在尖部汇合，我们称之为"双轨征"，以此可很好的辨别球囊的位置，如发现球囊充盈后尖部位于肾皮质内，则提示扩张过浅，需抽掉球囊后沿导丝继续推进球囊导管直至集合系统内。

3．术后分析　患者术后2小时急查血常规、降钙素原、白介素–6及肾功能、电解质主要是为筛查早期脓毒症，严重的脓毒症甚至感染性休克患者会在感染后2小时内血常规白细胞数显著减少，甚至低于$2.8×10^9$/L，而白介素–6会显著升高，并出现低血钾、低蛋白血症症状，而降钙素原可能升高并不明显，但在严重感染后6～12小时会显著上升。

三、疾病介绍

经皮肾镜手术（PCNL）是治疗直径大于2cm肾结石的金标准，出血、感染、肾损伤、周围脏器损伤是其主要并发症[1]。为了减少这些并发症的发生率，经皮肾镜通道由24～30F的标准通道逐级发展出微通道（15～20F）、超微通道（13F）和micro（4.85F）经皮肾镜技术。然而随着通道的变细，也不可避免地带来一些缺点，如清除大负荷结石时效率较低、术中视野清晰度降低、手术时间延长等[2]。针对这些问题，我们研发了一种由4.5F的针状外鞘及分别连接光纤成像系统、进水、激光光纤的三通管组成的Needle-perc[3]，使用它来辅助标准PCNL以治疗大负荷及复杂的肾结石，我们将这种手术方式命名为Needle-perc assisted endoscopic surgery（NAES）手术，初步的结果表明，这种联合手术可以弥补每种器械的局限性，达到良好的治疗效果[4]。

前组盏结石的寻找也是经皮肾镜手术的难点，通常影响着结石清除率[5]，对于一些俯卧位难以寻及的前组盏结石，也可使用Needle-perc直接穿刺碎石。但当残余结石负荷较大（＞2cm）时，由于Needle-perc激光碎石的效率相对较低，尤其在合并泌尿系感染，需要快速结束手术时，则最好建立新的皮肾通道。在Needle-perc激光碎石过程中，我们倾向于采用高能、低频、短脉宽碎块化的方式来提高碎石效率，同时需注意当目标肾盏出口可疑被结石阻塞时应尽快使用激光碎石打通出口，并避免持续泵灌，引起目标盏内压力过高、细菌反流入血，造成菌血症。根据泌尿系统学会临床研究办公室（CROES）进行的PCNL全球研究报道[6]，全球96个中心治疗的5803例患者，总体结石清除率为76%，Clavien Ⅰ级患者的并发症发生率为11.1%，Ⅱ级患者为5.3%，Ⅲ级患者为2.3%。我们采用Needle-perc辅助的标准通道PCNL（NAES）结果与CROES研究相比，结石清除率提高到88.3%，而并发症发生率则降低，Clavien评分Ⅰ级、Ⅱ级和Ⅲ级分别为7.4%、4.3%和0.0%[7]。

四、病例点评

在NAES手术中，通常使用标准通道肾镜清除结石的主体，对于肾镜难以处理的平行盏结石，使用超声引导下针装肾镜穿刺并使用钬激光碎石，最后可将结石碎块推入肾盂或大盏等标准通道肾镜可探及的范围，再使用肾镜进一步清石，这样可减少皮肾通道数目。Needle-perc在碎石过程中应避免水流过大，注意观察标准通道中是否有灌注液持续流出，如未见到灌注液流出则提示Needle-perc穿刺的目标盏可能与集合系统不通，这时应尽快寻找并打开盏的出口或更改为微通道或标准通道碎石，避免持续灌流造成盏内压力过高，细菌入血或灌注液沿针道反流，引起被膜下或肾周积液甚至积血。此外，碎石过程应尽量熟练迅速，减少碎石时间，尤其合并严重泌尿系感染的患者，这样才能最大限度地减少液体灌注及菌血症可能。

（病例提供者：苏博兴 清华大学附属北京清华长庚医院）
（点评专家：李建兴 清华大学附属北京清华长庚医院）

参考文献

[1]Kyriazis I，Panagopoulos V，Kallidonis P，et al.Complications in percutaneous nephrolithotomy[J].World J Urol，2015，33（8）：1069-1077.

[2]Bozzini G，Aydogan TB，Müller A，et al.A comparison among PCNL，Miniperc and Ultraminiperc for lower calyceal stones between 1 and 2cm：a prospective，comparative，multicenter and randomised study[J].BMC Urol，2020，20（1）：67.

[3]Xiao B，Ji CY，Su BX，et al.Needle-perc：a new instrument and its initial clinical application [J].Chin Med J（Engl），2020，133（6）：732-734.

[4]苏博兴，肖博，胡卫国，等.超声引导下针状肾镜联合标准通道PCNL治疗鹿角形结石的安全性和有效性[J].中华泌尿外科杂志，2020，41（01）：37-40.

[5]Kalkanli A，Cilesiz NC，Fikri O，et al.Impact of anterior kidney calyx involvement of complex stones on outcomes for patients undergoing percutaneous nephrolithotomy[J].Urol Int，2020，104（5-6）：459-464.

[6]Kamphuis GM，Baard J，Westendarp M，et al.Lessons learned from the CROES percutaneous nephrolithotomy global study[J].World J Urol，2015，33（2）：223-233.

[7]Su B，Hu W，Xiao B，et al.Needle-perc-assisted endoscopic surgery for patients with complex renal stones：technique and outcomes[J].Urolithiasis，2022，50（3）：349-355.

病例21　合并脑血管病变［针状肾镜辅助下内镜联合手术（标准通道＋针状肾镜）］

一、病历摘要

（一）基本资料

患者男性，65岁，主因"检查发现左肾结石5年余"入院。患者5年前体检时B超发现左肾结石，自诉当时结石体积较小，患者无伴随症状，未予重视及规律复诊。近1年来患者左侧腰腹部间断隐痛，无其他不适，未进一步治疗，1个月前在当地医院查腹部CT示：双肾多发结石（左侧为著），双侧肾上腺增粗，考虑增生；现为求进一步诊治来我院就诊。

既往史：高血压病史10年余，收缩压控制在130～140mmHg，发现空腹血糖升高10年余，最高8mmol/L，饮食控制，未规律监测及正规治疗；脑梗死病史5年余，未遗留后遗症；余无特殊。

查体：未见明显阳性体征。

化验检查：血常规：WBC 7.37×10^9/L，Hb 141g/L。肾功能：Cr 70.0μmol/L，BUN 5.5mmol/L。尿常规：白细胞数量85.1/μl，亚硝酸盐阴性。尿培养：培养48小时，细菌菌落计数＜1000CFU/ml。降钙素原：0.0379ng/ml。25-羟基维生素D：27.02ng/ml↓。全段甲状旁腺素测定：43.0ng/L。

影像学检查：KUB：左侧鹿角形肾结石（病例21图1）。全腹CT：左肾结石，CT值：800～1200HU（病例21视频1）。心脏冠状动脉CTA示：冠状动脉粥样硬化并斑块形成，RCA狭窄30%，LM狭窄10%，LAD中段狭窄70%，LCX狭窄40%。颅脑MRA：脑动脉粥样硬化并左侧大脑中动脉重度狭窄或闭塞。

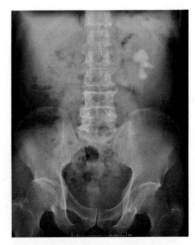

病例21图1　术前KUB

（二）诊断

1. 左肾结石
2. 高血压2级（极高危）
3. 2型糖尿病
4. 冠状动脉粥样硬化性心脏病
5. 大脑中动脉闭塞

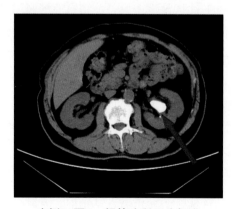

病例21视频1

（三）诊疗经过

患者入院后请心内科、内分泌科、神经内科、麻醉科等相关科室会诊，完善头颅MRI、心脏超声、颈动脉、椎动脉超声等检查，未见明显异常，控制血压、血糖，排除手术禁忌，行经皮肾镜手术治疗。截石位左侧输尿管逆行留置5F导管后改俯卧位，B超引导下穿刺左肾中盏后组（病例21图2），采用超声监控下球囊扩张建立24F皮肾通道，置入肾镜后探查见肾盂内黄褐色结石填充，下盏多发黄豆大小继发结石，结石质地坚硬，肾镜下超声负压吸引将结石击碎并吸出，部分碎石以肾镜下网篮取出（病例21视频2）。术中B超探查见左肾下盏后组平行盏小结石，B超引导下Needle-perc穿刺该目标盏（病例21图3），穿刺成功后见结石为小米粒样卵圆形结石粘连于肾盏黏膜，使用Needle-perc给予刮除，并冲入大盏，更换肾镜后进一步清除（病例21视频3）。继续探查，未见残余结石。导丝引导下顺行放置6F/26cm输尿管支架管，皮肾通道查无出血，放置14F气囊肾造瘘管，充盈3ml，固定，术中平稳，麻醉满意，出血少。安返病房。

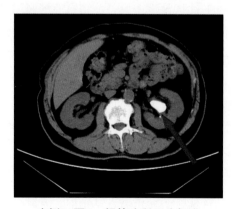
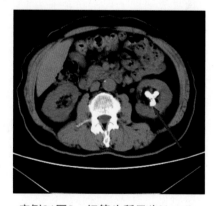

病例21图2　粗箭头所示为标准通道穿刺位置

病例21图3　细箭头所示为Needle-perc穿刺位置

患者恢复良好，生命体征平稳，无发热，术后常规监测肾功能、血常规、降钙素原。术后第1天嘱患者卧床休息，术后第2天复查KUB示支架管位置无异常、无结石残留（病例21图3），尿色基本清亮给

病例21视频2　　病例21视频3

第四章　有其他系统合并症的复杂肾结石

113

予夹闭肾造瘘管，患者无发热、腰痛、渗液等不适，24小时后拔除。出院前复查血红蛋白及肾功能基本稳定，感染指标恢复正常。

术后结石成分：一水草酸钙。

二、病例分析

1. 术前分析　患者中年男性，左侧鹿角形肾结石，手术指征明确，既往有高血压、糖尿病、冠心病及脑血管史，未正规治疗，术前多学科会诊提示无绝对手术禁忌，但围术期发生心脑血管不良事件的概率极高，术后需尽早行抗血小板治疗，因此需尽可能减少手术创伤，避免出血及严重感染并发症，造成血压下降、心脑等重要脏器灌注不足。对于目标盏的选择，结石上盏部分结构相对简单，分支主要位于中下盏，可选择盏颈较宽的背侧中盏，清理上盏、肾盂及部分下盏结石，对于下盏背侧平行盏，如中盏通道难以处理可选择Needle-perc穿刺后激光碎石。

2. 术中分析　对于有心脑血管合并症的患者，通道建立过程力求肾盏穹隆部精准穿刺，减少通道出血概率，扩张过程中避免丢失通道，减少液体外渗。同时碎石过程应尽量熟练迅速，减少手术时间，尤其对于合并严重泌尿系感染的患者，最大限度地减少液体灌注及菌血症的发生。该例患者术中先建立左侧人工肾积水，结合术前规划选择中盏背侧盏入路，穿刺成功后使用B超全程监控下球囊扩张建立皮肾通道，球囊扩张建立皮肾通道的技巧详见病例20"冠脉支架置入术后［针状肾镜辅助下内镜联合手术（标准通道＋针状肾镜）］"。结石质地坚硬，可采用超声负压吸引联合气压弹道碎石，保持负压有利于降低肾盂内压，减少术后严重泌尿系感染、菌血症的发生率，对于质硬结石可适当增加负压以提高碎石效率，但如有黏膜或通道出血也会影响手术视野。患者肾盏内多发黄豆样继发结石，该类结石质地坚硬，超声碎石过程中容易损伤肾盂黏膜，且移动度较大，容易被水流冲入肾盂输尿管连接部及输尿管上段，因此适合采用肾镜下网篮取石或冲石。对于术前规划中提到的下盏背侧平行盏结石，术中通过背侧中盏通道已处理大部分，但术中B超探查该盏内仍有少量结石，选择使用Needle-perc辅助，穿刺成功后见目标盏黏膜与结石粘连，此时可将视频光纤稍撤入针鞘内，暴露部分针鞘尖端，以尖端将粘连的结石刮离，同时配合灌注将碎石冲入大盏内，但应注意Needle-perc碎石过程中避免灌注流速过大，同时注意观察标准通道中是否有灌注液持续流出，如未见到灌注液流出且镜下未见到明显肾盏出口，此时应减少水流，尽快寻找并打开目标盏出口，避免持续灌流造成盏内压力过高，细菌反流入血。如盏口通畅则可根据情况使用碎块化模式（高能、低频、短脉宽），将结石击碎为大块后推入肾盂内，再使用原标准通道进行超声联合负压吸引碎石。

3．术后分析　患者术后需观察血压、心率、氧饱和度、体温等基本生命体征，避免血压过低，影响脑血管灌注，关注神志变化，如有脑血管不良事件尽早发现。患者术后恢复顺利，拔除肾造瘘管后无明显血尿，按术前心内科及神经内科会诊意见，尽早行抗血小板治疗，同时控制血糖，减少术后尿路感染发生率。嘱患者出院1周后可开始口服阿司匹林抗血小板治疗，在此过程中密切关注患者尿色变化，如出现血尿持续不缓解、腰痛等症状则立即停药，多饮水并卧床休息。术后定期至相关科室随诊。

三、疾病介绍

请参考病例20"冠脉支架置入术后［针状肾镜辅助下内镜联合手术（标准通道＋针状肾镜）］"或病例4"针状肾镜辅助下内镜联合手术（标准通道＋针状肾镜）1"疾病介绍中的相关内容。

四、病例点评

鹿角形结石一直是泌尿系结石微创治疗中的难点，除了结石负荷较大外，其特殊点在于结石填充了肾盂及多个肾盏，传统经皮肾镜手术往往需要多期多通道处理，对于合并严重心脑血管疾病，麻醉分级较高的患者来说手术风险及创伤将大大增加。该例患者在主通道使用24F标准通道的同时，对于平行盏结石联合使用了Needle-perc碎石，这样避免了因建立多个皮肾通道所可能造成的出血、肾功能损伤等不良后果的风险，一期完成了清石。在NAES手术过程中应注意以下几点：①Needle-perc相对较粗，需精准穿刺，避免反复在肾皮质内调针；②Needle-perc穿刺目标盏的结石负荷不应过大，一般在2cm以内，如负荷过大，又不能结石碎为大块后推入肾盂进行标准通道碎石，单一Needle-perc下激光碎石将显著延长手术时间，增加感染风险；③碎石过程中控制进水速度，尽快找到目标盏出口，并注意其他通道有无灌注液流出，这样才能确保碎石过程中目标盏内低压，避免出现严重感染并发症。

（病例提供者：苏博兴　清华大学附属北京清华长庚医院）
（点评专家：李建兴　清华大学附属北京清华长庚医院）

病例22 视神经脊髓炎，免疫抑制
（标准通道经皮肾镜取石术）

一、病历摘要

（一）基本资料

患者女性，39岁，以"体检发现双肾结石2年"入院。患者2年前无明显诱因出现肉眼全程血尿，伴发热、尿频、尿急、尿痛，无恶心、呕吐、腰腹痛，至当地医院查超声提示"双肾结石、肾积水（未见报告）"予以保守治疗（具体不详）后上述症状缓解。1年前至北京某医院查CT提示："左肾多发结石，左侧肾盂稍扩张；右肾小结石；右侧输尿管盆段局部充盈缺损；右侧输尿管中上段轻度扩张"，后自行排出右侧输尿管结石，并行"左侧输尿管支架置入术"，同时予抗感染、补液等处理，后患者热退好转后出院。3个月前于外院行左侧输尿管支架置换术。现为求进一步诊治来我院就诊。患者自发病以来，神清，精神、睡眠、食欲可，小便如上述，大便无特殊，体重无明显变化。

既往史：2年余前于北京某医院确诊视神经脊髓炎，规律行免疫抑制剂（利妥昔单抗）、激素（醋酸泼尼松）治疗，疾病控制可。1年余前因双下肢深静脉血栓行下腔静脉滤器置入术，口服利伐沙班10mg 1次/日抗凝治疗至今。

查体：未见明显异常。

化验检查：血常规：WBC 10.62×10^9/L，Hb 89g/L，PLT 817×10^9/L。尿常规：白细胞数量7954.60/μl，细菌数量3651.90/μl，红细胞数量11 311.90/μl。尿培养：白色念珠菌菌量20 000CFU/ml；尿肠球菌菌量1000CFU/ml；支原体培养：阴性。肾功能：Cr 75.0μmol/L，BUN 5.5mmol/L。降钙素原：0.041ng/ml。全段甲状旁腺素测定：13.4ng/L。

影像学检查：KUB：左侧输尿管支架管置入后；左肾结石；下腔静脉滤器置入后（病例22图1）。全腹CT：双肾结石；左侧输尿管多发结石、左肾输尿管积水、左侧泌尿系D-J管置入术后；下腔静脉滤器置入术后。CT值：800～1000HU（病例22视频1）。肾动态显像：GFR左侧39ml/min，右侧47ml/min。

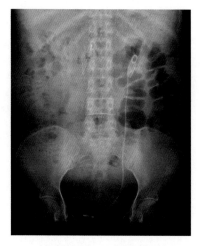

病例22图1　术前KUB

（二）诊断

1. 双肾结石

2. 泌尿系感染

3. 视神经脊髓炎

4. 输尿管支架管置入术后

5. 下腔静脉滤器置入术后

病例22视频1

（三）诊疗经过

患者入院后完善相关检查，无明显手术禁忌，先行左侧经皮肾镜手术。手术过程如下：麻醉成功后，患者取截石位，常规消毒铺巾，经尿道置入输尿管镜，拔除原左侧输尿管支架管，可见其上多量结痂附着。导丝引导下进入左侧输尿管，上行约15cm可见黄褐色结石3枚，其中一枚较大者直径约0.6cm，输尿管镜下气压弹道将其击碎为大块后，镜下将输尿管结石均推入肾盂内。留置导丝，沿导丝放置5F输尿管导管直至肾盂，留置尿管，固定导管。改俯卧位，腰部垫高，常规消毒铺巾。B超引导下穿刺左肾中盏后组，见尿后，筋膜扩张器预扩张后，置入球囊扩张导管Bard N30，扩张并置入24F工作鞘，建立皮肾通道，置入肾镜，见肾盂、下盏及输尿管连接部可见多枚灰褐色结石，超声联合负压吸引下击碎并吸出结石（病例22视频2）。考虑患者视神经脊髓炎，长期服用激素及免疫抑制剂，术中控制进水流速，保持负压，避免肾盂内压过高，引起菌血症，同时由于患者肾组织及肾盂黏膜较脆，术中尽量避免肾镜过度摆动撕裂盏颈，或将碎石压在同一位置长时间碎石。碎石后腔镜及术中B超探查，未见残余结石。导丝引导下顺行放置6F/26cm输尿管支架管。皮肾通道查无出血，放置14F气囊肾造瘘管，充盈2ml，固定（病例22视频3）。清点敷料器械无误，手术结束。

患者术后第2天夜间出现发热，最高体温38.5℃，给予解热对症处理后退热，晨起仍有体温升高为38℃，急查血常规提示白细胞升高至19.8×10^9/L，同时肝功能出现低白蛋白、低血钾表现，降钙素原升高，考虑患者免疫抑制状态，容易发生尿源性脓毒症、感染性休克等严重并发症，于是根据术前尿培养结果将抗生素改为万古霉素1g，1次/12小时，并给予补液对症治疗，同时进行吸氧及心电监护，心电监护提示患者血压有下降趋势，至下午4时患者精神状态持续较差，血压最低下降至86/41mmHg，心率110次/分，血气分析示血乳酸2.0mmol/L，考虑患者有感染性休克可能，及时给予加开静脉通路，去甲肾上腺素由外周静脉小剂量泵入［0.01μg/（kg·min）］，维持收缩压至100mmHg以上，患者心率血压逐渐稳定，4小时后复查血气乳酸下降。至术后第4天下午去甲肾上腺素逐渐减停，患者精神状态明显好转，但夜间仍有低热症状，血常规白细胞及降钙素原水平呈下降趋势，未进一步调整抗生素，至术后第6天仍有低热，查血降钙素原下降不明显，考虑有抗生素覆盖不全可能，并且患者出现肝功能转氨酶轻度上升，考虑为万古霉素所致肝损伤，给予停用万古霉素，改用厄他培南1g，1次/日，1天后未再出现发热，降钙素原下降至正常水平。

术后第3天复查KUB示左侧肾结石完全清除（病例22图2），左侧输尿管支架管位置正常，术后患者发热症状消失后，夹闭肾造瘘管24小时，再无发热、腰痛、渗液等不适后拔除。出院复查血红蛋白及肾功能基本稳定，感染指标恢复正常。

病例22视频2　　病例22视频3

术后结石成分：碳酸磷灰石。

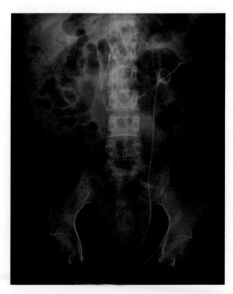

病例22图2　术后KUB

二、病例分析

1. 术前分析　患者中年女性，双肾结石，左输尿管结石，左侧输尿管支架管置入术后。既往有视神经脊髓炎，长期服用激素及免疫抑制剂，并有多次泌尿系感染病史，为尿源性脓毒症高危人群。术前患者尿白细胞满视野，细菌数大量，既往无尿培养结果，我们术前一周开始使用左氧氟沙星0.5g，1次/日进行经验性抗感染治疗，并检测尿常规白细胞及细菌数变化，结果显示细菌数量由术前3651.90/μl下降至342/μl，使用5天后尿培养提示尿真菌感染，将抗生素更换为氟康唑，至术前患者尿常规提示白细胞及细菌数均为下降趋势。患者双肾结石，左侧结石负荷较大，且合并输尿管结石，右肾无积水，无不适症状，因此此次手术先处理左侧。左侧结石主要集中在肾盂，预计单通道可处理。

2. 术中分析　考虑到患者术前已经留置左侧输尿管，输尿管条件较好，本次手术选择先截石位将输尿管结石推入肾内，再改为俯卧位经皮肾镜手术，但在体位搬动过程中也有结石再次掉入输尿管的风险，因此需留置输尿管导管直至肾盂，能起到一定的封堵作用。该患者也可采用俯卧分腿位或者斜仰卧截石位，必要时可进行顺逆行联合手术以避免结石再次回落至输尿管难以单独顺行肾镜处理的困境。考虑患者为尿源性脓毒症高危人群，虽然结石，术中应控制灌流速度，保持负压吸引，迅速结束手术，因此对术者的手术技巧及熟练度要求较高。如通道建立过程中有出血，同时加大负压吸引会影响手术视野，若加大进水则可能会增加肾盂内压，造成尿源性脓毒症。此例患者如术中有明显出血，或发现脓胎、感染较重，可单独做肾造瘘引流，留取肾盂尿培养，结石二期处理也是合理选择。对于目标盏选择该例患者则相对简单，优先选择肾盏颈较宽大的背侧中盏（病例22图3），便于肾镜摆动，由于患者肾盂黏膜较脆，易出血，在碎石过程中注意避免碎石将黏膜压开造成出血。

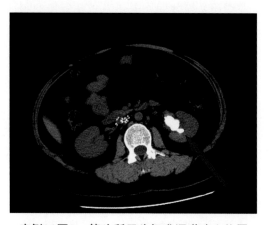

病例22图3　箭头所示为标准通道建立位置

3. 术后分析　患者为尿源性脓毒症高危人群，即使术前进行充分有效的抗感染治疗，术中避免肾盂内压过高，手术迅速，术后仍有出现严重感染的可能。患者并未在术后即刻出现高热、粒细胞缺乏、感染指标显著升高等表现，而是在术后第2天夜间出现发热，可能与菌血症程度、术前一直使用激素有关。术后第3天白细胞、白介素-6显著升高，并出现低白蛋白、低血钾，考虑脓毒症可能性大，一般真菌导致脓毒症可能性小，此时还应考虑细菌性感染，此时应首先检查外科引流是否通畅，避免夹闭肾造瘘管，留置尿管，根据术前尿培养结果将抗生素调整为万古霉素，并给予心电监护、补液、复查血气，关注到患者血压逐渐出现下降，早期给予外周静脉小剂量去甲肾上腺素干预，同时给予补液治疗，维持收缩压在100mmHg以上，避免重要器官灌注不足，体内乳酸堆积，如剂量过大则需使用中心静脉导管给药。在生命体征维持方面可以请ICU会诊协助。关于术后抗生素可根据降钙素原下降水平决定，患者术后降钙素原最高为3.45ng/ml，与患者术前尿培养为革兰阳性球菌有关，在使用万古霉素3天后患者降钙素原水平下降不明显，仍有间断低热，并且出现了肝脏转氨酶升高的情况，考虑到万古霉素抗菌谱较窄，不能覆盖革兰阴性菌群，因此后续将抗生素更改为厄他培南，取得了较好的治疗效果。

三、疾病介绍

视神经脊髓炎（neuromyelitis optica，NMO），是一种主要影响视神经和脊髓的自身免疫性疾病。临床表现为视力下降、眼痛、肢体无力、大小便障碍、头晕、头痛、恶心、呕吐等[1]。该病以女性患者居多，女性/男性患病比率为（9～12）：1。NMO的病因和人体自身免疫系统功能紊乱，产生了针对水通道蛋白4（AQP4）的抗体AQP4-IgG，AQP4主要高表达于延髓最后区、丘脑、下丘脑等位置，这些部位的自身神经组织遭受到抗体的攻击，而产生一系列神经系统症状。NMO的治疗不论是急性期还是缓解期均需要激素及免疫抑制剂治疗[2]。

对于经皮肾镜或输尿管镜治疗结石术后出现尿源性脓毒症的防治，首先要识别高危患者，研究显示女性患者，年龄>65岁，合并基础疾病如：慢性肾功能不全、缺血性心脏病、糖尿病、长期应用激素及免疫抑制剂，入院前有明显的尿路感染、发热病史并且术前尿培养阳性，结石负荷较大、合并肾积水都是术后发生尿源性脓毒症的高危因素[3-5]。术前需常规行尿干化学及尿细菌培养检查，如尿细菌培养阳性则行敏感抗生素抗感染治疗，待尿常规检查示白细胞计数明显下降后再行手术治疗。如术前尿培养阴性，且患者无尿路感染症状，则于麻醉诱导前开始预防性使用头孢或喹诺酮类抗生素[6]。术中应避免肾盂内压过高及手术时间过长，并且尽量解除连接部或肾盏内的梗阻。术后需早期识别发生尿源性脓毒症的患者，除关注最基本的神志、体温、血压、心率、呼吸、氧饱和度、尿量等生命体征外，还应关注术后感染相关检验指标，最常用的为降钙素原、血常规、C反应蛋白，此外感染相关器官衰竭评分（SOFA）对明确尿源性脓毒症的症状也极为重要。快速SOFA（q-SOFA）评分为简化版的SOFA，相对容易记忆，主要包括：神志改变、收缩压≤100mmHg及呼吸≥22次/分这三项（0～3分，每项1分），大于等于2分则脓毒症的可能性增大[7]。但也有指南提出，与全身炎症反应综合征（SIRS）、国家早期预警评分（NEWS）或改良早期预警评分（MEWS）等急危重症评分相比，不建议使用q-SOFA作为脓毒症或脓毒症休克的单一筛查工具[8]，因此也需结合患者的生命体征、术后化验指标及SOFA评分综合判断。

四、病例点评

该患者虽结石处理相对简单，但合并视神经脊髓炎，长期使用激素及免疫抑制剂，围术期需特别注意尿源性脓毒症的发生。术前留取尿病原学证据，并给予充分有效地抗感染治疗，尽量将术前感染程度控制到最低，术中注意灌注速度，保持负压吸引，避免肾盂内压增高，同时注意手术速度，避免手术时间过长，如术中发现出血、感染程度较重，应该及时终止手术，二期处理结石。术后在继续使用有效抗生素的同时，关注生命体征、感染指标，一旦发现有尿源性脓毒症，应避免进一步发展至脓毒性休克阶段，降阶梯式的使用高级别抗生素，早期使用血管活性药物维持血压，保证液体灌注尤为关键。该病例对泌尿系结石合并感染的整体治疗是一个考验。

（病例提供者：苏博兴 清华大学附属北京清华长庚医院）

（点评专家：李建兴 清华大学附属北京清华长庚医院）

参考文献

[1]王维治，王化冰.视神经脊髓炎谱系疾病[J].中华神经科杂志，2022，55（5）：9.

[2]尹翩翔，张遥，王文君，等.免疫抑制剂治疗抗水通道蛋白4抗体阳性视神经脊髓炎谱系疾病患者复发风险分析[J].中华神经科杂志，2022，55（4）：6.

[3]Bhojani N，Miller LE，Bhattacharyya S，et al.Risk Factors for Urosepsis After Ureteroscopy for Stone Disease：A Systematic Review with Meta-Analysis.J Endourol，2021，35（7）：991-1000.

[4]Cao JD，Wang ZC，Wang YL，et al.Risk factors for progression of Urolith

Associated with Obstructive Urosepsis to severe sepsis or septic shock.BMC Urol，2022，22（1）：46.

[5]Amier Y，Zhang Y，Zhang J，et al.Analysis of Preoperative Risk Factors for Postoperative Urosepsis After Mini-Percutaneous Nephrolithotomy in Patients with Large Kidney Stones[J].J Endourol，2022，36（3）：292-297.

[6]中华医学会泌尿外科学分会结石学组，中国泌尿系结石联盟.经皮肾镜取石术中国专家共识[J].中华泌尿外科杂志，2020，41（6）：401-404.

[7]Chan JY，Wong VK，Wong J，et al.Predictors of urosepsis in struvite stone patients after percutaneous nephrolithotomy.Investig Clin Urol，2021，62（2）：201-209.

[8]Evans L，Rhodes A，Alhazzani W，et al.Surviving sepsis campaign：international guidelines for management of sepsis and septic shock 2021[J].Intensive Care Med，2021，47（11）：1181-1247.

05 第五章 多囊肾合并肾结石

病例23 标准通道经皮肾镜取石术

一、病历摘要

（一）基本资料

患者男性，48岁，主因"右侧腹部疼痛8个月"入院。患者因右侧腹部疼痛于当地医院检查提示：双肾结石、多囊肾。病程中无肉眼血尿，无尿频、尿急、尿痛，无头痛、头晕，无胸闷、胸痛等不适。予药物对症治疗后患者腹痛症状缓解，门诊以"双肾结石、多囊肾"收住院。

既往史：陈旧性脑梗死病史8个月，未遗留后遗症，间断口服瑞舒伐他汀及阿司匹林；甲状腺部分切除术后3个月，恢复可。

查体：专科查体未见明显异常。

化验检查：血常规：RBC 4.61×10^{12}/L，Hb 134g/L，WBC 7.05×10^9/L，NEUT% 59.9%。感染指标：CRP 3.74mg/L，PCT<0.0200ng/ml，IL-6 5.05pg/ml。尿常规：WBC 500cells/μl，亚硝酸盐阳性，白细胞数量1602.60/μl，细菌数量4208.70/μl。肾功能：Cr 131μmol/L，BUN 6.8mmol/L，UA 539μmol/L。尿培养：肺炎克雷伯菌。24小时尿代谢检查：Cl 60.9mmol/L，152.25mmol/24h；Na 73.5mmol/L，183.75mmol/24h；K 18.06mmol/L，45.15mmol/24h；Ca 0.4mmol/L，1.00mmol/24h；P 8mmol/L，20.00mmol/24h；UA 999μmol/L，2497.50μmol/24h。PTH：48.8ng/L。

影像学检查：KUB：右肾区可见结节样高密度影（病例23图1）。全腹部CT：双肾体积增大，形态不规则，双肾实质内可见多发类圆形水样密度影及结节状稍高密度影。右肾盏可见结节状致密影，大者大小约28mm×32mm。双侧肾盂肾盏略扩张。诊断：多囊肾、多囊肝。右肾结石（病例23图2、病例23图3、病例23视频1）。

病例23视频1

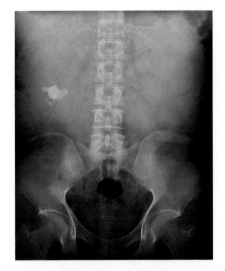

病例23图1　术前KUB

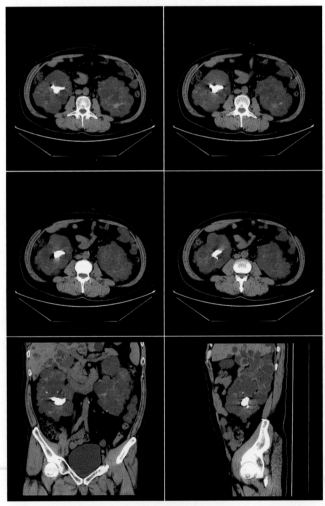

病例23图2　术前CT横断位、冠状位和矢状位

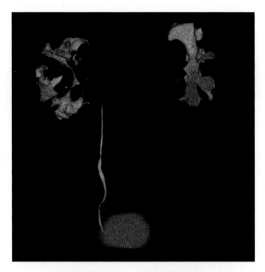

病例23图3　术前CTU重建

（二）诊断

1. 右肾结石

2. 先天性多囊肾

3. 泌尿系感染

4. 陈旧性脑梗死

5. 甲状腺肿瘤切除术后

6. 先天性多囊肝

7. 肾功能不全代偿期

病例23视频2

（三）诊疗经过

患者入院后完善术前检查，术前给予静脉输液抗感染治疗4天，复查尿白细胞及细菌数下降，亚硝酸盐转阴。排除手术禁忌后，在全身麻醉下行右侧PCNL。

手术过程：全身麻醉截石位，经尿道置入膀胱镜，经右侧输尿管逆行留置5F导管，留置尿管固定，经导管滴入稀释亚甲蓝溶液。改俯卧位腰部垫高，B超探查可见多囊肾体积较大，囊肿压迫集合系统，肾盏无明显扩张。选择穿刺右肾中盏后组（穿刺路径经过部分小囊肿），可见淡蓝色尿液引出，10F筋膜扩张器预扩张后，使用球囊扩张一步法建立24F通道，B超监控下完成球囊扩张及通道建立。置入肾镜见通道略浅，导丝未完全在集合系统内，镜下找到预扩张的通道位置将J型导丝硬头置入，镜体沿导丝跟进并扩张进入集合系统，可其黄褐色结石填充，使用EMS碎石清石系统击碎并清除结石。最后再次B超检查未见残余结石。因囊肿挤压造成盏颈变形，肾镜经目标盏进入UPJ受限，遂未留置输尿管支架管，检查皮肾通道电凝止血（病例23视频2）。放置气囊肾造瘘管，清点敷料器械无误，术毕。

患者术后恢复良好，无发热，术后2小时及24小时监测血常规、肾功能及感染指标等无明显升高。术后第1天血红蛋白124g/L，嘱患者在床上适当翻身活动。术后第2天复查KUB右肾未见残余结石（病例23图4）。术后第3天夹闭肾造瘘管。术后第5天拔除肾造瘘管，术后第6天出院。

结石成分：碳酸磷灰石，一水草酸钙。

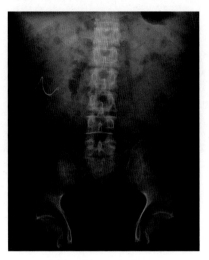

病例23图4　术后KUB

二、病例分析

1. 术前分析　多囊肾合并肾结石是泌尿系结石中较为复杂的一类，术前需要充分评估结石的分布特点，集合系统解剖结构以及囊肿的位置形态。该病例通过CTU影像可以看出右肾结石相对集中，主要分布于中下盏，没有过多的分支和小盏结石，手术方式考虑为PCNL，后组肾盏浅而短，肾实质相对较厚，皮肾通道距离长，且有囊肿的干扰造成选盏、穿刺及通道建立均具有较高的难度，术前需逆行滴灌亚甲蓝染液作为穿刺成功的指引。如果穿刺路径无法避开囊肿则经过囊肿后建立通道，但可能会造成囊内感染，围术期需重视加强抗感染治疗。

2. 术中分析　术中B超探查肾脏结构可见整体体积较大，多个囊肿挤压作用造成集合系统变形，逆行置管后的人工肾积水作用微弱，目标后组肾盏位置较深且穿刺路径有多个囊肿，遂选择距离最短且囊肿较小的路径进行穿刺。穿刺成功后，拔出针芯可见淡蓝色的尿液引出，确定为集合系统，采用一步式球囊法扩张建立标准通道。全过程在B超监控下完成，通道建立后置入肾镜，可见通道鞘位置略浅位于囊内，考虑因肾盏空间狭小且球囊扩张后的轻度位移变化所致，镜下寻找到预扩张的小通道后将导丝硬头置入少许，肾镜沿导丝扩张进入集合系统。结石质地较为坚硬，且碎石过程中镜体摆动相对受限，完全清除结石后B超检查未见残余结石，肾周无明显渗液。镜下探寻UPJ困难，遂未留置输尿管支架管，留置肾造瘘管后结束手术。

3. 术后分析　患者术后恢复良好，肾造瘘管及尿管尿液淡红，无发热及腰腹部不适等，术后血常规、肾功能及感染指标无明显变化。术后第2天复查KUB右肾未见残余结石。术后第3天夹闭肾造瘘管后无明显不适。术后第5天拔除肾造瘘，患者术后顺利出院。

三、疾病介绍

常染色体显性遗传性多囊肾病（autosomal dominant polycystic kidney disease，ADPKD）也叫成人型多囊肾，多在20～40岁发病，并逐渐向终末期肾病进展，其中约20%的患者同时合并肾结石[1, 2]，高于普通肾结石的发病率，其继发感染以及梗阻等问题会进一步加剧肾功能恶化。多囊肾成石因素主要有尿量减少、低枸橼酸尿症、低镁尿症、高草酸尿症等[3]。多囊肾的进展主要表现在肾囊肿的增多和扩大，多囊肾压迫集合系统导致引流不畅，合并结石后亦阻碍结石的排出，从而导致泌尿系感染。如果结石反复诱发血尿、感染以及梗阻，会严重影响到患者的肾功能[4]。因此，早期及时的干预对于多囊肾患者的肾功能保护就显得尤为重要。外科治疗方式主要包括ESWL、RIRS、PCNL、腹腔镜切开取石等。ESWL治疗属于非侵入性操作且简单易行，但由于囊肿向腔内压迫，导致肾盏颈狭长及肾盂变形扭曲，ESWL后结石碎片难以自行排出，一期净石率较低，部分病例可能出现囊肿破裂、继发感染和出血等并发症。RIRS治疗多囊肾合并肾结石有较高的成功率和净石率，Yili[5]等报道采用RIRS治疗13例ADPKD，一期术后结石净石率达84.6%，无严重并发症。PCNL对于大于2cm的肾结石是临床一线治疗方法。但对于多囊肾合并肾结石的患者，由于解剖结构异常、囊肿的影响以及继发肾功能不全或合并贫血及凝血功能障碍等其他不良因素，使得PCNL具有更高的挑战性。Srivastava[6]等报道PCNL治疗22例共25侧多囊肾并肾结石，手术成功率88%，2例需二期手术。Lei[7]等报道了MPCNL治疗23例ADPKD患者合并上尿路结石的安全性、有效性。平均结石面积为（1382.87±1080.17）mm^2，其中10例为鹿角形结石（43.5%），一期MPCNL后的净石率为69.6%（16/23），其余7例进行了二期MPCNL清除残石，最终净石率为95.7%。

四、病例点评

多囊肾合并肾结石具有其特殊的解剖因素复杂性，目前以RIRS和PCNL为主的腔内微创方式均有较高的治疗难度。超声引导PCNL主要的挑战在于超声下对囊肿和肾盏的鉴别以及通道建立过程。大量的囊肿挤压集合系统使得人工肾积水往往效果欠佳，超声下囊肿多为圆形或卵圆形，而肾盏一般形态不规则或呈杯口状，此外为了进一步确认一般可通过逆行注入亚甲蓝溶液识别引流液的颜色来判定穿入集合系统还是囊内。穿刺路径多有囊肿分布，通道距离较长且肾盏空间狭小，因此通道建立失败的风险高，适当穿刺抽吸部分造成干扰的囊肿可以减轻肾盏受压及扭曲，缩短穿刺路径，提高手术的成功率。此外，经过囊肿的皮肾通道会相应增加囊内感染的风险，尽量缩短手术时间，减少液体外渗，并加强围术期的抗感染治疗等均可有效减少感染的并发症。

（病例提供者：刘宇保 罗智超 清华大学附属北京清华长庚医院）

（点评专家：李建兴 清华大学附属北京清华长庚医院）

参考文献

[1]Tmufii UB，Nalagatla SK.Nephrolithiasis in autosomaldominant polycystic kidney disease[J].J Endourol，2010，24（10）：1557-1561.

[2]Woon C，Bielinski-Bradbury A，Oreilly K，et al.Asystematic review of the predictors of disease progression in patients with autosomal dominant polycystic kidney disease[J].BMC Nephrology，2015，16：140.

[3]Baishya R，Dhawan DR，Kurien A，et al.Management ofnephrolithiasis in autosomal dominant polycystic kidney diseaseA single centre experience[J].Urol Ann，2012，4（1）：29-33.

[4]Lei M，Zhu W，Wan SP，et al.Safety and efficacy of minimallyinvasive percutaneous nephrolithotomy in patients with autosomal dominant polycystic kidney disease[J].J Endourol，2014，28（1）：17-22.

[5]Yili L，Yongzhi L，Ning L，et al.Flexible ureteroscopy and holmium laser lithotripsy for treatment of upper urinary tract calculi in patients with autosomal dominant polycystic kidney disease[J].Urol Res，2012，40（1）：87-91.

[6]Srivastava A，Bansal R，Srivastava A，et al.Percutaneous nephrolithotomy in polycystic kidney disease：isit safe and effective？[J].Int Urol Nephrol，2012，44（3）：725-730.

[7]Lei M，Zhu W，Wan SP，et al.Safety and efficacy of minimally invasive percutaneous nephrolithotomy in patients with autosomal dominant polycystic kidney disease[J].J Endourol.2014，28（1）：17-22.

06 第六章
孤立肾合并肾结石

病例24　经皮肾镜联合经尿道输尿管镜取石术

一、病历摘要

（一）基本资料

患者女性，41岁，主因"反复尿频、尿急、尿痛1年"入院。患者1年前无明显诱因出现尿频、尿急、尿痛，自行口服抗炎药物，具体不详，效果欠佳。3个月前出现发热，最高体温为39.3℃，自行口服头孢类药物，无缓解，发热第3天出现无尿，到当地医院就诊，诊断：右侧肾、输尿管结石，右侧输尿管结石梗阻导致无尿，继发感染性休克。急诊收入ICU并行右侧输尿管支架置入，患者发热症状好转，尿量恢复正常。现来我院进一步治疗。

既往史：15年前因左肾结石继发左肾功能严重受损于外院行左肾切除术，15年前及8年前于外院行两次右侧PCNL，术后复查无结石。3年前因右肾鹿角形结石合并感染于我院先后行一次右肾穿刺造瘘、两次PCNL。

化验检查：血常规：WBC 6.57×10^9/L，Hb 123g/L，PLT 304×10^9/L，NEUT% 66.45。尿常规：WBC 3688.50cells/μl，细菌数量157.40/μl，亚硝酸盐阳性。感染指标：PCT 0.0463ng/ml，IL-6 11.8pg/ml，CRP 6.56mg/L。尿培养：铜绿假单胞菌（CR-PA，耐碳青霉烯类抗菌药物铜绿假单胞菌）>100 000CFU/ml，对替卡西林-克拉维酸钾、哌拉西林他唑巴坦、头孢他啶、头孢哌酮舒巴坦、阿米卡星、黏菌素敏感；粪肠球菌>100 000CFU/ml，对青霉素、氨苄西林、利奈唑胺、万古霉素敏感。肾功能：Cr 79μmol/L，BUN 3.4mmol/L，UA 413μmol/L。肾动态显像：右肾血流灌注及功能正常，右肾集合系统引流不畅，GFR（右肾）68ml/（min·1.73m^2）。

影像学检查：KUB：右侧D-J管置入术后，位置良好，右肾结石，右输尿管下段结石（病例24图1）。CT：右侧D-J管置入术后，左肾切除术后，右肾形态欠规整，右肾积水，右肾下盏多发结石，总直径约2.5cm，右侧肾前筋膜增厚。右侧输尿管下段结石，直径约1.0cm。结石CT值：280～900HU（病例24图2、病例24视频1）。

病例24视频1

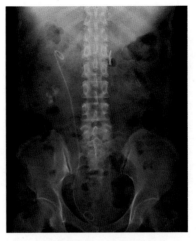

病例24图1　术前KUB

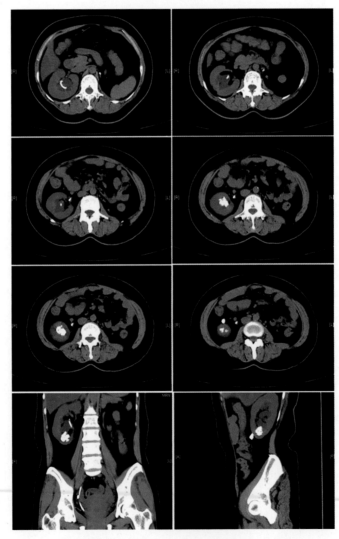

病例24图2　冠状位、矢状位及横断面CT平扫

（二）诊断

1. 右肾、输尿管结石伴右肾积水
2. 复杂尿路感染
3. 右侧输尿管支架置入术后
4. 右肾术后
5. 左肾切除术后
6. 高尿酸血症

（三）诊疗经过

患者入院后次日出现发热，体温最高38.1℃，合并膀胱刺激症状，根据尿培养结果予以青霉素皮试，皮试结果阳性，改用万古霉素抗感染，输注期间出现过敏反应，经感染科会诊后更换为替考拉宁（200mg 1次/12小时前3天，后继改为200mg 1次/日）联合头孢他啶（2g 1次/8小时）抗感染，患者发热及膀胱刺激症状缓解，检验指标无明显改善，尿常规亚硝酸盐未转阴，白细胞及细菌数无明显下降，CRP、PCT及IL-6较前无明显变化。抗感染治疗4天，排除手术禁忌后，在全身麻醉下行右侧双镜联合手术。

手术过程：全身麻醉，俯卧分腿位，腰部垫高（病例24图3），B超引导下穿刺右肾中盏后组，见尿后，留取肾盂尿培养，筋膜扩张器和金属扩张器两步法逐级扩张，建立24F皮肾通道，置入肾镜，见尿液混浊，集合系统扩张，其内黄褐色结石，填充中下盏，持续负压下EMS碎石清石系统清除可见结石。另一组术者经尿道置入8F输尿管镜，拔除D-J管，导丝引导输尿管镜进入右侧输尿管，上行8cm可见黄色结石一枚，长径约1.0cm，气压弹道将结石击碎，结石碎块冲入肾盂内，通过经皮肾镜负压吸引下清除结石。查无残石，导丝引导下逆行放置6F/26cm D-J管，留置尿管。放置肾造瘘管，术毕（病例24视频2）。

病例24视频2

患者术后2小时IL-6升至119pg/ml，次日PCT升高至0.55ng/ml，间歇性发热，体温最高38.4℃，继续应用替考拉宁联合头孢他啶抗感染方案，感染指标逐渐下降至正常（病例24图4）。围术期替考拉宁共应用8天，头孢他啶共应用10天，后改为磷霉素口服。患者无发热及膀胱刺激症状，感染指标恢复正常。

术后血红蛋白（119→113g/L）无明显降低，肾功能（Cr 76→78μmol/L）较术前无明显变化。患者术日开始床上活动，术后第3天下地活动，复查KUB右肾未见残余结石（病例24图5）。患者恢复顺利，术后9天出院。

结石成分：碳酸磷灰石、一水草酸钙。

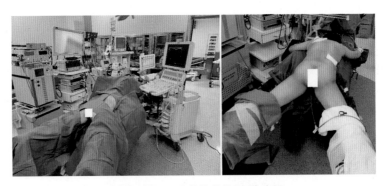

病例24图3　手术体位为俯卧分腿

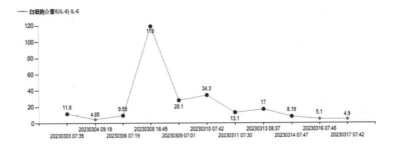

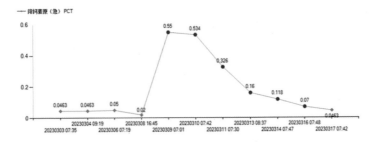

病例24图4　围术期感染指标变化情况

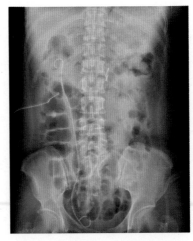

病例24图5　术后KUB

二、病例分析

1. **术前分析** 患者孤立肾，合并复杂泌尿系感染，围术期并发症风险较高。结石主要位于肾下盏，CT阅片结石内可见低密度区域，且CT值大部分区域波动在200~650HU，局部区域波动在800~900HU，结合术前检验结果，综合考虑为感染性结石可能性大。患者同时合并同侧输尿管下段结石，术前已留置D-J管，因此我们在术前方案选择上，考虑在术前充分控制感染的情况下一期行右侧PCNL联合URL治疗肾及输尿管结石。术前患者有发热症状，尿培养提示为耐碳青霉烯铜绿假单胞菌（CR-PA）及粪肠球菌感染，因多种敏感抗生素均出现过敏反应，经感染科会诊后予以替考拉宁联合头孢他啶，术前感染指标变化不明显，但发热、膀胱刺激症状等感染相关症状明显改善，考虑感染已得到一定控制，可行手术治疗。

2. **术中分析** 手术建立中盏标准通道，选择穿刺盏应充分考虑与目标结石的距离和角度，同时最好目标穿刺盏内有一定的积水提供穿刺空间。采用EMS负压吸引降低肾盂内压，快速清石，输尿管结石也经气压弹道碎石后冲入肾盂内利用超声吸出，尽量缩短手术时间，减少手术并发症。

3. **术后分析** 患者术后恢复顺利，术后感染指标一过性增高，但经敏感抗生素治疗后逐渐缓解。感染控制后应及时抗生素降级。

三、疾病介绍

对于泌尿科医生来说，治疗孤立肾结石仍然是一个难题，主要挑战在于如何在保持较高安全性的同时提高清石率。孤立肾更容易受到损伤，主要由于其可用的肾小球的总量减少、肾代偿性增大以及孤立肾的滤过功能亢进所造成的，而肾结石会进一步损害肾功能。随着技术的发展，输尿管镜碎石已成为治疗孤立肾结石的常用方法。RIRS的总体SFR在77%~93%。不过，大于2cm的结石通常需要辅助或分期手术[1]。一项纳入12个研究的系统回顾报道，693名行输尿管镜碎石手术治疗孤立肾结石的患者，一期手术平均清石率（SFR）为72%，通过辅助治疗后可升至85.2%，术后肌酐平均为（1.4±0.5）mg/dl，共有114例（16.4%）出现并发症，无死亡病例，出现Clavien Ⅲ级并发症的患者少于0.5%，涉及的Clavien Ⅲ级并发症包括输尿管穿孔、撕脱、急性肾损伤、急性梗阻导致无尿[2]。整体而言，孤立肾合并肾结石患者采用输尿管镜碎石治疗是一种较为有效和安全的方式。

PCNL是直径大于2cm肾结石的一线治疗方法，优点是SFR高，但创伤也相对较大。由于孤立肾患者的肾脏代偿性肥大，肾实质厚度增加，因此与双肾患者相比，PCNL术后出血风险更高。既往报道比较了PCNL和RIRS治疗的孤立肾结石的患者术后血红蛋白的变化情况，每组各34例，肾结石直径2~4cm，RIRS组术后血红蛋白水平的平均降幅明显低于PCNL组，RIRS组没有输血，而PCNL组有两名患者需要输血[3]。另有一些学者提出，使用较小的通路可降低出血风险和围术期并发症的发生风险[4]。笔者所在中心曾回顾分析了156例孤立肾合并肾结石患者的病例资料，所有病例均一期建立通道，研究发现，术后实验室检查血红蛋白平均下降5.3g/L，输血5例，其中4例行超选择性肾动脉介入栓塞控制出血，71例肾功能异常者中34例（47.9%）术后Cr恢复到正常范围，Cr升高13例（18.3%），平均增高3%〔（7.5±0.6）μmol/L〕，一期PCNL结石清除116例（74.4%），多期结石清除21例（13.5%），总体结石清除137例（87.8%），19例有残石者门诊行ESWL治疗或保守观察，无发生脏器损伤和感染性休克的病例[5]。综上所述，对于操作技术熟练的医生，孤立肾合并肾结石PCNL治疗也是安全、有效的可选择方案。

四、病例点评

本病例特点是解剖性孤立肾合并复杂泌尿系感染。孤立肾代偿性体积增大、血运增多，是PCNL出血风险增加的主要因素，所以优化选择目标肾盏、通道大小非常重要。从患者CT影像看，右肾中盏有轻度积水，是目标肾盏较好选择。孤立肾缺少对侧肾脏代偿，是PCNL手术另外一个需要考量的风险因素，本患者反复泌尿系感染且为耐药菌感染，更增加了出血和肾功能损害的风险，此时血肌酐水平可以实时反应患肾功能状态，术后患者肌酐水平没有出现明显异常，血红蛋白和感染指标也恢复良好，这些与围术期良好的感染控制、精准的皮肾通道建立、负压碎石设备低压碎石操作、缩短手术时间等每一个细节都有关系。总之，孤立肾肾结石PCNL手术操作安全，疗效满意，治疗原则相同，不能盲目保守，需要积极治疗以减少远期肾功能减退风险。

（病例提供者：王碧霄 张栩鸣 清华大学附属北京清华长庚医院）

（点评专家：胡卫国 清华大学附属北京清华长庚医院）

参考文献

[1]Zeng Guohua, Zhu Wei, Li Jiasheng, et al.The comparison of minimally invasive percutaneous nephrolithotomy and retrograde intrarenal surgery for stones larger than 2cm in patients with a solitary kidney：a matched-pair analysis[J].World J Urol, 2015, 33：1159-1164.

[2]Skolarikos Andreas, Gross Andreas J, Krebs Alfred, et al.Outcomes of Flexible Ureterorenoscopy for Solitary Renal Stones in the CROES URS Global Study[J].J

Urol，2015，194：137-143.

[3]Akman T，Binbay M，Ozgor F，et al.Comparison of percutaneous nephrolithotomy and retrograde flexible nephrolithotripsy for the management of 2-4cm stones：a matched-pair analysis[J].BJU Int，2012，109（9）：1384-1389.

[4]Wishahi M，El Feel A，Elkhouly A，et al.Concerns about stone free rate and procedure events of percutaneous nephrolithotripsy（PCNL）for 2-4cm kidney stones by standard-PCNL vs mini-PCNL-comparative randomised study[J].BMC Urol，2023，23（1）：96.

[5]李建兴，胡卫国，杨波，等.孤立肾肾结石经皮肾镜取石术安全性分析[J].中华泌尿外科杂志，2009，30（11）：738-740.

病例25　标准通道经皮肾镜取石术

一、病历摘要

（一）基本资料

患者女性，40岁，主因"反复左侧腰痛伴发热1年余"入院。患者1年前无诱因出现左侧腰部疼痛伴发热，最高体温38.6℃，无尿频、尿急、尿痛及肉眼血尿，给予抗炎、对症治疗，病情缓解（具体方案不详）。2022年5月至当地医院检查，诊断为左侧肾结石、左肾积水并感染、马蹄肾，给予行左侧输尿管支架管置入术，术后未发生腰痛及发热。2022年8月给予取出左侧输尿管支架管，后患者再次出现间断发热、腰痛，当地医院给予对症治疗后好转，现患者为进一步治疗结石来我院就诊。

既往史：无特殊。

查体：专科查体未见明显异常。

化验检查：血常规：WBC 7.85×10^9/L，RBC 4.16×10^{12}/L，Hb 116g/L。尿常规：WBC 75cells/μl，亚硝酸盐阴性，白细胞数量161.70/μl，细菌数量668.70/μl。肾功能：Cr 51μmol/L，BUN 3.6mmol/L，eGFR 115.868ml/min。感染两项：PCT 0.04ng/ml，IL-6 8.61 pg/ml。尿培养：培养48小时，细菌菌落计数<1000CFU/ml。24小时尿代谢检查：Cl 46.60mmol/L，93.20mmol/24h；K 15.51mmol/L，31.02mmol/24h；Na 53.3mmol/L，106.60mmol/24h；Ca 0.78 mmol/L，2.34 mmol/24h；P 5.40 mmol/L，16.20 mmol/24h。PTH 63.5ng/L。

影像学检查：KUB（病例25图1）：左肾区可见多发结节状高密度影，余泌尿系走行区未见明显异常高密度影。盆腔未见异常密度影。CTU（病例25图2）：马蹄肾；左肾盂肾盏可见多发圆形、不规则高密度影，较大者大小约10mm×7mm，壁增厚；左肾实质内一直径约3.0cm的低密度灶，向外累及肾周脂肪及筋膜；左肾实质内另见一直径约8mm的脂肪密度影；右肾下盏点状高密度影；右肾实质未见异常强化；右肾盂未见扩张及异常密度影。肾周脂肪间隙清晰（病例25视频1）。

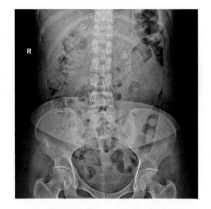

病例25图1　术前KUB

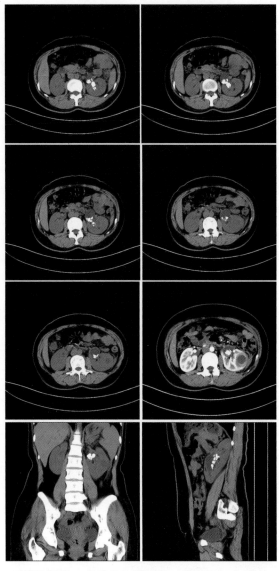

病例25图2　术前CTU横断位、冠状位、矢状位

（二）诊断

1. 左肾结石
2. 马蹄肾
3. 左肾积水
4. 左肾囊肿伴感染
5. 泌尿系感染

病例25视频1

（三）诊疗经过

患者入院后完善相关检验、检查后，通过CT可以发现患者左肾积水，左侧肾内可见多发结石，结石呈现继发性表现，考虑患者可能存在上尿路引流不畅的问题，同时，增强CT可见左肾中部偏腹侧有一厚壁囊腔，结合患者既往CT检查明确此处为一单纯肾囊肿，患者入院前有发热表现，不除外与囊肿合并囊内感染有关。从治疗角度来看，首先要取出结石，同时需要引流囊内感染灶。我们决定行左侧PCNL及左肾囊肿穿刺引流术，患者系马蹄肾畸形，梗阻问题考虑与肾盂输尿管连接部旋转不良或高位连接有关，需动态观察术后肾积水情况，必要时需要行峡部离断成形术。

手术经过：麻醉成功后，患者取截石位，常规消毒铺巾，经尿道置入膀胱镜，镜下左侧输尿管逆行留置5F导管，留置尿管，固定导管。改俯卧位，腰部垫高，常规消毒铺巾。B超引导下穿刺左肾上盏后组，见尿后，筋膜扩张器和金属扩张器两步法逐级扩张，建立24F皮肾通道，置入肾镜，见尿液混浊，集合系统扩张，其内黄褐色多发结石，结石表面有脓苔，位于肾盂和下盏，EMS超声碎石清石系统击碎并吸出结石。探查各盏，未见残余结石。观察皮肾通道未见明显出血。导丝引导下顺行放置6F/26cm D-J管，放置气囊肾造瘘管。B超探查可见肾中下极偏腹侧囊肿，囊内密度混杂，考虑有感染性物质，穿刺见脓性分泌物，导丝引导下逐步扩张后留置10F肾造瘘管，可见脓性液体引出，术毕。术中平稳，麻醉满意，出血少。安返病房（病例25视频2）。

患者术后恢复良好，无发热，肾造瘘管引流液清亮。术后第1天血红蛋白较术前无明显下降。术后第2天患者可以下床活动，复查KUB未见残余结石（病例25图3）。术后第3天患者无发热，夹闭肾造瘘管。术后肾囊肿穿刺引流管引流量极少，观察数天后拔除引流管。术后第5天患者无不适，拔除肾造瘘管。术后第6天拔除导尿管出院，出院前复查血红蛋白及肾功能稳定。

病例25视频2

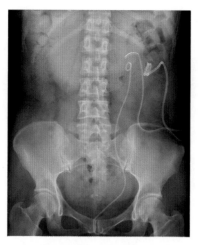

病例25图3　术后KUB

二、病例分析

1. 术前分析　患者系中年女性，近一年出现反复左侧腰痛伴发热，从影像学检查可以发现患者系马蹄肾，左肾积水伴左肾多发结石，结石外观呈现继发性表现，同时左肾囊肿囊内感染灶形成。综合判断患者发热与腰痛症状与左肾结石及梗阻、囊内感染三重因素有关。手术应该首先解除梗阻、去除结石和消灭感染灶。我们拟行左侧PCNL，左肾囊肿穿刺引流。术中观察肾盂输尿管连接部情况，判断是否存在狭窄，必要时行内镜下球囊扩张。马蹄肾患者的肾镜手术通道建立往往选择中、上盏穿刺，以便更好的处理肾盂和下盏、连接部的结石。

2. 术中分析　俯卧位下，B超扫描可见结石均位于肾盂最低点，上、中、下盏均有可以选择的背侧组作为穿刺目标盏。我们首先选择上盏作为目标盏穿刺，上盏漏斗较为宽大，通道建立后探查周围结构的限制较小，且患者肾盏长度相对较短，对于肾镜摆动影响也较小。通道建立采用"两步法"方式建立标准通道，采用EMS负压清石系统将结石逐步清除。术中见结石质地较松脆，表面有感染性脓苔。考虑与患者泌尿系感染及发热有关。结石清除完毕后观察UPJ无明显机械性梗阻。未在内镜下扩张UPJ。留置内引流后观察通道未见明显出血，留置肾造瘘管一根。B超引导下穿刺肾中下极腹侧囊内感染病灶，抽吸可见脓血性感染物质，筋膜扩张器扩张至10F，留置10F肾造瘘管一根，手术结束。

3. 术后分析　术后患者恢复顺利，患者无发热及其余并发症，肾造瘘管引流通畅且颜色清亮。肾囊肿引流量较少，考虑为囊内感染灶引流完毕。术后第5天拔除肾造瘘，次日拔除尿管后患者顺利出院。

第七章　马蹄肾合并肾结石

三、疾病介绍

马蹄肾是一种先天性肾脏发育畸形，发病率约0.2%，男女比例约2∶1。其形成与泌尿系统胚胎发育过程密切相关，有研究提出HNF-1β基因突变、Foxd1信号通路异常可导致肾脏发育缺陷，但马蹄肾的发病机制仍需进一步研究[1]。马蹄肾多发生于胎儿早期，表现为肾脏旋转异常及肾融合，90%为肾下极融合，呈马蹄形，常容易合并多囊肾等先天性畸形。部分患者可无症状，也可以出现腰部疼痛、下腹部包块、输尿管梗阻、泌尿系感染、尿路结石等各种并发症，临床上可通过超声、CT、MRI、静脉肾盂造影等影像学检查明确诊断。

马蹄肾形态及输尿管走形异常、尿液逆流、肾盂输尿管连接处畸形等是患者容易出现各种并发症的原因，其中出现肾结石的发病率20%~60%，与尿路梗阻、输尿管扩张、尿液逆流、滞留、泌尿系感染等多种因素相关[2]。马蹄肾相关泌尿系结石常多发，且体积大的鹿角形结石病例较前明显增加[3]。通常来说，KUB可用于诊断马蹄肾合并尿路结石，静脉肾盂造影或CTU有利于准确定位。

除了一般肾结石的处理原则之外，马蹄肾相关的肾结石手术治疗存在其特殊性。马蹄肾的两肾下极多在脊柱前方融合成峡部，输尿管与肾盂高位连接，并且伴随肾旋转不良，各组肾盏朝向背侧。因肾脏位置较正常低，肾上极更靠后靠外侧，根据其肾盂旋前和输尿管高置入的解剖学特点，患者常需要根据肾在体表的投影取俯卧位进行治疗，穿刺时多采用从背部经肾上盏或者肾中盏入路。但也有病例报道表明，仰卧位可以明显缩短PCNL总体手术时间、减少麻醉时间，降低并发症发生率[4]。

四、病例点评

马蹄肾合并肾结石在临床中较常见，由于马蹄肾患者存在先天性的解剖问题，往往合并有肾盂输尿管连接部狭窄。这种狭窄可以是机械性的梗阻，但更多的则是动力性的梗阻。肾结石可以由梗阻继发形成，也可以由代谢因素导致。肾结石的治疗方式可以根据结石大小选择，由于马蹄肾特殊的解剖结构所限，碎石屑的自行排出往往受限，因此软镜处理此类结石需要考虑到排石效果的问题。对于经皮肾镜而言，取石的效果要优于软镜，对于复杂或者下盏结石的处理效果要更理想。但由于马蹄肾下盏及峡部更偏于腹侧，直接穿刺较为困难，因此中、上盏是马蹄肾结石患者最常用的穿刺盏。对于峡部、下盏等"不利盏"，可以配合膀胱软镜或者输尿管软镜取石。马蹄肾患者经皮肾镜手术出血风险是否高于正常肾脏尚缺乏足够证据，但在临床中的确发现有些马蹄肾合并肾结石患者PCNL术中出血量相对较多，这可能与马蹄肾患者本身肾实质厚度及工作鞘的摆动有关，有待于进一步研究明确。本例患者的肾结石多为继发性结石，考虑与UPJ处梗阻有关，患者的间断发热也考虑与UPJO有关。同时此次患者住院前出现发热，结合CT可见原肾囊肿周围强化呈炎性表现，考虑为囊内感染，手术中予穿刺引流也证实了囊肿感染的存在。在结石与囊肿治疗后，还需要观察患者拔除支架管后的症状及表现，决定后续的诊疗。

（病例提供者：罗智超 刘 洋 清华大学附属北京清华长庚医院）

（点评专家：肖 博 清华大学附属北京清华长庚医院）

参考文献

[1]Taghavi K，Kirkpatrick J，Mirjalili SA.The horseshoe kidney：Surgical anatomy and embryology[J].J Pediatr Urol，2016，12（5）：275-280.

[2]Pineda-Murillo J，Arellano-Cuadros JR，Torres-Aguilar J，et al.Lithiasis in a horseshoe kidney[J].Arch Esp Urol，2021，74（5）：543-544.

[3]Gomez Lanza E，Ramirez Sevilla C，Ravents Busquets CX，et al.Multiple lithiasis in a horseshoe kidney[J].Actas Urol Esp，2006，30（1）：99.

[4]Gupta S，Kasim A，Pal DK.Supine tubeless PCNL in horseshoe kidney（a series of cases）[J].Urologia，2022，89（4）：559-563.

病例26　经皮肾镜联合经尿道输尿管镜取石术

一、病历摘要

（一）基本资料

患者女性，23岁，1个月前出现左侧腰腹部疼痛不适，伴间断发热、寒战、畏寒，最高体温约38℃，伴有恶心、呕吐数次，为胃内容物，无血尿及尿路刺激症状，来我院就诊。入院诊断为"左肾结石"，行左侧输尿管支架置入和抗感染治疗，患者体温恢复正常，症状缓解后出院。现再次入院行手术治疗。

既往史：2年余前因"左侧肾结石、马蹄肾"于我科行经尿道输尿管软镜取石术。有青霉素过敏史。

查体：双肾区叩痛（－），双侧输尿管走行区压痛（－）。

化验检查：血常规：WBC 5.79×10^9/L，Hb 113g/L，PLT 306×10^9/L。尿常规：WBC 1605cells/μl，细菌数量1799/μl。尿培养：人型支原体20 000CFU/ml。肾功能：Cr 60μmol/L，BUN 3.7mmol/L，UA 420μmol/L。

影像学检查：KUB：左侧输尿管支架置入后，左肾及左输尿管多发结石（石街）（病例26图1）。CT：马蹄肾，左侧泌尿系D-J管置入术后，左侧D-J管旁、左侧肾盏多发结石，大者约8mm×7mm，左侧上组肾盏略增宽。结石CT值：1100HU（病例26图2、病例26视频1）。

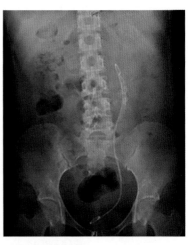

病例26图1　术前KUB

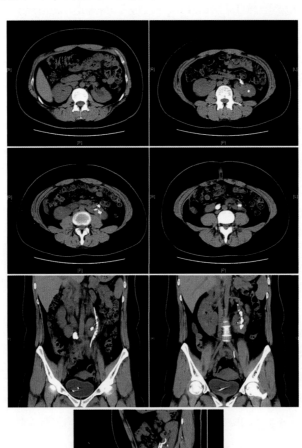

病例26视频1

病例26图2　术前CT

（二）诊断

1. 肾结石（左侧，多发）
2. 输尿管结石（左侧，石街）
3. 泌尿系感染
4. 马蹄肾
5. 输尿管支架置入术后（左侧）

（三）诊疗经过

入院后予左氧氟沙星抗感染治疗，完善相关检查后手术治疗，手术方案为ECIRS。

手术过程：麻醉后取截石位，消毒铺巾。经尿道置入9.5F输尿管镜，可见膀胱内输尿管支架管位置良好，用异物钳拔除左侧输尿管支架管。再次置入输尿管镜，斑马导丝引导输尿管镜进入左侧输尿管，上行10cm可见黄色结石数枚，长径约0.6cm，撤导丝，将200μm钬激光光纤连接至钬激光发生器，调节激光参数：

病例26视频2

1.5J×12Hz，钬激光光纤将结石头击成碎块后，推入肾盂。留置斑马导丝，推入12/14F 35cm输尿管镜鞘。保留输尿管镜鞘，将体位更换为俯卧分腿位。

消毒铺巾。B超引导下穿刺左肾上盏后组，见尿后，两步法扩张并置入22F工作鞘，建立皮肾通道，置入肾镜，见集合系统扩张，肾盂内可见多发黄色结石，直径0.5~0.8cm。EMS碎石清石系统清除可见结石，不可及结石以软镜逆行碎块化后，肾镜超声清除碎块。超声探查未见残余结石。导丝引导下放置6F/26cm D-J管（病例26视频2）。皮肾通道查无出血，放置14F球囊肾造瘘管，固定。清点敷料器械无误，手术结束。

患者术后无发热，术后第2天恢复正常饮食。第2天复查KUB未见残余结石，支架管位置良好（病例26图3）。第3天下床，夹闭肾造瘘管无不适后于术后第4天拔除肾造瘘管，出院前复查血红蛋白（113→114g/L）及肾功能（59→56μmol/L）稳定。

结石成分：六水磷酸铵镁、碳酸磷灰石。

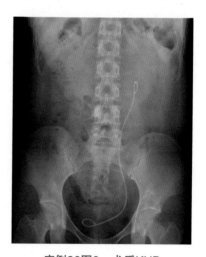

病例26图3　术后KUB

二、病例分析

1. 术前分析　该患者发病特点是肾绞痛和泌尿系感染，治疗原则是：早期引流、控制感染、对症治疗、二期手术取石。一期留置输尿管支架管内引流可以降低肾盂内压力，有利于控制感染和缓解症状。留置D-J管之后，该患者症状明显好转。再次入院后复查KUB，肾结石下移在输尿管上段形成石街，范围约两个腰椎椎体长度（约7.5cm），远端在L_5椎体上缘水平。治疗方案需要考虑同时处理肾内多发结石和输尿管上段的石街，因此选择了经尿道输尿管镜联合PCNL的手术方案。常用的体位是斜仰卧截石位，女性患者也可以选择双下肢分开的俯卧位，该患者体位选择了后者，另外一个考虑因素是马蹄肾解剖异常，俯卧位更有利于建立皮肾通道和术中探查取石。

2. 术中分析　术中截石位探查输尿管，策略是尽量将结石上移并留置软镜鞘，保留软镜鞘后，改俯卧位。皮肾通道目标肾盏的选择：马蹄肾结石PCNL优先选择肾上盏后组作为目标盏，这样可以探及更大范围的集合系统，特别是肾下盏和峡部，但是由于马蹄肾前旋和下极内斜的解剖特点，往往需要联合逆行软镜或者经皮肾通道的顺行软镜才能够把集合系统探查完全。该患者术中应用了PCNL联合逆行软镜，并反复应用超声探查残余结石，定位后再应用内镜寻找结石，肾镜不能探及的位置应用软镜套取和移位结石至肾盂，应用肾镜碎石取石。

3. 术后分析　术后管理与常规手术相同。确定无出血、感染、残石后拔除肾造瘘管，1个月后拔除D-J管。

三、疾病介绍

请参考病例25"标准通道经皮肾镜取石术"疾病介绍中的相关内容。

四、病例点评

该患者的病例特点：①马蹄肾合并上尿路结石；②输尿管石街。马蹄肾是先天肾发育异常，双侧肾脏前旋、下极融合，这种解剖异常易导致集合系统引流不畅，是发生肾结石的解剖因素，也是结石复发的高危因素。马蹄肾结石选择手术方式时需要考虑以上的解剖特点，峡部易导致软镜手术中软镜鞘不能通过UPJ，影响术中引流通畅以及网篮取石，同时解剖异常也会影响手术后的自然排石。所以，马蹄肾结石更推荐选择PCNL，同时术前需要做经皮肾通道顺行软镜的规划和准备。该患者合并石街，所以同时联合经尿道逆行软镜碎石更有利于同时处理输尿管石街和肾结石。

（病例提供者：王碧霄　张栩鸣　清华大学附属北京清华长庚医院）

（点评专家：胡卫国　清华大学附属北京清华长庚医院）

病例27　标准通道经皮肾镜取石术+顺行输尿管软镜

一、病历摘要

（一）基本资料

患者男性，43岁，主因"右侧腰背部疼痛不适5年余"入院。患者5年余来无明显诱因出现右侧腰背部疼痛，为阵发性钝痛，无血尿，无尿频、尿急、尿痛，曾于当地医院行彩超检查诊断为"右肾多发结石伴肾积水、马蹄肾"，5年前行ESWL一次，排出少量结石，未继续治疗。为求进一步治疗来诊。

既往史：马蹄肾及右肾积水病史40年，抑郁症病史并口服相关药物。

查体：专科查体未见明显异常。

化验检查：血常规：WBC 5.00×10^9/L，RBC 4.86×10^{12}/L，Hb 152.00g/L，NEUT% 42.80%。感染指标：CRP 1.54mg/L。尿常规：WBC阴性，亚硝酸盐阴性，白细胞数量11.8/μl，细菌数量23.6/μl。肾功能：Cr 98μmol/L，BUN 4.4mmol/L，UA 316μmol/L。尿培养：粪肠球菌HLAR菌量＞100 000CFU/ml，对奎奴/达福普汀、左氧氟沙星耐药，对青霉素、万古霉素、氨苄西林等敏感。PTH 89.8ng/L。

影像学检查：KUB：右肾多发结石（病例27图1）。CT：马蹄肾，右肾多发结石；右肾轻度积水；CT值约1300HU（病例27图2、病例27视频1）。

病例27视频1

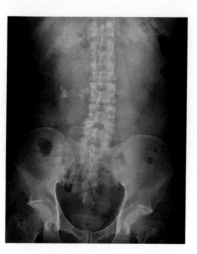

病例27图1　术前KUB

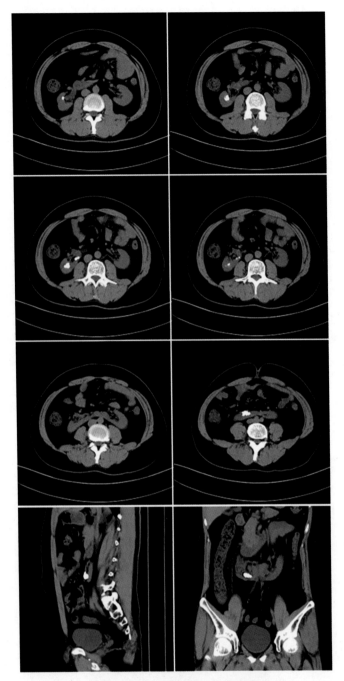

病例27图2　术前CT横断位、冠状位和矢状位

（二）诊断

1. 右侧肾积水伴肾结石

2. 马蹄肾

3. 泌尿系感染

4. 抑郁症

（三）诊疗经过

患者入院后完善术前准备。手术方式：全身麻醉右侧PCNL＋顺行软镜。

手术过程：全身麻醉，截石位，经尿道膀胱镜下右侧输尿管逆行留置5F导管，留置尿管。改俯卧位。B超引导下穿刺右肾上盏后组，见尿后，筋膜扩张器和金属扩张器两步法逐级扩张，建立24F皮肾通道，肾镜探查，集合系统扩张，多发鹅卵石样黄褐色结石，长径为8～10mm不等。输尿管肾盂为高位连接，未见狭窄环，但肾镜不能通过。肾镜气压弹道将可见结石击成大块，取石网篮取出。更换一次性电子输尿管软镜，探查各肾盏及峡部，见多处散在结石，钬激光将结石击碎（激光参数：1.8J×10Hz），取石网篮取出可见结石碎块。更换肾镜，EMS碎石清石系统清除结石碎屑。探查各盏，未见残余结石。皮肾通道电凝止血。导丝引导下顺行放置6F/26cm D-J管，放置气囊肾造瘘管，术毕（病例27视频2）。

患者术后恢复良好，无发热，术后监测肾功能、血常规及感染指标，复查KUB右肾未见残余结石（病例27图3）。

结石成分：一水草酸钙。

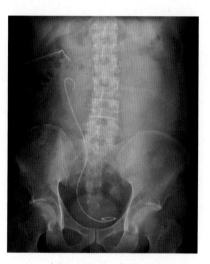

病例27视频2

病例27图3　术后KUB

二、病例分析

1. 术前分析　患者结石主要位于右肾肾盂及峡部，前组盏小结石及峡部结石在PCNL手术时可能出现因角度过大探查困难，故手术拟联合顺行软镜进行碎石。马蹄肾合并旋转不良，患者既往影像学检查可见右肾轻度积水，要求行肾盂成型手术治疗右肾积水，我院CT复查右肾积水不明显，考虑引流尚通畅，故暂不考虑连接部重建手术。

2. 术中分析　手术选择上盏建立皮肾通道，这是因为应用软镜探查下盏、前组盏及峡部时角度限制更小。术中需要及时通过超声确认残石情况，并在超声引导下联合软镜寻找残余结石，尤其是对于峡部结石的处理。超声引导及软镜应用的结合尤为关键。

3. 术后分析　术后患者恢复良好，清石满意，右肾积水建议动态观察。

三、疾病介绍

请参考病例25"标准通道经皮肾镜取石术"疾病介绍中的相关内容。

四、病例点评

马蹄肾结石的解剖特点是肾脏前旋、肾下极向前内侧倾斜、肾下极血运丰富、血管变异率高，目标肾盏首选肾上盏。但是大多病例需要同时联合顺行软镜才能探查到所有肾盏。肾下盏和峡部是容易遗漏或者不宜探查到的位置，需要重点进行探查。本患者为肾外型肾盂，结石大部分位于肾盂，经上盏标准通道顺利清除，部分肾小盏结石需要更换软镜才能探查到并进行处理。应使用超声反复探查并引导软镜定位找到所有残余结石。

（病例提供者：胡卫国　王碧霄　清华大学附属北京清华长庚医院）

（点评专家：李建兴　清华大学附属北京清华长庚医院）

08 第八章
同种异体肾移植术后合并肾结石

病例28　微通道经皮肾镜取石术

一、病历摘要

（一）基本资料

患者女性，32岁，主因"检查发现移植肾输尿管结石2个月"入院。2个月前患者肾移植术后常规复查，发现肌酐增高至147μmol/L，无血尿及尿路刺激症状，CT提示移植肾输尿管结石。为进一步诊治来院。

既往史：患者4个月前外院行肾移植术，术后恢复良好，肾功能恢复正常。

查体：右下腹部有陈旧手术瘢痕。

化验检查：血常规：WBC 7.68×10⁹/L，Hb 107g/L，PLT 227×10⁹/L。尿常规：WBC 73.3cells/μl，细菌数量19/μl；尿培养阴性。肾功能：Cr 104μmol/L，BUN 5.4mmol/L。

影像学检查：KUB：盆腔右侧移植肾区域高密度影（病例28图1）。CT：右髂窝移植肾输尿管见大小约6mm×8mm高密度结石。CT值：1400HU（病例28图2、病例28视频1）。

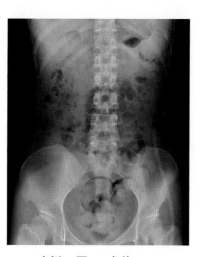

病例28视频1

病例28图1　术前KUB

第八章　同种异体肾移植术后合并肾结石

149

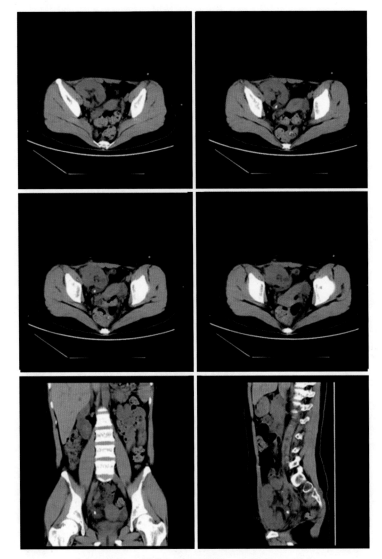

病例28图2　横断面、冠状位、矢状位CT平扫

（二）诊断

1. 移植肾输尿管结石

2. 异体肾移植状态

3. 肾性贫血

4. 肾功能不全

（三）诊疗经过

患者入院后完善术前检查，手术方案：全身麻醉下行双镜联合取石术。

手术经过：全身麻醉，截石位，经尿道置入9F输尿管镜，移植肾输尿管开口位于膀胱顶壁偏右侧位置，导丝试行探查输尿管，角度迂曲导丝不能上行。B超引导下经腹穿刺移植肾腹侧盏（病例28图3），见尿后，筋膜扩张器逐级扩张，建立16F皮肾通道（病例28视频2），置入输尿管镜，集合系统无扩张，导丝引导下顺行探查，见UPJ不规则结石嵌顿，长径约0.8cm，周围输尿管黏膜水肿，异物钳及取石网篮结合取出结石。探查未见残余结石。留置导丝，逆行探查导丝位置良好，顺行放置7F/15cm输尿管支架管，放置肾造瘘管，术毕（病例28视频3）。

病例28视频2　病例28视频3

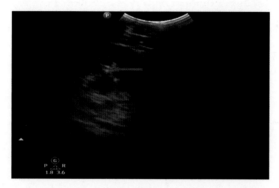

病例28图3　超声引导下穿刺移植肾腹侧中盏（红色箭头处为针尖）

患者术后无发热，引流管及尿管的颜色和引流量正常，肾功能及血红蛋白无异常。KUB可见支架管位置良好，未见残石（病例28图4）。术后第3天拔除肾造瘘管，1个月拔除输尿管支架管。

结石成分：一水草酸钙。

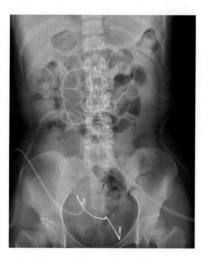

病例28图4　一期术后KUB

二、病例分析

1. 术前分析　移植肾位于盆腔，输尿管迂曲，输尿管开口位于膀胱顶壁，这些因素都增加了输尿管镜手术的难度，故采用仰卧截石位，顺逆行联合进行探查及取石。

2. 术中分析　移植肾的输尿管开口常位于顶侧壁，角度迂曲，逆行置入导丝困难，故选择顺行软镜碎石。术中B超探查选择中盏为目标盏，结石负荷小，选择16F微通道，减少移植肾损伤，尝试应用套石篮套石，输尿管迂曲结石嵌顿，套石篮取石未成功，改用抓钳抓取结石移位至肾盂后，采用套石篮取石。

3. 术后分析　重点观察血肌酐、血红蛋白、感染相关指标，早期发现和预防排异反应、出血及感染并发症。

三、疾病介绍

移植肾易患尿石症的因素主要有以下几个方面。解剖易感因素包括膀胱输尿管反流、输尿管部分梗阻和缝合材料残留。生理性因素包括肾小管性酸中毒和尿路感染。代谢因素包括甲状旁腺功能亢进症、高尿酸血症、高钙尿、碱性尿液过多和低枸橼酸尿[1]。高尿酸血症和甲状旁腺功能亢进症是移植肾结石患者最常见的代谢紊乱。另外研究表明，免疫抑制治疗也可能增加结石形成的风险。环孢素是一种钙调神经磷酸酶抑制剂，与高尿酸血症有关，然而，单纯由环孢素引起的高尿酸血症是否会增加尿酸盐结石的形成还存在争议[2]。他克莫司是另一种钙调神经磷酸酶抑制剂，其优点是不会增加尿酸水平[3]。未来更广泛的临床研究将有助于阐明免疫抑制药物和移植肾尿石症之间的关系。

移植肾的结石处理方法是需要慎重选择的问题。目前的治疗方法有观察法、体外冲击波碎石术、腔内手术治疗、经皮肾镜取石术和开放手术。4mm以下无症状结石可保守治疗，因为在利尿过程中，由于移植输尿管较短，结石可能会自发落入膀胱，但需综合考量结石位置及患者临床情况[4]。ESWL治疗移植肾结石相对无创、快捷，但移植肾的储备功能和耐受力较弱，与正常肾脏相比更容易收到冲击波损伤，另外输尿管过度迂曲也会影响结石排出，可能形成石街，从而造成肾后性梗阻。输尿管镜因其无创的特点，在治疗上尿路结石中有重要作用，但其挑战性在于：移植肾的输尿管开口多位于膀胱顶侧壁，输尿管走行与尿道入镜方向成角，导致输尿管镜进镜困难或导丝置入困难，且由于移植肾输尿管较短，逆行置入输尿管软镜鞘也易导致滑脱。同时由于输尿管固定，逆行上镜困难。PCNL具有创伤小、手术高效、结石清石率高的特点。由于移植肾靠近腹壁的位置相对较浅，移植肾肾周组织因免疫排斥反应发生变化，穿刺部位易出现局部组织质硬，导致PCNL进针困难。此外移植肾位于盆腔，周围脏器损伤风险相对增高，如髂血管损伤或肠穿孔，超声引导穿刺具有明显的优势。移植肾相当于解剖性孤立肾，其高灌注、高血流的特点也增加了PCNL的难度和并发症。为保证清石率的前提下

152

最大限度保护肾功能，我们采用超声引导下建立皮肾通道顺行多镜联合的治疗策略，即单通道或不同口径的多通道PCNL相结合，辅助以顺行输尿管镜的方式，获得了良好的治疗效果[5]。

四、病例点评

移植肾输尿管结石的治疗有其特殊性，需要综合考量解剖因素、集合系统形态和结石负荷，需要减轻对肾功能的影响，从而降低手术并发症的风险。对于负荷较小的结石，虽然建议尝试输尿管镜/软镜手术取石，但是此类手术方式仍有较高的失败率，相关原因在前面已有详细介绍，所以在术前需要做好手术备案，做好PCNL手术的准备。对于负荷较大的结石或者RIRS失败的患者，PCNL是首选治疗方式，根据结石负荷大小尽可能选择小的通道。只要遵循穹隆部穿刺的原则，超声引导下建立皮肾通道PCNL治疗移植肾结石是安全有效的。术中需要使用输尿管软镜，必要时行经皮肾通道顺行软镜探查和取石。

（病例提供者：王碧霄 张栩鸣 清华大学附属北京清华长庚医院）

（点评专家：胡卫国 清华大学附属北京清华长庚医院）

参考文献

[1]Sarier M，Duman I，Yuksel Y，et al.Results of minimally invasive surgical treatment of allograft lithiasis in live-donor renal transplant recipients：a single-center experience of 3758 renal transplantations[J].Urolithiasis，2019，47（3）：273-278.

[2]Numakura K，Satoh S，Tsuchiya N，et al.Hyperuricemia at 1 year after renal transplantation，its prevalence，associated factors，and graft survival[J].Transplantation，2012，94（2）：145-151.

[3]Malheiro J，Almeida M，Fonseca I，et al.Hyperuricemia in adult renal allograft recipients：prevalence and predictors[J].Transplant Proc，2012，44（8）：2369-2372.

[4]Martin G，Sundaram CP，Sharfuddin A，et al.Asymptomatic urolithiasis in living donor transplant kidneys：initial results[J].Urology，2007，70（1）：2-5；discussion 5-6.

[5]刘宇保，李建兴，胡卫国，等.顺行多镜联合治疗移植肾上尿路结石的临床经验和疗效[J].中华泌尿外科杂志，2022，43（4）：272-278.

09 第九章
脊柱畸形合并肾结石

病例29　标准通道经皮肾镜取石术1

一、病历摘要

（一）基本资料

患者男性，41岁，主因"体检发现左肾结石3年"入院。患者3年前体检行B超发现左肾结石（具体不详），无腰腹痛，无发热、血尿、尿频、尿急、尿痛，于外院就诊后给予口服中药排石治疗6个月（具体不详），复查发现治疗效果不佳，遂于半年前行左侧经皮肾镜碎石取石术，术后恢复良好，未复查。3个月前无明显诱因突发全程无痛肉眼血尿，无发热、尿频、尿急，就诊于外院，诊断为左肾结石，行左侧输尿管软镜碎石取石术，术后复查CT示左侧肾盂及肾盏可见多发小高密度结石影，大者约为1.0cm×0.8cm，左侧肾盂及肾盏扩张。现为求进一步诊治来我院就诊，门诊以"肾结石"收治入院。患者自发病以来，神清，精神、睡眠、食欲可，小便如上述，大便无特殊，体重无明显变化。

既往史：既往因"左肾结石"行两次碎石取石手术，其余无特殊。

查体：脊柱侧突畸形，左肾区可见一长为1cm的手术瘢痕，余无明显阳性体征。

化验检查：血常规：WBC $4.71×10^9$/L，Hb 161g/L，PLT $235×10^9$/L。肾功能：Cr 68μmol/L。尿常规：白细胞数量6.70/μl，亚硝酸盐阴性。尿培养：培养48小时，细菌菌落计数<1000CFU/ml。降钙素原：0.03ng/ml。25-羟基维生素D：18.55ng/ml。全段甲状旁腺激素：42.0ng/L。钙总量（24小时尿）4.32mmol/24h。磷总量（24小时尿）10.8mmol/24h。

影像学检查：KUB：脊柱侧弯畸形，左肾结石（病例29图1）。全腹CT：脊柱侧弯畸形、左肾结石、左肾积水。结石CT值：700～1000HU（病例29视频1）。

病例29视频1

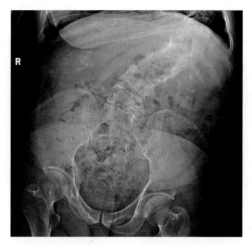

病例29图1 术前KUB

（二）诊断

1. 左肾结石

2. 左肾积水

3. 脊柱畸形

4. 泌尿系感染

5. 左肾术后

（三）诊疗经过

患者入院后完善术前检查，手术方案：全身麻醉下行标准通道经皮肾镜取石术。手术经过：麻醉成功后先行截石位，左侧输尿管逆行留置5F导管，改俯卧位，腰腹部垫高，B超引导下穿刺左肾中盏后组（病例29图2），见尿后，筋膜扩张器和金属扩张器两步法逐级扩张，建立24F皮肾通道，置入肾镜，见尿液轻度混浊，目标盏扩张，其内蚕豆样结石两枚，负压吸引下超声击碎并吸出结石。继续探查该盏，未见明显出口（病例29视频2）。B超引导下穿刺左肾下盏后组（病例29图3），同法筋膜扩张器及金属扩张器逐级扩张建立24F皮肾通道，置入肾镜后见探查见目标盏扩张明显，其内多发小米粒样结石，超声联合负压吸引给予清理，继续探查该盏仍未见明显目标盏出口，由可疑肾盏开口位置盏壁黏膜瘢痕处超声探杆探查仍未见出口，逆行滴注亚甲蓝未见明显蓝染（病例29视频3）。B超引导下穿刺左肾上盏后组并建立24F皮肾通道（病例29图4），可见蓝色尿液溢出，置入肾镜后探查可见肾盂输尿管连接部及输尿管导管，由该盏探查可疑梗阻盏开口位置，肾镜探查角度受限，更换输尿管镜后导丝引导下继续探查可见盏口处黄豆样结石梗阻，以导丝继续探查可见梗阻盏开口，导丝引导下输尿管镜通过梗阻部位后可进入中盏，再次由下盏通道导丝引导下探查可疑盏口位置，顺利置入导丝后沿导丝镜体扩张后进入中盏，由中盏通道留置导丝至肾盂，再由下盏通道留置导丝至中盏，分别沿导丝各推入14F肾造瘘管穿过扩开的中盏出口及下盏盏壁（病例29视频4）。最后由上盏通道导丝引导下顺行放置6F/26cm D-J管。各肾造瘘管皮肤缝线固定。肾盂黏膜出血部位给予电凝止血，清点敷料器械无误，术毕。

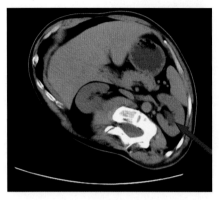
病例29图2　箭头所示为中盏标准通道穿刺位置

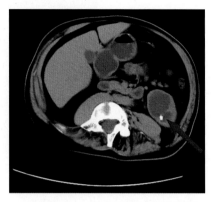
病例29图3　箭头所示为下盏标准通道穿刺位置

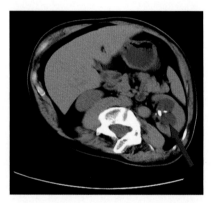
病例29图4　箭头所示为上盏标准通道穿刺位置

患者术后恢复良好，无发热、腰疼等不适主诉。术后2小时复查肾功能、血常规、降钙素原无显著变化，术后第1天血白细胞升高至7.19×10^9/L，血红蛋白下降至151g/L，血肌酐上升至81μmol/L，降钙素原上升至0.05ng/ml。围术期使用左氧氟沙星注射液0.5g 1次/日抗感染治疗。术后第1天嘱患者卧床休息，引流管颜色清亮淡红。术后第2天复查血红蛋白150g/L，血肌酐80μmol/L，嘱适当下地活动，并复查KUB观察输尿管支架管位置无异常，无明显残石（病例29图5）。尿色清理后拔除尿管。

术后结石成分：一水草酸钙。

病例29视频2

病例29视频3

病例29视频4

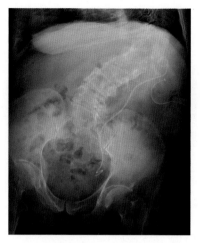

病例29图5　术后KUB

二、病例分析

1. 术前分析　患者先天性脊柱畸形，但患侧肾脏位于突向体表侧，位置相对表浅，并且有肾脏积水，降低了建立皮肾通道的难度。患者集合系统解剖特点为肾盂空间较小，上盏盏颈细长，类似于分枝肾盂，各个肾盏均有积水，可能由于结石主体嵌顿于狭小的盏颈导致肾盂内梗阻，也不除外多次内镜手术后盏颈狭窄。上盏位置较高，处于肋间，因此可选择背侧中盏穿刺建立通道，拟由此处理肾盂主体及下盏结石，根据术中盏颈梗阻及狭窄程度，处理结石后需密切观察肾积水情况，如各个肾盏仍有积水，则需行二期成型手术，此点需在术前向患者阐明。

2. 术中分析　按术前规划，先选择积水的左肾背侧中盏穿刺建立皮肾通道，置入肾镜后见目标盏扩张，其内有继发性结石，处理完后难以找到目标盏出口，考虑为多次内镜手术后瘢痕狭窄闭锁导致，输尿管导管逆行滴注亚甲蓝未见目标盏内蓝染，同时多次在肾盏交汇处探查仍未寻及出口。为处理下盏结石再次由扩张的背侧下盏建立皮肾通道，处理卵圆形继发结石后仍未见目标盏出口，同样逆行亚甲蓝滴注未见目标盏内蓝染，考虑仍为梗阻盏。此时如终止手术，两个闭锁盏内因引流不畅，患者术后可能出现发热，肾积水仍无法解决。经由上盏穿刺建立皮肾通道，可见蓝染灌注液流出，置入肾镜探查可见上盏出口、连接部及输尿管导管，由连接部肾镜探查可疑下盏开口位置，怀疑闭锁，但进一步探查角度受限，更换输尿管镜后可见黄褐色结石一枚，考虑为梗阻下盏及中盏出口处的结石，进一步在结石周围探查可见下盏及中盏出口，处理结石后导丝引导下内镜将狭窄闭锁的盏颈扩张打通，可进入中下盏工作通道所在的目标盏内，为防止扩张后的盏口再次闭锁，我们分别将14F肾造瘘管穿过扩张开的盏口，起到支撑及引流作用。

3．术后分析　由于术中有闭锁盏需要打通，术后除监测血红蛋白外，感染指标也需重点关注。考虑患者中盏及下盏出口闭锁，术中内镜下打通后使用造瘘管支撑，嘱患者留置中、下盏造瘘管1个月后来院复查，必要时行顺行造影检查，根据结果决定是否拔除肾造瘘管。如拔除肾造瘘管后各盏仍有积水，则需根据影像学表现再次行腹腔镜下盏输尿管吻合等成型手术进一步处理。留置造瘘管期间应嘱患者多饮水，注意造瘘管护理，避免脱落引起感染发热症状。

三、疾病介绍

脊柱畸形或侧突可能由先天性疾病、神经肌肉系统疾病或自身免疫系统疾病等引起，脊柱侧凸常伴有脊柱前侧凸或后侧凸，从而导致三维畸形。严重的脊柱侧凸，当Cobb角（垂直于弯曲节段的上、下椎体终板的两条线之间的夹角）大于45°时，可导致限制性肺通气功能障碍，多数患者肺功能储备受损，甚至产生肺心病，当Cobb角大于90°时，可能伴有胸椎或骨盆畸形，从而改变内部解剖结构[1]。泌尿系结石是脊柱畸形患者的常见疾病，可能由长期卧床、神经源性膀胱、泌尿系解剖结构的改变、代谢异常（如高钙血症）或慢性尿路感染引起[2]。

经皮肾镜手术虽然是大负荷复杂结石微创处理的金标准，但肾结石合并脊柱畸形的处理仍然是一种挑战。首先，对于麻醉师来说，脊柱畸形患者属于困难气道，全身麻醉气管插管难度较大，术后存在脱机拔管困难的风险[3]。其次，对于泌尿外科医师来说，患者骨骼畸形、骨质疏松，容易发生骨折，通常难以有理想的手术体位，而且解剖结构改变，肾脏向深部移位，增加了穿刺及通道建立的难度。脊柱畸形患者行经皮肾镜应尽量选择合适的手术体位，不拘泥于经典的俯卧位，首先要便于麻醉师控制气道，减少对胸部的压力，使得通气问题更少。其次根据患者自身的休息习惯进行适当的垫护和固定，俯卧位或者侧卧位仍然是可取的[4]。最后根据术前CT及术中B超或射线定位，选择合适的穿刺位点。对于脊柱畸形患者C-臂机可能很难有合适的定位位置，但B超探头由于其体积小巧，可适应脊柱的凹凸面，并可进行头端、尾端及侧方穿刺，方便穿刺入针。关于经皮肾镜处理肾结石合并脊柱畸形的文献相对较少，Asinnawi等最先报道了5例脊柱裂合并脊柱畸形患者行经皮肾镜手术治疗大负荷结石，5例患者均完全清除，除2例患者需输血外，再未出现其他并发症[5]。有研究报道16例肾单位行微通道经皮肾镜手术，结石清除率为87.5%，并未出现严重的术中及术后并发症[6]。我中心总结的72例脊柱畸形患者采用超声引导下经皮肾镜手术处理，术后结石清除率为89.87%，并发症主要为发热及输血，发生率分别为23.81%及4.76%[7]。因此，我们认为超声引导下经皮肾镜技术可作为肾结石合并脊柱畸形患者的首选。

四、病例点评

肾结石合并先天性脊柱畸形、强直性脊柱炎等骨骼异常疾病时如何行经皮肾镜碎石需根据术前影像学检查具体情况具体分析，该患者结石侧肾脏位于脊柱凸向体表侧，术前CT及B超提示有穿刺位点，皮肾通道较浅，因此采用经皮肾镜的方式进行处理相对简单。如患侧肾脏位于脊柱凹侧，往往位置较深在，如有肠道、脾脏或肺等周围脏器遮挡，则需术前仔细阅片，判断有无穿刺位点。该患者除脊柱畸形外，肾脏集合系统解剖结构也存在异常，上盏盏颈细长，中下盏闭锁，肾盂空间狭小，除解决结石问题外，肾盏闭锁也是治疗的重点，内镜下处理这些问题需要手术医生具备一定经验，且存在打通后再次闭锁或狭窄的可能，此点需术前与患者充分沟通。闭锁盏打通后如何保持盏颈或盏口通畅也需注意，此患者有两处闭锁，打通后选用肾造瘘管做支撑，对于一处盏颈闭锁的患者也可选择由闭锁的目标盏通过盏口留置输尿管支架管做支撑。在支架管或肾造瘘管拔除后，即使患者无腰痛、发热等不适症状，也需定期行影像学检查，如有肾盏积水复发可及早发现。

（病例提供者：苏博兴 清华大学附属北京清华长庚医院）

（点评专家：李建兴 清华大学附属北京清华长庚医院）

参考文献

[1]Zhang Z，Song Z，Yang X，et al.Is There a Correlation Between Cobb Angle and Pulmonary Function Tests at 2-year Follow-up in Patients With Severe Spinal Deformity Treated by Posterior Vertebral Column Resection？[J].Clin Spine Surg，2022，35（5）：E483-E489.

[2]Healy KA，Baumgarten DA，Lendvay TS，et al.Occult spinal dysraphism and urolithiasis：are patients at higher risk of stone disease？[J].J Endourol，2007，21（11）：1293-1296.

[3]Wang HH，Wiener JS，Ferrandino MN，et al.Complications of surgical management of upper tract calculi in spina bifida patients：analysis of nationwide data[J].J Urol，2015，193（4）：1270-1274.

[4]Sohail N，Albodour A，Abdelrahman KM.Percutaneous nephrolithotomy in complete supine flank-free position in comparison to prone position：A single-centre experience[J].Arab J Urol，2016，15（1）：42-47.

[5]Alsinnawi M，Torreggiani WC，Flynn R，et al.Percutaneous nephrolithotomy in

adult patients with spina bifida，severe spinal deformity and large renal stones[J].Ir J Med Sci，2013，182（3）：357-361.

[6]He Z，Zhang C，Zeng G.Minimally invasive percutaneous nephrolithotomy guided by ultrasonography to treat upper urinary tract calculi complicated with severe spinal deformity[J].Int Braz J Urol，2016，42（5）：960-966.

[7]Wang S，Zhang X，Xiao B，et al.Ultrasound-guided percutaneous nephrolithotomy for upper urinary tract calculi in patients with spinal deformity：a decade's experience[J].BJU Int，2019，124（1）：109-115.

病例30　标准通道经皮肾镜取石术2

一、病历摘要

（一）基本资料

患者男性，58岁，左侧阵发性腰痛2个月余，无血尿及尿路刺激症状，外院腹部CT提示：双肾结石。

既往史：55年前（3岁）高处坠落伤致胸椎及脊柱畸形。30年前腰椎脓肿2次，局部引流后治愈。10年前因"双肾结石"行体外冲击波碎石治疗，具体不详，之后未复查。高血压病史6年，间断口服替米沙坦治疗，血压控制尚可。脑梗死病史3年，保守治疗，间断口服"阿司匹林肠溶片"，现已停药。

查体：身高136cm，体重43.8kg，血压160/102mmHg，脊柱重度后凸、侧凸畸形（病例30图1），双肾区无叩痛。

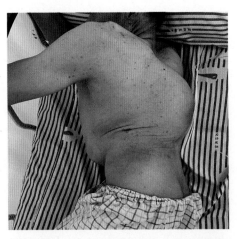

病例30图1　患者脊柱畸形为后凸合并侧凸

化验检查：血常规：WBC 4.23×10⁹/L，Hb 133g/L，PLT 212×10⁹/L。尿常规：WBC 27.4cells/μl，细菌数量107.8/μl，亚硝酸盐阴性。尿培养阴性。肾功能：Cr 107μmol/L，BUN 6.9mmol/L。

影像学检查：CT：腰椎侧弯、前凸，双侧肾脏位置向后上方移位，大小如常，形态规整，双肾结石。CT值：1200HU（病例30图2、病例30视频1）。

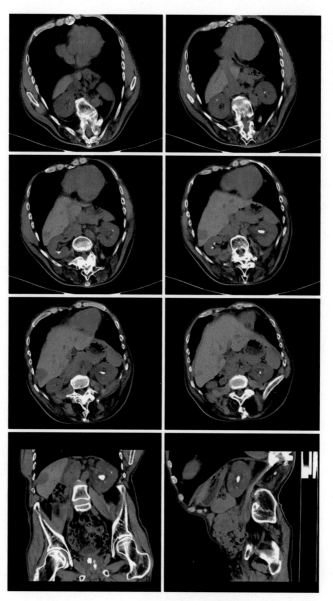

病例30视频1

病例30图2　冠状位、矢状位及横断面CT平扫

（二）诊断

1. 双肾结石

2. 泌尿系感染

3. 体外冲击波碎石术后

4. 脊柱侧弯

5. 脊柱前凸

6. 腰椎脓肿术后

7. 高血压病2级（高危）

8. 陈旧性脑梗死

（三）诊疗经过

患者中年男性，拟行左肾结石手术治疗，既往高血压、脑梗死，外伤致胸椎及脊柱畸形。结石方面，患者无发热等明显泌尿系感染症状，术前尿培养阴性，但考虑到长期结石病史，于术前2天开始使用头孢美唑预防性抗感染治疗。患者因合并脊柱畸形，肾脏、肋骨及骨盆相对位置改变，术前于病房行超声检查，提前评估穿刺位置及手术体位。

合并症方面，患者入院血压偏高，根据心内科意见调整降压方案为厄贝沙坦氢氯噻嗪片150/12.5mg 1次/日，血压维持在130～140/80～90mmHg；陈旧性脑梗死经TCD评估未见颅内血管狭窄；因胸廓畸形严重，考虑存在限制性通气障碍，完善胸部CT、肺功能及血气分析检查，术前血气结果尚可（氧分压、二氧化碳分压、氧饱和度正常），胸部CT可见双肺肺气肿，肺功能提示中度限制性通气功能障碍、肺通气储备功能中度下降、小气道功能重度障碍、肺弥散功能中度下降、肺残气量占肺总量百分比中度升高，经呼吸科、麻醉科会诊予以围术期异丙托溴铵联合布地奈德雾化吸入治疗，手术采用全身麻醉。

手术经过：麻醉成功后，患者取截石位，常规消毒铺巾，经尿道置入膀胱镜，镜下左侧输尿管逆行留置5F导管，留置尿管，固定导管。改右侧卧位，腰部垫高，常规消毒铺巾。B超引导下穿刺左肾中盏后组（病例30图3），见尿后，置入J型导丝（病例30视频2），筋膜扩张器和金属扩张器两步法逐级扩张后置入工作鞘（24F），肾镜下见尿液混浊，集合系统扩张，其内黄褐色类圆形结石，填充肾盂，约2cm，EMS碎石系统碎石清石。顺行放置输尿管支架管（6F/26cm）。皮肾通道查无出血，放置球囊肾造瘘管（14F），术毕（病例30视频3）。

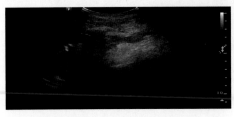

病例30视频2

病例30视频3

病例30图3　穿刺左肾中盏背侧
（红色箭头所示为目标穿刺位点）

患者术后恢复良好，无发热，引流管引流液清亮，术后常规监测肾功能、血常规，术后第1天血红蛋白较术前无明显下降。术后第2天患者可以下床活动，进食后无腹痛等不适。术后第3天晨起夹闭肾造瘘管并完善KUB示：左侧泌尿系D-J管置入术后、左肾造瘘术后，右肾区见多发结节状高密度影，余双侧泌尿系走行区未见明显异常高密度影（病例30图4）。第3天傍晚拔除肾造瘘后患者无胸闷、憋喘等气胸表现。出院复查血红蛋白及肾功能基本稳定。

术后结石成分：一水草酸钙。

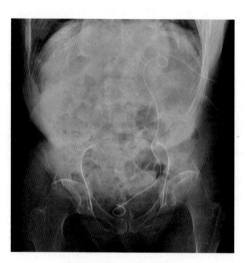

病例30图4　术后KUB

二、病例分析

1. 术前分析　本病例特点：脊柱畸形、侧卧穿刺。术前需要：

（1）请麻醉科、呼吸科会诊，排除可能存在的通气问题。

（2）术前进行心肺评估。

（3）术前超声预评估手术穿刺位点，明确肾脏和结石的超声影像是否清晰、皮肾通道路径上是否有脏器及骨骼遮挡。

2. 术中分析

（1）侧卧位可以减少体位对呼吸功能的影响，同时术前评估该体位有适合建立皮肾通道的位置，该体位术中操作影响小，符合大多数术者操作习惯。

（2）目标肾盏仍然优先考虑背侧中盏。

（3）穿刺时注意避免周围脏器损伤。

3. 术后分析　术后注意呼吸及氧饱和的情况，如无出血表现，鼓励早期下床活动，避免血栓相关并发症。进食后注意观察腹部体征，排除腹腔脏器损伤可能，肾造瘘管拔除后注意观察呼吸情况，警惕拔管后气胸，D-J管的管理无特殊。

三、疾病介绍

请参考病例29"标准通道经皮肾镜取石术1"疾病介绍中的相关内容。

四、病例点评

脊柱畸形合并上尿路结石患者并不少见，脊柱畸形致上尿路排空不畅可能是结石发生的高危因素。制订手术方案需要充分认识和考虑脊柱畸形可能增加的手术风险，胸腔、腹腔脏器移位导致大多数患者肺通气不畅，影响肺功能，所以术前要重视肺功能检查和评估。严重畸形导致困难气道，给麻醉气管插管增加困难，术前麻醉评估气道情况以及全身评估尤为重要。脏器移位甚至重叠使超声穿刺的空间严重缩小受限，增加了PCNL的脏器损伤并发症的发生率，所以需要熟练掌握超声技术，清晰辨认穿刺通道是否有可疑胸腹腔脏器。另外，相对于X线引导，能够辨认周围脏器血管避免损伤是超声引导穿刺的优势。体位方面，对于脊柱畸形患者没有定式，充分暴露有限的体表穿刺区域是基本原则和要求。

总之，掌握脊柱畸形合并肾结石的特点和技术要点之后，PCNL是安全有效的治疗方案。

（病例提供者：王碧霄 张栩鸣 清华大学附属北京清华长庚医院）

（点评专家：胡卫国 清华大学附属北京清华长庚医院）

病例31 经皮肾镜联合逆行输尿管软镜手术

一、病历摘要

（一）基本资料

患者女性，62岁，主因"体检发现泌尿系结石10年余，右侧腰部疼痛20天"入院。患者10年余前因腰腹部疼痛就诊于当地医院，B超提示"双肾结石"，未行特殊治疗，未规律复查。20天前无明显诱因再次出现右侧腰腹部疼痛不适，伴恶心、呕吐，呕吐物为胃内容物，于当地医院完善腹部CT提示"右肾结石、右肾积水"。现患者为求手术就诊于我院。

既往史：强直性脊柱炎30年余，口服药物治疗（止痛药物、激素），平素需借助轮椅活动。30年余前曾行阑尾切除术。高血压病病史5年余，规律口服降压药物治疗，血压控制尚可。2型糖尿病1年余，规律口服降糖药物治疗，血糖控制尚可。曾行绝育手术。

查体：脊柱活动度差，脊柱后凸伴侧弯，凸向左侧。右肾区有叩痛，余专科查体未见异常。

化验检查：血常规：RBC 3.60×10^{12}/L，Hb 102g/L，WBC 4.40×10^9/L，NEUT% 62.0%。感染指标：CRP 6.81mg/L，PCT 0.0393ng/ml，IL-6 6.25pg/ml。尿常规：WBC 25cells/μl，亚硝酸盐阴性，白细胞数量14.10/μl，细菌数量101.80/μl。肾功能：Cr 99μmol/L，BUN 8.9mmol/L，UA 257μmol/L。连续3天尿培养未培养出致病菌。24小时尿代谢检查：Cl 147.6mmol/L，125.46mmol/24h；Na 168mmol/L，142.80mmol/24h；K 26.10mmol/L，22.19mmol/24h；Ca 3.01mmol/L，2.56mmol/24h；P 17.5mmol/L，14.88mmol/24h；UA 2626μmol/L，2232.10μmol/24h。PTH 51.2ng/L。

影像学检查：KUB：右肾区可见数个小结节样高密度影，较大者约27mm×13mm。腰椎左突侧弯，呈竹节椎改变；双侧骶髂关节间隙消失。印象：右肾结石，强直性脊柱炎。腰椎侧弯（病例31图1）。CTU：双肾形态欠规整，两肾实质变薄，内可见多发类圆形低密度灶，大者位于左侧，直径约13mm，实质期右肾实质强化程度较对侧减低。右侧输尿管盆内段见长条形高密度影，大小约9mm×8mm×27mm，输尿管及肾盂扩张、积液，排泄期未见明显对比剂充盈；右侧肾盂见多发结节状致密影，大者大小约25mm×11mm×23mm；左侧肾盂轻度扩张，可见对比剂充盈。左肾结石CT值约800HU。印象：双肾囊肿，右侧输尿管结石，继发输尿管及肾盂轻度扩张、积液，右肾结石（病例31图2，病例31视频1）。

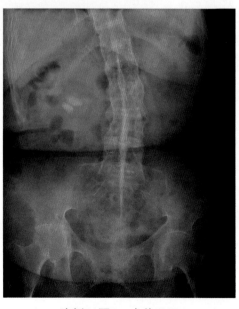

病例31图1　术前KUB

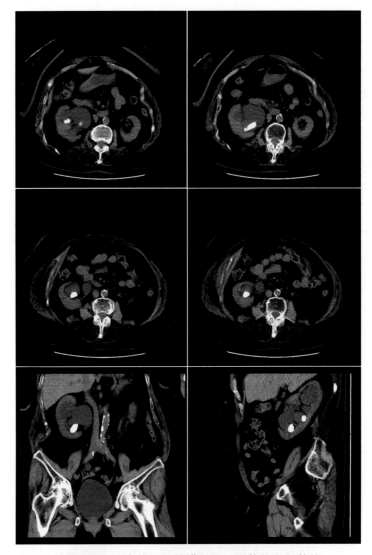

病例31图2　术前CTU的横断位、冠状位和矢状位

（二）诊断

1. 双肾结石

2. 右输尿管结石

3. 右肾积水

4. 双肾囊肿

5. 强直性脊柱炎

6. 脊柱侧弯

7. 高血压病3级，很高危

8. 2型糖尿病

9. 绝育术后

病例31视频1

（三）诊疗经过

患者入院后完善术前检查与化验，术前抗生素治疗感染。排除手术禁忌后，在全身麻醉下行左侧斜仰卧分腿位，右侧PCNL联合URL。

手术过程：麻醉成功后，患者取左侧斜仰卧分腿位（病例31图3），经尿道置入输尿管镜，探查右侧输尿管口，置入导丝，沿导丝上行5cm可见多发输尿管结石梗阻，气压弹道将结石碎裂后进入上段输尿管。同时，B超引导下穿刺右肾中盏，见尿后，筋膜扩张器和金属扩张器两步法逐级扩张，建立24F皮肾通道，置入肾镜，见尿液混浊，集合系统扩张，其内黄褐色卵圆形结石，填充肾盂和各肾盏，结石坚硬，EMS碎石清石系统将结石逐步碎裂后吸出，部分结石碎块移位至输尿管上段，更换膀胱软镜探查将输尿管结石逐一取出，更换肾镜清除肾内结石。逆行沿导丝置入输尿管支架管，撤出输尿管镜。肾镜探查其他肾盏，可见中盏结石，角度所限，取出困难，再次更换膀胱软镜，配合钬激光将结石碎裂后冲出至肾盂，使用肾镜配合网篮及EMS碎石清石系统将结石清除，皮肾通道未见明确出血。放置气囊肾造瘘管，术毕安返病房（病例31视频2）。

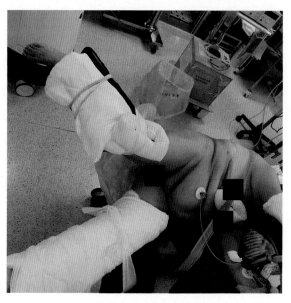

病例31图3　患者术中体位

患者术后恢复良好，无发热，术后常规监测血常规、感染指标及肾功能，术后第1天血红蛋白较术前轻度下降（95g/L）。术后第2天患者在床上适量活动。术后第3天复查KUB右肾、输尿管未见残余结石（病例31图4），予夹闭肾造瘘管。肾造瘘管夹闭1天无不适，无发热，感染指标恢复至正常水平。术后第4天予拔除肾造瘘管。术后第5天拔除尿管出院。

病例31视频2

结石成分：无水尿酸、一水草酸钙。

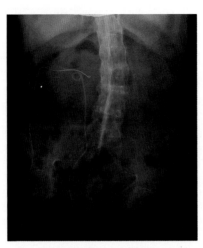

病例31图4　术后KUB

二、病例分析

1. 术前分析　患者系强直性脊柱炎，椎体融合明显，无法俯卧位，同时患者有右侧输尿管石街，导致右肾重度积水，虽然尿液化验指标提示感染不明显，但不除外结石上方积水合并感染。术前给予抗感染治疗。在体位选择方面，由于患者右侧输尿管下段石街，肾结石分散，采用常规的先截石位输尿管镜将输尿管结石取出，再行侧卧位PCNL取出肾内结石是一种选择。但如前所述，在逆行治疗输尿管结石时，由于结石体积较大，碎石取石时间相对较长，不除外会出现肾内压力增高导致潜在的细菌入血，增加感染风险。因此我们决定同时行输尿管镜碎石及经皮肾镜手术，一方面有效地降低了肾盂内压力，另一方面可以将输尿管结石推入近端输尿管，经皮肾通道使用肾镜取出，会大大提高手术效率。

2. 术中分析　首先我们在斜仰卧位下采用B超定位穿刺中盏，建立标准通道，肾镜进入肾内后可见结石质地坚硬，EMS 5代碎石过程中，另一组术者逆行进入输尿管腔，可见输尿管结石，使用气压弹道将结石碎裂后将碎块向上推入输尿管上段，由于患者体位问题，输尿管镜无法全程上行进入肾盂，于是置入导丝，输尿管镜留置于结石床附近，防止结石碎屑下移。肾盂及UPJ处结石清除后，更换膀胱软镜，顺行探查输尿管上段将结石碎块使用网篮逐步清除。更换肾镜将较大结石碎石后清除，可见一中盏平行盏结石无法取出，再次更换膀胱软镜配合钬激光把结石碎裂后取出。

3. 术后分析　患者术后恢复良好，无发热及感染性并发症，复查KUB未见结石残余。术后第5天顺利拔除肾造瘘管及尿管后出院。

三、疾病介绍

请参考病例29"标准通道经皮肾镜取石术1"疾病介绍中的相关内容。

四、病例点评

强直性脊柱炎（ankylosing spondylitis，AS）合并泌尿系结石患者临床中时有遇到，根据结石的大小、位置，以及患者AS疾病的严重程度，可选择的手术方式也不尽相同。有些患者腰骶关节及髋关节僵化严重，截石位无法实现，需要配合膀胱软镜进行插管和拔管。有的患者无法俯卧位，需要侧卧等体位才能暴露手术区域。有的患者麻醉困难，需要清醒插管。同时，由于患者体位特殊性，术后主动排石的能力较差，因此对于此类患者要尽量术中将结石取尽。本例患者除了肾结石之外，同侧输尿管下段伴有石街，因此在手术时需要考虑到将两处结石能否一次性取出的可能性。如果采用先截石位后侧卧位，输尿管结石的治疗需要较长时间且有术中肾盂内压力过高导致尿源性脓毒血症的风险。因此我们选择了斜仰卧分腿位，同步行顺行经皮肾镜及逆行输尿管镜碎石术，这样既保证了较低的肾盂内压力，同时也满足两组术者同时处理肾脏和输尿管结石的需要，减少了手术时间，提高了手术安全性。

（病例提供者：肖 博 罗智超 清华大学附属北京清华长庚医院）

（点评专家：李建兴 清华大学附属北京清华长庚医院）

10 第十章
萎缩肾合并肾结石

病例32 针状肾镜辅助下内镜联合手术
（标准通道+针状肾镜）

一、病历摘要

（一）基本资料

患者女性，56岁，主因"发现右肾结石30余年"入院。患者30余年前体检发现右肾结石，患者因结石较小，且无畏寒、发热、腹胀、腹痛、腰痛、尿频、尿急、尿痛等不适，未行特殊处理，仅每年定期体检。1年前患者体检发现右肾萎缩且结石明显增大，就诊于当地医院，建议其切除肾脏，患者不同意切肾，现为求取出结石、保留肾脏来我院就诊。

既往史：发现血糖升高3年，空腹血糖7mmol/L，未规律治疗。

查体：专科查体未见明显异常。

化验检查：血常规：RBC 4.19×10^{12}/L，Hb 128g/L，WBC 6.53×10^9/L，NEUT% 58.4%。感染指标：CRP 8.05mg/L，PCT 0.0435ng/ml，IL-6 6.85pg/ml。尿常规：WBC 500cells/μl，亚硝酸盐阴性，白细胞数量747.60/μl，细菌数量47.30/μl。肾功能：Cr 59μmol/L，BUN 3.9mmol/L，UA 419μmol/L。第1天尿培养提示：大肠埃希菌感染，对头孢呋辛、头孢曲松、左氧氟沙星、替加环素、甲氧苄啶/磺胺耐药、哌拉西林/他唑巴坦、头孢他啶、头孢哌酮/舒巴坦、头孢吡肟、厄他培南、亚胺培南、阿米卡星等敏感。第2、第3天未培养出致病菌。24小时尿代谢化验：Cl 45.9mmol/L，112.46mmol/24h；Na 53.2mmol/L，130.34mmol/24h；K 17.67mmol/L，43.29mmol/24h；Ca 1.08mmol/L，2.65mmol/24h；P 7.1mmol/L，17.40mmol/24h；UA 890μmol/L，2180.50μmol/24h。PTH 42.9ng/L。

影像学检查：KUB：双肾区可见多个结节样、右肾可见鹿角样高密度影，长径约71mm。印象：双肾结石，右肾鹿角形结石（病例32图1）。全腹部CT平扫+重建：右肾萎缩，肾实质变薄，右肾盂肾盏增宽、壁毛糙，腔内可见铸型致密影。右侧肾周脂肪间隙模糊。左侧肾脏位置、大小如常，形态规整，左肾窦内可见少许点状致密影。CT值右肾结石约1000HU。印象：右肾萎缩、右肾铸型结石；左肾微小结石；右肾盂壁增厚，慢性炎性改变可能（病例32图2，病例32视频1）。

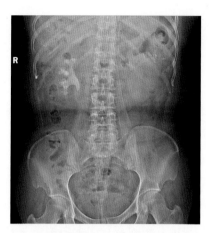

病例32图1　术前KUB

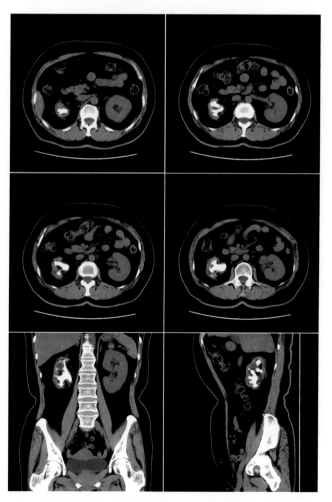

病例32图2　术前CT横断位、冠状位和矢状位

（二）诊断

1. 双肾结石（右侧鹿角形）
2. 右肾萎缩
3. 泌尿系感染
4. 2型糖尿病

病例32视频1

（三）诊疗经过

患者入院后完善术前检查，术前给予静脉输液抗感染治疗两天，复查尿培养未发现致病菌，尿白细胞及细菌数有好转。排除手术禁忌后，在全身麻醉下行右侧PCNL。

手术过程：麻醉成功后，患者取截石位，常规消毒铺巾，经尿道置入膀胱镜，镜下右侧输尿管逆行留置5F导管，留置尿管，固定导管。改俯卧位，腰部垫高，常规消毒铺巾。B超引导下穿刺右肾中盏后组，见尿后，筋膜扩张器预扩通道至10F，使用一步式球囊（N30，BD）扩张，建立24F皮肾通道，置入肾镜，探查目标盏，见尿液混浊，集合系统内可见感染性结石充填，负压吸引下超声击碎并吸出结石。结石与肾盏、肾盂黏膜组织嵌顿明显，肾盏黏膜有部分呈现坏死表现，将视野中结石逐步清除后，B超探查可见下盏背侧组残余结石，结石较大，遂采用两步法再次建立24F标准通道，使用EMS碎石清石系统将视野中结石逐步清除。B超再次探查可见上盏背侧组残余结石，考虑到患者肾脏萎缩，未进一步建立标准通道，B超引导下Needle-perc穿刺右肾上盏后组，钬激光光纤连接至钬激光发生器，钬激光将结石头击成小块（激光参数：1.2J×10Hz），结石碎屑经上盏颈进入肾盂。负压吸引下超声吸出结石。再次探查各盏，未见残余结石。导丝引导下顺行放置6F/26cm D-J管，放置气囊肾造瘘管。术中平稳，安返病房（病例32视频2）。

病例32视频2

患者术后恢复良好，无发热，术后2小时及24小时常规监测血常规、肾功能及感染指标，术后第1天血红蛋白117g/L，较术前轻度下降，嘱患者在床上适当翻身、活动。术后第2天复查KUB右肾上盏有少量残余结石（病例32图3），与患者沟通后，患者要求动态监测结石变化。术后第3天复查血红蛋白116g/L。术后第4天予夹闭肾造瘘管。术后第5天患者无发热、腰痛、渗液，予拔除肾造瘘管。术后第6天患者办理出院。

右肾结石成分：六水磷酸铵镁、碳酸磷灰石。

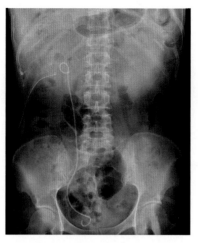

病例32图3　术后KUB

二、病例分析

1. 术前分析　患者系中年女性，右肾完全鹿角结石，术前尿培养提示大肠埃希菌，右肾萎缩，综合考虑为感染性结石。由于患侧肾脏萎缩，结合以往经验，患者肾脏功能往往较差，且肾乳头及黏膜有粘连嵌顿或者坏死的可能。由于患者要求保肾的意愿非常强烈，我们决定行右侧PCNL。术前告知患者可能需二期手术、术后肾脏萎缩、肾结石复发或者长期泌尿系感染的可能性。术前给予敏感抗生素治疗，降低术后出现感染性并发症的风险。患者结石分布较均匀，上、中、下盏均有结石充填，中盏的背侧与腹侧盏夹角较小，存在无法术中探及的可能性，需做好另建立通道的准备。术前分析大约需要2~3个通道，配合Needle-perc处理残余结石。

2. 术中分析　B超探查来看，上、中、下三组背侧盏可见结石，符合术前预期，常规至少需要2~3个通道。B超下可见结石显影回声不甚清晰，尤其是肾盏的结构有些紊乱，肾盏乳头似有高密度影，考虑为结石长期刺激导致肾乳头黏膜萎缩或者感染灶形成所致。这也给穿刺建立通道增加了难度。第一个通道选择建立在中盏。此类患者由于肾脏长期慢性感染，穿刺过程中肾周组织及肾被膜质地较韧，穿刺进入集合系统有一定难度。反复穿刺确认进入目标肾盏后，我们采用球囊扩张法，一方面在建立通道上可以一次性到位，对于瘢痕肾脏或者质地较韧的肾脏可以更安全地建立通道，另一方面也保证了更通畅出水通道。术中情况同术前判断，肾结石与周围黏膜粘连严重，部分肾乳头可见坏死，黏膜质地较脆，容易出血。快速清除视野中结石后，我们又在下盏建立一个标准通道，使用EMS负压清石系统将肾盂和下盏结石清除。在上盏结石处理上，我们采用了Needle-perc，由于已经有了两个标准通道作为引流，Needle-perc使用中保证了较低的肾盂内压力，采用"高能低频"方式快速将结石碎块化推入肾盂，再经原通道清除结石，达到了更好的结石清除效果。

3. 术后分析 术后患者恢复顺利，无发热及Clavien Ⅱ级及以上并发症。患者术后2天恢复正常饮食及下床活动，肾功能情况同术前无明显变化。术后复查KUB可见上盏一枚约0.5cm大小结石残留，考虑为上盏Needle-perc未能探及的结石，患者要求动态观察结石变化和肾功能恢复情况，嘱患者密切观察结石大小，如有增大建议及时手术处理残余结石。

三、疾病介绍

萎缩肾分为有功能萎缩肾与无功能萎缩肾。有功能萎缩肾多为复杂肾结石经过多次体外碎石或碎石手术所致，对于此类肾结石，应尽量选择保肾治疗。对于无功能萎缩肾且怀疑合并有恶性肿瘤、肾结核、肾脓肿的患者应行肾切除术。然而，部分患者坚持保肾治疗时也可以选择经皮肾镜手术治疗萎缩肾结石。我中心在国际上首次发表了无功能萎缩肾超声引导下经皮肾镜碎石取石术研究，探索了无功能萎缩肾经皮肾镜碎石术的安全性及有效性，并随访86名患者12个月[1]。对于萎缩肾，手术的难点在于超声下辨认萎缩肾的解剖结构。人工肾积水可帮助辨识肾实质、集合系统及肾结石。当使用超声时，将depth调至较大值以观察整个肾脏，gain调至较大以增加集合系统与肾实质的对比度。穿刺时选择肾盏穹隆处可以降低穿刺过程中的出血风险[2]。在该研究中，术后血红蛋白与术前相比，变化不大（0.8±1.1）g/dl，且无患者因术后出血行介入栓塞。一项纳入因肾盂输尿管连接处狭窄导致严重肾积水患者的研究中，24/29例年轻患者（年龄≤35岁）术后分肾功能得到了改善[3]。另一项研究肾盂成形术后患者肾功能改善的研究也得出了相似的结论，40.6%的患者（分肾功能小于20%）术后肾功能得到了改善[4]，证明手术有改善肾功能的潜在可能。然而，在我中心的研究中，患者的肾功能在经皮肾镜术后并没有改善。在既往的研究中，无功能肾合并肾结石患者罹患肿瘤的风险较高[5]，经过我们12个月的随访，患者未出现肿瘤。然而，结石也可能会掩盖肿瘤的发生，因此对于无功能萎缩肾患者，随访非常重要。

四、病例点评

萎缩肾鹿角结石的治疗相比正常肾脏的鹿角结石治疗难度更大，主要难点在于以下几点：①萎缩肾脏体积较小，B超下影像不清晰，对于肾盏等解剖结构的判读难度加大；②由于肾脏长期受到结石刺激，往往合并有肾脏慢性炎症、肾集合系统黏膜炎症、肾积脓甚至肾乳头坏死表现，为B超下识别结构增加了难度的同时，通道的建立及取石过程也颇为困难；③当需要建立多通道手术时，由于前面通道建立过程中肾脏位置容易移向深方，且结石清除后肾脏轮廓"塌陷"，B超下观察肾脏结构会更为困难。因此对于萎缩肾结石，尤其是鹿角形结石的经皮肾镜手术来说，需要充分的术前规划及评估，将困难想到前面，充分地向患者及家属交代手术的难度及术后可能出现的问题（肾功能改善不明显、结石残留、术后肾脏萎缩变小）。同时，有些患者由于结石长期反复刺激导致黏膜病变，术中可能会发现合并的上皮恶性肿瘤情况，因此对于可疑的黏膜病变建议取病理组织检查以便更及时地发现潜在的肿瘤性病变。

（病例提供者：肖 博 罗智超 清华大学附属北京清华长庚医院）

（点评专家：李建兴 清华大学附属北京清华长庚医院）

参考文献

[1]Su B，Ji C，Li J，et al.Outcomes of ultrasound-guided percutaneous nephrolithotomy for the treatment of large stones within non-functioning atrophic kidneys[J].International Journal of Urology，2021，28（3）：254-259.

[2]Liatsikos EN，Kapoor R，Lee B，et al."Angular percutaneous renal access". Multiple tracts through a single incision for staghorn calculous treatment in a single session[J].European urology，2005，48（5）：832-837.

[3]Zhang S，Zhang Q，Ji C，et al.Improved split renal function after percutaneous nephrostomy in young adults with severe hydronephrosis due to ureteropelvic junction obstruction[J].The journal of urology，2015，193（1）：191-195.

[4]Nayyar R，Yadav S，Singh P，et al.Outcomes of pyeloplasty in very poorly functioning kidneys：examining the myths[J].Urology，2016，92：132-135.

[5]Zengin K，Tanik S，Sener NC，et al.Incidence of renal carcinoma in non-functioning kidney due to renal pelvic stone disease[J].Molecular and clinical oncology，2016，3（4）：941-943.

11 第十一章
重复肾合并肾结石

病例33　标准通道经皮肾镜取石术＋输尿管镜碎石术

一、病历摘要

（一）基本资料

患者男性，58岁，主因"体检发现双肾结石4年，左肾PCNL术后7周余"入院。患者4年前于外院超声发现双肾多发结石，口服中药排石治疗1个月，未规律复查。2个月前患者口服阿司匹林后出现肉眼血尿，未行诊治，自行缓解。7周前来我院行左肾结石PCNL。现入院治疗右肾结石。

既往史：3年余前因冠状动脉狭窄于外院放置心脏支架两枚，术后规律口服阿司匹林，1个月前停用；糖尿病病史10年余，口服二甲双胍，血糖控制良好；胃溃疡胃出血病史5年，后规律用药，复查胃镜后康复。20年余前因左下肢骨折行手术治疗，现无明显下肢活动障碍。对青霉素、舒普深（注射用头孢哌酮钠舒巴坦钠）过敏。

查体：左肾区有陈旧手术瘢痕。

化验检查：血常规：RBC 4.70×10^{12}/L，Hb 142.00g/L，WBC 5.77×10^9/L，NEUT% 70.20%。感染指标：CRP 6.74mg/L，PCT 0.04ng/ml，IL-6 7.5pg/ml。尿常规：WBC 250cells/μl，亚硝酸盐阳性，白细胞数量598.30/μl，细菌数量36 410.60/μl。肾功能：Cr 70μmol/L，BUN 6.4mmol/L，UA 306μmol/L。尿培养：无乳链球菌菌量20 000CFU/ml，对左氧氟沙星、红霉素、克林霉素等耐药；对头孢曲松、青霉素等敏感。

影像学检查：CT：双侧泌尿系D-J管置入术后，右侧重复肾、输尿管，右输尿管结石，右肾结石，双肾积水（病例33图1）。CT值：900HU（病例33视频1）。KUB：双侧泌尿系D-J管置入术后，右肾结石（病例33图2）。

病例33视频1

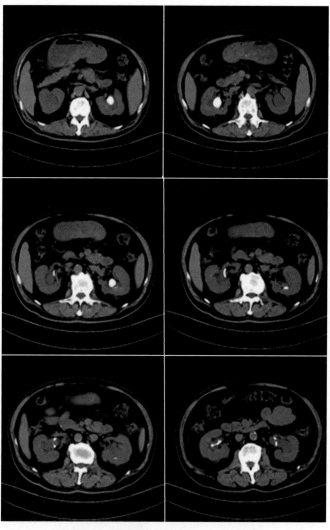

病例33图1 术前CT横断位（左侧肾镜前）

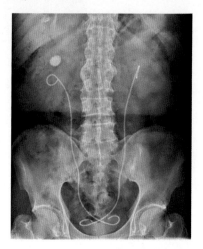

病例33图2 KUB（左肾结石治疗术后）

（二）诊断

1. 右肾结石（上肾段）
2. 右侧输尿管结石（下肾段）
3. 右侧完全重复肾重复输尿管畸形
4. 左肾结石术后
5. 输尿管支架置入术后
6. 冠状动脉支架植入术后状态
7. 2型糖尿病
8. 胃溃疡
9. 下肢骨折术后

（三）诊疗经过

入院后完善术前检查并予以低分子肝素桥接治疗，术前患者合并泌尿系感染，根据病原学检查结果选择敏感抗生素治疗，术前复查尿白细胞及细菌数降低，亚硝酸盐转阴。手术方案：全身麻醉下行右侧PCNL＋URL。

手术过程：全身麻醉，截石位，经尿道拔除双侧输尿管支架。输尿管镜逆行探查右侧下肾输尿管，上行15cm可见黄色结石一枚，长径约0.6cm，结石周围输尿管黏膜水肿，息肉包裹，气压弹道将结石击碎，网篮取出结石碎块。放置6F/26cm D-J管。镜下右侧上肾（内侧开口）输尿管逆行导丝引导下留置5F导管。

改俯卧位，B超引导下穿刺右侧上肾段上盏，见尿后，筋膜扩张器和金属扩张器两步法逐级扩张，建立24F皮肾通道，肾镜探查见肾上盏内黄褐色结石，长径约2.5cm，EMS碎石清石系统清除可见结石。顺行放置6F/26cm D-J管，放置肾造瘘管，术毕（病例33视频2）。

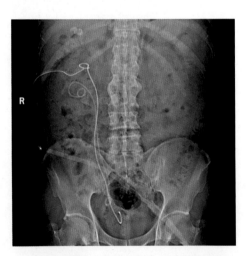

病例33图3　右侧PCNL术后的KUB

患者术后恢复良好，无发热，术后监测肾功能、血常规及感染指标稳定，术后第1天床上活动及床边坐位休息，术后第2天患者下地活动。复查KUB右肾未见残余结石（病例33图3）。

结石成分：一水草酸钙、碳酸磷灰石。

二、病例分析

1. 术前分析　重复肾可以是部分重复，也可以是完全重复。

病例33视频2

部分重复肾表现为患肾双肾盂和"Y"形输尿管，两条输尿管在其下行过程的某处相互融合，远端形成一条共同的输尿管；而在完全重复肾中，患肾除了有两个相互独立的肾盂外，与之相连的两条输尿管，也是相互独立的，两条输尿管分别通过各自的开口进入膀胱。对于重复肾结石而言，术前需通过CTU重建明确重复肾的分型及输尿管的数目、形态，了解结石的定位，再评估手术方案。

2. 术中分析　该患者为完全重复肾，逆行操作时需注意区分上肾段和下肾段分别对应的输尿管开口。根据Weigert-Meyer法则寻找对应的输尿管开口是最常用的方法。Weigert-Meyer法则为：完全重复肾的上肾段输尿管的开口通常位于正常的下肾段输尿管开口的内侧和下方（内下方）。此外，还可通过逆行留置导丝后超声探查辅助确认。

3. 术后分析　因上肾段肾结石和下肾段输尿管结石同时存在，术后同侧留置了2根输尿管支架管，需提前告知患者院外可能出现支架管相关的刺激症状。患者术后恢复良好，无发热及出血，根据结石成分嘱患者增加饮水量并避免高草酸饮食，长期可予以枸橼酸盐药物进行预防，但因患者结石形成也与解剖因素相关，可能难以完全避免结石的复发。

三、疾病介绍

肾集合系统重复畸形是最常见的上尿路先天性畸形，发生率为0.3%～0.8%（125例中约1例）。双侧重复占15%，完全重复占17%～20%[1]。这种异常是由于副输尿管芽形成或单个输尿管芽在到达肾性隆起之前分裂所致。重复集合系统所引起的常见并发症有输尿管异位开口、输尿管膨出、上尿路梗阻、膀胱输尿管反流或肾盂输尿管连接部狭窄。重复集合系统结石的发生率为3%～8%，治疗更具挑战性[2]。ESWL治疗重复肾结石创伤小，且文献报道中成功率良好，不过可能需要多次碎石，但ESWL也有并发症，如肾血肿的发生率约为1.5%[3]。随着技术进步，RIRS具有了更好的视野，在畸形的肾脏的碎石术中也表现良好，SFR高达80%～85%。但放置输尿管软镜鞘可能会对整个输尿管产生广泛的剪切力，尤其对于重复集合系统邻近的输尿管，术前留置输尿管支架管有助于降低高度不稳定型输尿管损伤的发生率[4]。

四、病例点评

重复肾、输尿管合并上尿路结石的治疗要点在于术前准确了解集合系统解剖、结石精准定位，并依此制订精准合理的手术方案，例如结石位于上肾段还是下肾段、是否合并重复输尿管、重复输尿管汇合的位置、输尿管是否有狭窄等。对于PCNL手术，术中逆行输尿管镜探查也是有必要的，可以准确了解重复输尿管汇合的位置、管腔大小，特别是重复输尿管汇合处管腔是否通畅影响RIRS手术方式的选择和成功率。上肾段结石位置较高，行PCNL手术时皮肤穿刺点大多位于11肋间，术前要做超声评估周围脏器情况。术后留置D-J管尽量选择直径小的型号，避免影响另外一个输尿管的引流。

（病例提供者：胡卫国　王碧霄　清华大学附属北京清华长庚医院）

（点评专家：李建兴　清华大学附属北京清华长庚医院）

参考文献

[1]Fernbach SK，Feinstein KA，Spencer K，et al.Ureteral duplication and its complications[J].Radiographics，1997，17（1）：109-127.

[2]Elhadi M，Bonomaully M，Sheikh MI，et al.Two pelvises，one stone：a different approach for management of calculi in a duplex renal collecting system[J].Afr J Urol，2018，24（1）：34-36.

[3]Aggarwal D，Parmar K，Mathew J，er al.Sheathless synchronous flexible ureterorenoscopy with holmium laser lithotripsy in complete duplex renal collecting system with stones[J].Urol Case Rep，2021，37（1）：101707.

[4]Ugurlu İM，Akman T，Binbay M，et al.Outcomes of retrograde flexible ureteroscopy and laser lithotripsy for stone disease in patients with anomalous kidneys[J].Urolithiasis，2015，43（1）：77-82.

病例34　针状肾镜辅助下内镜联合手术
（标准通道＋针状肾镜）

一、病历摘要

（一）基本资料

患者男性，71岁，主因"发现左肾结石4年余"入院。患者4年前因左腰部不适到当地医院行泌尿系B超发现左肾结石，一直未予治疗。半年前因右侧腰腹部疼痛就诊于当地医院行腹部CT提示：右侧输尿管末端结石，左肾结石，肝囊肿。予保守治疗后患者疼痛缓解。1周前患者再次就诊于县医院复查泌尿系B超提示：左肾多发结石，尿常规提示：白细胞数量113/μl。现为求进一步诊治来我院就诊。

既往史：既往高血压病史4年，血压控制可。20年余前曾行输尿管囊肿切开术。

查体：左肾区叩痛阳性，余专科查体未见异常。

化验检查：血常规：RBC 4.41×10^{12}/L，Hb 140.00g/L，WBC 4.41×10^{9}/L，NEUT% 50.8%。感染指标：CRP 1.26mg/L，PCT 0.06ng/ml，IL-6＜1.5pg/ml。尿常规：WBC 500cells/μl，亚硝酸盐阳性，白细胞数量676.30/μl，细菌数量7253.50/μl。肾功能：Cr 88μmol/L，BUN 5.9mmol/L，UA 540μmol/L。连续3天尿培养提示：奇异变形杆菌感染，对头孢呋辛、头孢曲松、左氧氟沙星、替加环素、甲氧苄啶/磺胺耐药，对哌拉西林/他唑巴坦、头孢他啶、头孢哌酮/舒巴坦、头孢吡肟、厄他培南、亚胺培南、阿米卡星敏感。24小时尿代谢检查：Cl 52.1mmol/L，145.88mmol/24h；Na 55.7mmol/L，155.96mmol/24h；K 9.34mmol/L，26.15mmol/24h；Ca 0.38mmol/L，1.06mmol/24h；P 4.6mmol/L，12.88mmol/24h；UA 644μmol/L，1803.20μmol/24h。PTH 42.4ng/L。

影像学检查：KUB：左肾区可见鹿角状、结节状高密度影。印象：左肾结石（病例34图1）。全腹部CT平扫＋重建：左肾见两套肾盂、输尿管，两支输尿管均在膀胱三角区汇入膀胱。其中，上部肾盂肾盏内见铸型高密度影，左肾上部实质略变薄；下部肾盂肾盏区域未见明显结石。左肾周脂肪间隙模糊。双肾实质见类圆形无强化低密度影，较大者位于右肾，大小约7mm×7mm×6mm。CT值左肾结石约1000HU。印象：左侧重复肾畸形；上部肾盏肾盂铸型结石。双肾小囊肿（病例34图2，病例34视频1）。

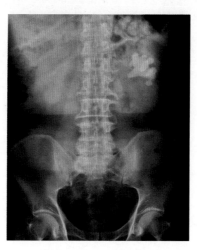

病例34图1　术前KUB

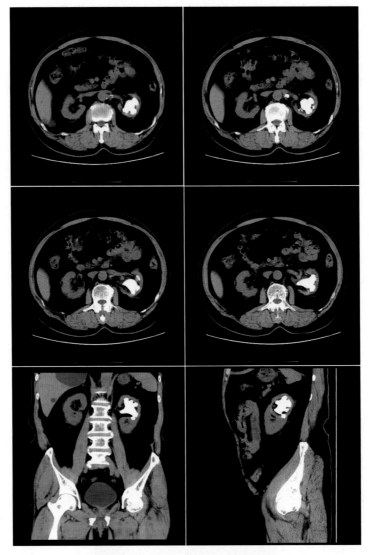

病例34图2　术前CT横断位、冠状位和矢状位

（二）诊断

1. 左肾结石
2. 泌尿系感染
3. 左侧重复肾、重复输尿管畸形
4. 左肾囊肿
5. 肝囊肿
6. 高血压病3级（高危）

病例34视频1

（三）诊疗经过

　　患者入院后完善术前检查，术前给予静脉输液抗感染治疗3天，调整降压治疗方案，控制血压良好，排除手术禁忌后，在全身麻醉下行左侧PCNL。

手术过程：麻醉成功后，患者取截石位，常规消毒铺巾，经尿道置入膀胱镜，镜下左侧下内侧输尿管逆行留置5F导管，留置尿管，固定导管。改俯卧位，腰部垫高，常规消毒铺巾。B超引导下穿刺左侧上组肾脏中盏后组，见尿后，置入"J形导丝"，感觉导丝位置没有完全进入大盏，采用筋膜扩张器逐步扩张至16F后未直接更换金属扩张器（手感位置不佳）。遂使用输尿管镜探查，发现16F工作鞘未在集合系统内。反复镜下探查未见明确解剖标志，遂采用B超引导下"鞘内穿刺"，在穿刺针触碰到结石后，再次置入导丝，筋膜扩张器扩张后置入输尿管镜可见结石，将导丝固定位置，金属扩张器两步法逐级扩张，建立24F皮肾通道，置入肾镜，其内黄褐色鹿角样结石，填充肾盂和各肾盏，EMS碎石清石系统将结石逐步粉碎后清除。探查下盏可见背侧组残余结石，Needle-perc穿刺此盏，进入肾盏后，钬激光将结石粉碎，肾盏内结石粉碎效果可。再次经原通道进入肾盏，清除部分结石碎屑。导丝引导下顺行放置6F/26cm D-J管，放置气囊肾造瘘管，术毕安返病房（病例34视频2）。

患者术后恢复良好，无发热，术后常规监测肾功能、血常规及感染指标，术后第1天血红蛋白131.00g/L，较前无明显变化，嘱患者在床上适当翻身、活动。术后第2天血红蛋白132.00g/L，复查KUB左肾未见残余结石（病例34图3）。术后第4天予夹闭肾造瘘管。术后第5天患者无发热、腰痛、渗液，予拔除肾造瘘管。术后第7天患者顺利出院。

病例34视频2

结石成分：六水磷酸铵镁、碳酸磷灰石。

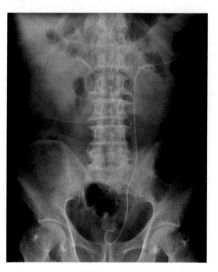

病例34图3　术后KUB

二、病例分析

1. **术前分析**　患者老年男性，发现肾结石多年，从影像检查来看，KUB提示左侧鹿角形结石，但从CT检查看，患者应该属于重复肾、重复输尿管畸形。结石位于上组肾脏。由于上肾输尿管往往开口于膀胱的内下方，所以在术前留置输尿管导管时需要注意输尿管开口的位置，防止导管错位。术前尿培养提示奇异变形杆菌，考虑为感染性肾结石，术前给予针对性抗感染治疗3天，等尿常规感染指标好转后决定行PCNL。由于上肾位置经常较高，术前可以在床旁行超声检查或者根据CT来判断是否有胸膜损伤风险。在穿刺时尽量选择偏下组肾盏建立通道。

2. **术中分析**　从B超扫描结果看，上组肾脏的上、中、下三个背侧盏均为平行盏。有可能需要建立多个手术通道才能将结石取尽。由于中盏背侧结石最靠近穿刺点，首先我们建立中盏通道，穿刺过程较为顺利，穿刺针触碰结石感较为明显，置入导丝过程不太顺利，导丝进入肾脏后无"空间感"，这可能与结石完全充填有关。于是我们在扩张过程中采用了"两步法"，首先逐步建立16F通道，然后置入输尿管镜探查工作鞘的位置。当发现工作鞘位置偏移后，我们首先在肾内寻找"肾乳头"作为解剖标志，反复探查后未见明确肾乳头，为了避免液体外渗，决定再次穿刺。由于工作鞘位于肾内，在拔除至肾被膜外后，B超引导下穿刺目标盏，再次触碰到结石后，固定穿刺针鞘，再次置入导丝，扩张后输尿管镜探查可见结石，将导丝放置在良好位置，逐步建立标准通道。EMS碎石清石过程相对比较顺利，清除视野中结石后，B超探查可见下盏平行盏结石，考虑到结石位于小盏内，Needle-perc穿刺该结石，钬激光将结石粉碎后推出至肾盂，再次经原通道清除结石。

3. **术后分析**　术后患者恢复顺利，术后肾造瘘管及尿管颜色基本清亮。术后第2天患者恢复正常饮食并可以自主下地活动，无发热及其他不适症状。复查KUB未见结石残留，术后1周顺利出院。

三、疾病介绍

请参考病例33"标准通道经皮肾镜取石术＋输尿管镜碎石术"疾病介绍中的相关内容。

四、病例点评

此病例的特殊点主要在于重复肾合并肾结石，此类患者术前容易出现漏诊。平扫CT对于发现肾结石较为容易，但重复肾、重复输尿管的解剖结构容易被忽视。CT尿路造影能够更好地在术前发现此类发育畸形，并能够区分完全重复肾输尿管畸形和部分重复肾输尿管畸形。如果结石分别位于不同的肾段，单一通道只能探及本套集合系统内结石。术前逆行插入输尿管导管人工制造肾积水时需要注意分别向两套集合系统内置管。有些重复肾畸形患者输尿管会出现融合，形成"Y"形输尿管结构，结石容易嵌顿在输尿管汇合处导致上、下两套集合系统均出现扩张积水，这种情况的处理有时会更复杂，顺行输尿管软镜是一个不错的选择。本例患者肾结石位于上组集合系统，结石与周围集合系统嵌顿无肾积水，建立通道有一定困难，我们术中采用"两步法"，建立微通道后输尿管镜探查明确位置，当发现工作鞘位置不佳后再次穿刺明确结石位置，这能够有效地减少"一步式"直接建立24F通道造成的肾脏损伤，防止更严重的并发症。平行盏结石的处理我们采用了NAES技术，配合Needle-perc减少了通道的数目，对于进一步保护患者肾功能来说是非常有必要的。

（病例提供者：罗智超 清华大学附属北京清华长庚医院）

（点评专家：肖 博 清华大学附属北京清华长庚医院）

第十一章 重复肾合并肾结石

12 第十二章
盆腔异位肾合并肾结石

病例35　经皮肾镜联合逆行输尿管软镜手术

一、病历摘要

（一）基本资料

患者男性，56岁，主因"血尿20天"入院。患者20天前无明显诱因出现全程肉眼血尿，为淡红色，无发热、畏寒，无腹痛、腹胀，无尿频、尿急、尿痛等不适，血尿可自行缓解，但会反复出现。15天前患者于当地医院完善腹部CT提示：左侧异位肾，左肾结石伴肾积水。现为求进一步诊治来我院就诊。

既往史：20年前曾在当地医院行左侧盆腔异位肾切开取石术。

查体：专科查体未见异常。

化验检查：血常规：RBC 4.90×10^{12}/L，Hb 167g/L，WBC 4.20×10^9/L，NEUT% 56.2%。感染指标：CRP<0.5mg/L，PCT 0.026ng/ml。尿常规：WBC 75cells/μl，白细胞数量65.50/μl，亚硝酸盐阴性，RBC 4287.50cells/μl，BLD 200（3+）cells/μl，细菌数量5.40/μl。肾功能：Cr 72.1μmol/L，BUN 6.14mmol/L，UA 292μmol/L。连续3天尿培养未培养出致病菌。PTH 35.72ng/L。

影像学检查：KUB：盆腔可见高密度影（病例35图1）。CTU：盆腔左侧见左肾，边缘不规整，肾盂肾盏见多发结节状致密影，大者约10mm×14mm，肾盂肾盏扩张。右侧肾脏位置、大小如常，形态规整，肾实质内未见异常密度影。左肾结石CT值约800HU。印象：左侧异位肾；左肾多发结石、左肾积水（病例35图2，病例35视频1）。

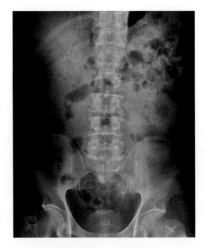

病例35图1　术前KUB

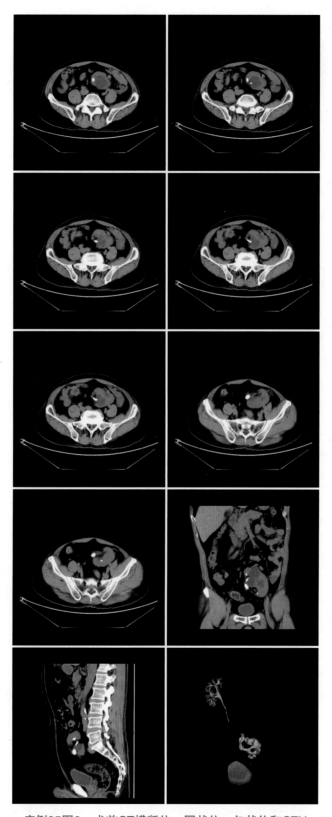

病例35图2　术前CT横断位、冠状位、矢状位和CTU

（二）诊断

1. 左肾结石

2. 左肾积水

3. 左侧盆腔异位肾

4. 左肾切开取石术后

病例35视频1

（三）诊疗经过

患者入院后完善术前检查，考虑到患者系盆腔异位肾，既往肾切开取石术病史，肾周围组织粘连可能性大，且结石分散，传统腹腔镜手术很难将结石取净，遂决定在全身麻醉下行左侧PCNL，术中辅以腹腔镜观察通道情况，避免肠道损伤并发症。肾镜无法探及的结石可以配合顺行软镜等方式去除。

手术过程：麻醉成功后，患者取截石位，常规消毒铺巾。经尿道置入膀胱镜，镜下左侧输尿管逆行留置5F输尿管导管，留置尿管，固定导管。超声反复探查左肾情况，选择好目标肾盏后，穿刺进入肾盏后可见尿液流出。置入导丝，经腹腔镜探查明确穿刺位置，确定穿刺未经过肠管后，筋膜扩张器及球囊扩张通道至24F，置入肾镜，内可见结石梗阻于肾盏颈部，集合系统扩张，先用气压弹道将结石击成大块，更换膀胱软镜探查连接部可见一枚结石，钬激光将结石击成小块，负压吸引下EMS碎石清石系统清除结石。探查各盏，下盏可见残余结石，更换Needle-perc穿刺下盏，内可见结石嵌顿于黏膜，使用钬激光将结石粉碎后冲出，亚甲蓝证实下盏与肾盂相通。皮肾通道电凝止血。导丝引导下顺行放置5F/20cm D-J管，放置气囊肾造瘘管，再次经腹腔镜探查可见盆腔少量积液，肾穿刺扩张通道未见出血。留置腹腔引流一根。术毕安返病房（病例35视频2）。

病例35视频2

患者术后恢复良好，无发热，术后第1天血红蛋白较前无明显变化，嘱患者在床上适当翻身、活动。术后第2天复查KUB左肾未见残余结石（病例35图3），予夹闭肾造瘘管。术后第5天患者无发热、腰痛、渗液，予拔除肾造瘘管。术后第7天患者办理出院。

左肾结石成分：一水草酸钙、碳酸磷灰石。

二、病例分析

1. 术前分析　患者系盆腔异位肾，肾脏位于腹腔，位置较深，从CT来看肾脏周围被肠管

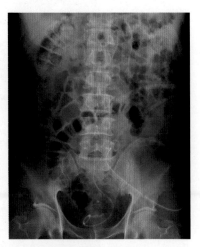

病例35图3　术后KUB

包绕，结石多发，主体位于肾盂输尿管连接部，导致肾脏积水梗阻，手术指征明确。但选择治疗方式是难点。患者既往曾行肾切开取石术，腹腔内可能会有肠管粘连，这无疑又增加了许多不确定性。传统的超声定位经皮肾镜手术在穿刺和通道建立过程中可能会损伤肾脏周围的肠管，而腹腔镜手术很难解决肾内结石的问题，因此在选择手术方式上，我们拟采用腹腔镜监视下的一步式球囊扩张方式。这样可以更加安全地建立手术通道，对于探查不到的肾盏结石可以配合Needle-perc碎石。

2. 术中分析　首先我们采用B超探查结石位置和目标肾盏。在B超探查时可以看到肠管覆盖在目标肾盏上，由于肠管本身具有较好的可移动性，尝试体外运用超声探头在异位肾脏表面深压腹部，能够清晰地看到肠管被推开移位使得肾表面与腹壁紧贴继而得到有效的穿刺空间。尽量保持探头水平垂直下压，反复推挤直到推开肠管，使肾脏表面最大限度地与腹壁接触。穿刺进入目标肾盏后，顺利置入导丝，为了更好地明确没有损伤肠管，我们在脐下建立了一个Trocar，通过腹腔镜观察导丝所经过区域没有肠管。为了更安全地建立通道，我们采用一步式球囊扩张法。在腹腔镜监视下置入球囊扩张导管，扩张到位后置入工作鞘。这时关闭气腹，使用EMS清石系统将结石逐步清除，由于肾脏位置较深，加之既往肾脏开放手术史，肾镜摆动角度受限，我们配合膀胱软镜找到UPJ处，清除肾盂输尿管连接部结石。主体结石清除后，B超检查发现下盏残余小结石，为了更好地保护患者肾功能及提高手术安全性，我们在B超引导下使用Needle-perc穿刺下盏，钬激光粉碎结石，顺利留置输尿管支架管，截石位的体位也有助于通过尿道观察支架管的位置。通过"四镜联合"（腹腔镜、标准通道肾镜、膀胱软镜、Needle-perc）最终取得了很好的治疗效果。

3. 术后分析　患者术后恢复良好，未出现腹痛、腹胀症状，术后无发热及其他并发症。术后次日即恢复饮食。由于患者肾造瘘管经过腹腔进入肾脏，肾脏周围缺乏后腹腔肾周组织的支撑，在夹闭肾造瘘管时需注意有无尿液外渗到腹腔的情况。夹闭观察3天后患者无不适症状，B超观察腹腔没有积液，在保证支架管位置良好情况下，拔除肾造瘘管，患者依然没有腹部症状。术后第7天顺利出院。

三、疾病介绍

异位肾是泌尿系统较为常见的先天畸形疾病，包括盆腔异位肾、胸腔异位肾及交叉异位肾，其中盆腔异位肾在异位肾中最为常见。盆腔异位肾的发生源于肾脏在胚胎早期未从盆腔上升至上腹部，故滞留于盆腔形成盆腔异位肾，发病率为1/2000[1]。盆腔异位肾因其解剖结构变异，造成输尿管迂曲，易合并有肾盂输尿管连接部狭窄、膀胱输尿管反流等，故而易发生尿液引流不畅，引起尿路感染、肾积水、肾结石[2]。

　　盆腔异位肾合并肾结石时需要外科手术干预，治疗手段包括体外冲击波碎石、RIRS、PCNL、经腹腔镜肾盂切开取石等。由于盆腔异位肾常合并有肾盂输尿管连接处狭窄、输尿管迂曲等畸形，ESWL的排石效果往往不理想，文献报道清石率为25.0%～57.4%[3-4]。随着激光技术的进步，输尿管镜碎石取石术也取得了长足的发展。其优势在于创伤小，可以克服体外碎石术后排石困难的缺点。一项研究纳入了70例盆腔异位肾患者，从结果上看，RIRS清石率远高于ESWL[5]。RIRS的缺点在于异位肾的输尿管走行迂曲，有时输尿管镜鞘放置困难，导致碎石手术失败。PCNL也是治疗盆腔异位肾的手段之一，优势在于清石率高，缺点在于异位肾的解剖变异较多，使肾盏穿刺变得困难，易造成肾血管穿刺损伤导致手术出血。并且，盆腔异位肾往往被肠管包绕，穿刺路径上容易损伤肠管导致严重并发症。另外，肾周围没有后腹腔脂肪及筋膜的固定，通道出血及尿液外渗极容易流至腹腔。X线引导的PCNL无法监控肠管的位置，而运用B超探查盆腔异位肾，可以避开肠管选择适当的区域穿刺。通过超声探头深压腹部去除肠管的遮挡，最大限度地避免肠管损伤等并发症的发生[6]。

四、病例点评

　　盆腔异位肾合并肾结石的治疗充满挑战，此类患者治疗的主要困难在于如何选择一个安全有效的手术方式。对于肾盂较大孤立性结石，可以采用腹腔镜肾盂切开取石术。但此患者结石多发、散在，且曾有开放取石手术史，肾脏周围组织粘连、肾脏结构紊乱的可能性极大。因此，腹腔镜手术很难取得理想效果。经皮肾镜手术是另一个选择，但最大的难点在于如何能够规避肠道损伤的风险。在这一点上，B超定位要优于X线定位。X线下无法明确肠管的位置，而B超可以相对清楚地看到肾脏表面的肠管结构，利用B超探头的推挤和按压可以将肠管移位，避免穿刺时损伤肠道，同时我们又配合腹腔镜直视下观察，确保不会损伤肠道。在通道建立过程中我们也是全程使用腹腔镜监控观察球囊扩张情况和工作鞘放置的位置，保证了皮肾通道的安全建立。由于肾脏位置较深，碎石时限制了肾镜的摆动，加之患者既往手术史，使得肾盂输尿管连接部探查受限，我们配合膀胱软镜将连接部结石清除。膀胱软镜无法探查到下盏，我们使用Needle-perc穿刺下盏配合钬激光将结石粉碎后再经原通道清除，最大限度的在清除了肾结石的基础上保护了患者肾功能。手术结束前将手术通道充分止血也是非常必要的。由于肾脏位于腹腔内，缺乏肾周组织结构的支撑包绕，通道出血及尿外渗极易至腹腔，因此在通道管理和术后管理上也需要考虑到这一点。与以往本中心盆腔异位肾结石手术不同，此例患者我们使用腹腔镜探查监视建立手术通道。由于此例患者既往有开放手术史，腹腔结构粘连固定可能性大，因此我们认为腹腔镜探查能更有效的规避肠道损伤并发症的出现。

（病例提供者：肖　博　靳　松　罗智超　清华大学附属北京清华长庚医院）

（点评专家：李建兴　清华大学附属北京清华长庚医院）

参考文献

[1]Tan YK，Cha DY，Gupta M.Management of stones in abnormal situations[J]. Urologic Clinics，2013，40（1）：79-97.

[2]Cinman NM，Okeke Z，Smith AD.Pelvic kidney：associated diseases and treatment[J].Journal of endourology，2007，21（8）：836-842.

[3]Talic RF.Extracorporeal shock-wave lithotripsy monotherapy in renal pelvic ectopia[J].Urology，1996，48（6）：857-861.

[4]Tunc L，Tokgoz H，Tan MO，et al.Stones in anomalous kidneys：results of treatment by shock wave lithotripsy in 150 patients[J].International journal of urology，2004，11（10）：831-836.

[5]Singh BP，Prakash J，Sankhwar SN，et al.Retrograde intrarenal surgery vs extracorporeal shock wave lithotripsy for intermediate size inferior pole calculi：a prospective assessment of objective and subjective outcomes[J].Urology，2014，83（5）：1016-1022.

[6]刘宇保，李建兴，胡卫国，等.超声引导下经腹途径PCNL一期处理盆腔异位肾合并肾结石的临床分析[J].临床泌尿外科杂志，2020，35（05）：389-393.

13 第十三章
肾盏憩室结石

病例36　针状肾镜辅助下内镜联合手术（标准通道＋针状肾镜）1

一、病历摘要

（一）基本资料

患者男性，64岁，主因"发现双肾结石半个月"入院。患者半个月前因糖尿病伴血糖控制不佳在当地原因住院治疗，期间行CT检查示：双肾多发结石。患者无发热，无肉眼血尿，无尿频、尿急、尿痛，无明显腰腹部疼痛。当地医院控制血糖平稳后出院，现为求进一步治疗处理结石，来我院就诊。

既往史：既往双肾结石35年，29年前行左肾结石切开取石术，7年前行双侧经皮肾镜碎石治疗。支气管病哮喘30年余，未服药。银屑病病史30年，未服药。糖尿病病史25年，目前控制良好。半个月前检查发现多发脑血管狭窄、骨质疏松。否认输血史，对"青霉素"过敏，否认其他药物过敏史。

查体：左侧腰腹部可见约30cm切口瘢痕，双侧肾区可见肾镜术后瘢痕。

化验检查：血常规：RBC 4.04×10^{12}/L，Hb 121.00g/L，WBC 6.36×10^9/L，NEUT% 56.7%。感染指标：PCT 0.08ng/ml，IL-6 3.03pg/ml。尿常规：WBC 75cells/μl，亚硝酸盐阴性，白细胞数量38.40/μl，细菌数量10.80/μl。肾功能：Cr 85μmol/L，BUN 4.5mmol/L，UA 438μmol/L。连续3天尿培养阴性。

影像学检查：KUB：左肾区见铸型高密度影，大者大小约73mm×41mm。印象：左肾铸型结石（病例36图1）。CTU：双肾可见多个类圆形水样密度影，较大约1.1cm×1.0cm，可见散在点状高密度影；左侧肾盂肾盏内铸型高密

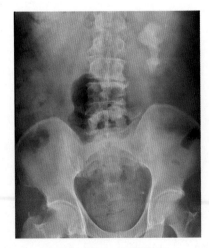

病例36图1　术前KUB

度结石影。印象：双肾结石（病例36图2，病例36视频1）。

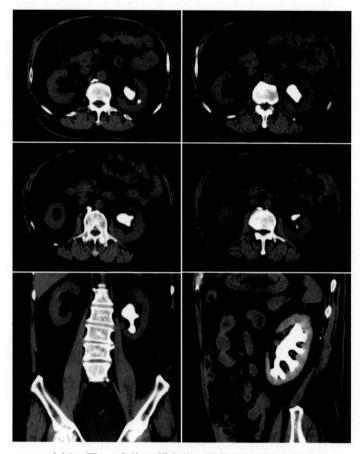

病例36图2　术前CT横断位、冠状位和CTU矢状位

（二）诊断

1. 双肾结石（左侧完全鹿角形）
2. 双侧PCNL术后
3. 左肾切开取石术后
4. 后天性肾囊肿
5. 银屑病
6. 2型糖尿病
7. 多发脑血管狭窄
8. 支气管哮喘

病例36视频1

（三）诊疗经过

患者入院后完善术前检查与化验，请相关科室会诊，排除手术禁忌后，决定行左侧PCNL。

手术过程：全身麻醉后，首先在截石位下向左侧输尿管置入5F输尿管导管。改俯卧位，B超引导下穿刺左肾上盏后组，见尿后，筋膜扩张器预扩张通道至10F，更换一步式球囊扩张导管，在B超全程监视下将球囊充盈扩张，一步建立24F皮肾通道，置入肾镜，其内可见黄褐色鹿角样结石，EMS碎石清石系统击碎并吸出结石。在清除视野内结石后，B超探查可见最下盏有一枚较大结石（约1.5cm）无法经手术通道探及。在B超引导下尝试用针辅助技术将结石移动位置，反复尝试后在肾镜下发现结石，利用探杆撬动结石将其从下盏移动至肾盂后清除。再次B超探查各盏，可见上盏腹侧结石（疑似憩室或者盏颈狭窄的小盏内结石）。更换为Needle-perc穿刺，成功后可见一枚黄褐色结石，质地坚硬，碎石过程中结石碎块排出困难，反复探查未见盏口及乳头结构，考虑为憩室。逆行经输尿管导管注入亚甲蓝溶液可见此腔内有蓝染，于是在蓝染处寻找后找到憩室口，憩室口十分狭小且位置不佳，Needle-perc配合钬激光将盏口打开变宽，再逐步将结石碎块粉碎后，将结石碎块逐步推入肾盂，憩室内结石清除干净，再次经原标准通道使用EMS负压清石系统将残余结石清除。观察皮肾通道未见出血，导丝引导下顺行放置6F/26cm D-J管，放置气囊肾造瘘管，拔除Needle-perc，手术结束（病例36视频2）。

患者术后恢复良好，无发热，术后监测血常规、肾功能及感染指标，术后第2天血红蛋白较前无明显变化。术后第2天患者可以下床活动，复查KUB未见残余结石（病例36图3）。术后患者无发热，夹闭肾造瘘管患者无不适，循序拔除肾造瘘管和导尿管后出院。出院前复查血红蛋白及肾功能稳定。

病例36视频2

结石成分：一水草酸钙。

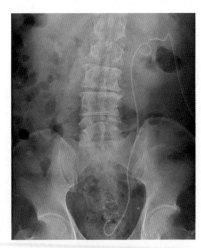

病例36图3　术后KUB

二、病例分析

1. **术前分析** 患者双侧结石PCNL术后7年，也曾行左侧肾脏切开取石术，目前左侧肾结石复发，结石形态、位置、大小同上次术前，PCNL是首选的治疗方式。由于结石主体在肾盂和下盏，结合B超影像，考虑以中盏、上盏作为第一通道选择，其他无法探及的结石可采用Needle-perc辅助或者多通道技术。由于患者既往左侧肾脏多次手术病史，肾周瘢痕较重，肾脏顺应性受到影响，建立通道会有一定困难。我们拟采用一步式球囊扩张方式建立标准通道，B超全程监视通道深度和位置，减少通道建立过程中的风险。

2. **术中分析** 在逆行留置输尿管导管充盈肾脏后，B超扫描可见上盏扩张较明显，中盏与下盏背侧组均能看到肾盏形态，但中盏较为细长，可能会存在探查下盏困难的情况。于是我们选择较为宽大的上盏背侧组建立第一通道。穿刺时能感受到肾周瘢痕较重，一步式球囊扩张有利于增加此类患者建立通道过程中的安全性。在清除掉肾盂及下盏视野中结石后，B超扫描可见最下盏仍有结石残留，这部分结石在第一通道是无法探查到的。从B超影像来看，此处结石位置较深，直接穿刺建立通道经过的肾实质组织较多，有导致明显出血的可能性。我们首先选择"针辅助"技术，穿刺针刺结石，利用穿刺针的"推挤"力量将结石移动位置，同时配合导丝尝试将结石移出小盏，经过两次尝试后，结石一部分被穿刺针移动出小盏漏斗，此时利用EMS LithoClast Master探杆将结石"钻洞"后利用杠杆原理将其完整移出小盏。在处理最后一颗结石时，由于结石体积较小，我们采用了Needle-perc穿刺碎石方式，进入目标"盏"后可见结石较为坚硬，将其逐步碎块化过程中未见结石总量减少，且未见肾乳头结构，考虑到存在憩室结石可能，于是我们停止碎石，并关闭液体灌注。逆行经输尿管导管注入亚甲蓝，可见视野中出现蓝染，证实此为憩室。在蓝染处发现了憩室口。憩室口较狭窄，结石碎屑无法通过，我们用Needle-perc下200μm光纤钬激光将憩室口打开至一定宽度，保证了较好的出水和排石通道，接着将结石逐步碎裂后，将结石碎块经憩室口送至肾盂，在完全将结石送出后，再次经原通道清除结石碎屑，留置支架管，观察通道无出血后，结束手术。

3. **术后分析** 术后患者恢复顺利，无出血及发热，术后第2天完全恢复饮食及下床活动，结石成分为一水草酸钙。相比于患者的术后短期恢复来讲，更需要关注的是患者今后的结石复发预防问题。患者术前进行了24小时尿液分析，通过检查尚未发现明确的异常。因此对于此患者来说，密切的随诊，定期复查显得更为关键。

三、疾病介绍

肾盏憩室是泌尿系一种较为罕见的囊性病变，目前病因不明确。大致可分为先天性肾盏憩室和后天性肾盏憩室[1]。先天性肾盏憩室多由于胚胎时期输尿管芽分化为后肾的过程中，如果输尿管芽的分支不能退化完全，就会独立形成憩室。后天性肾盏憩室病因大致可分为梗阻性、创伤性及纤维化性。憩室又可按照解剖学分为Ⅰ型憩室及Ⅱ型憩室，Ⅰ型憩室较多见，Ⅱ型憩室较大，可出现肾盏变形。不论何种憩室，憩室口均易狭窄并发生梗阻，如尿液产生引流不畅，憩室口梗阻则容易发生感染，并且憩室内容易形成结石[2]。憩室梗阻后，由于尿液不断产生，远端可不断随着尿液扩张，并形成肾盏憩室囊腔。当患者因憩室结石出现泌尿系反复感染、血尿、疼痛时，结石需要手术治疗。随着内镜技术及激光技术的不断进步，输尿管软镜及经皮肾镜碎石取石术成为了目前治疗肾盏憩室结石的主流治疗手段。但这两种手段都存在一定缺陷。软镜对于较大结石处理起来较为困难，术后残余结石多，需要二次手术，增加了患者的痛苦，且憩室口往往较狭小，软镜进入困难。若憩室结石位于下盏，由于肾盂肾盏存在夹角，输尿管软镜碎石困难，可能导致手术的失败。若憩室结石合并感染，输尿管软镜碎石时压力较高，可能造成感染。肾盏憩室闭锁，导致软镜碎石失败。经皮肾镜碎石取石术虽然可以粉碎大体积结石、下盏结石，且术中可以维持较低肾内压力，但经皮肾镜碎石取石术容易术后出现出血、肾功能损害，不利于患者后期肾功能恢复，给患者造成更大的医疗负担。我们近期发现，Needle-perc对于肾盏憩室结石有较好的治疗效果。Needle-perc轻便，操作容易，外径仅4.5F，对肾脏损伤远小于传统的经皮肾镜[3-4]。Needle-perc几乎不会受结石位置的影响，直接穿刺憩室，发现肾憩室口狭窄时可使用激光内切开，碎石的同时冲出碎石，避免结石残余。根据憩室大小可以选择留置输尿管支架管用以支撑憩室口。对于肾盏憩室结石，Needle-perc联合输尿管软镜可以作为一种安全有效的治疗手段。

四、病例点评

此例患者为复发性肾结石，且既往有开放性及PCNL手术史，按照以往经验，此类患者肾周瘢痕往往较明显，肾集合系统解剖结构也会有一定程度改变，对再次手术会产生不良影响。球囊一步式扩张建立标准通道能够比较有效地减少通道建立过程中的并发症和意外情况。对于目标肾盏的选择也有一定技巧，本例患者B超下观察到中盏漏斗较为狭长，因此没有穿刺中盏而是选择了上盏，由于上盏漏斗较为宽大，从上盏处理肾盂及下盏结石较为容易。对于下盏残余结石的处理有一定难度，我们采用了更加微创的针辅助方式，取得了比较理想的结果。当然，

Needle-perc穿刺碎石也是另一个微创的选择方式。在对"上盏"腹侧孤立残余结石的处理上,我们使用Needle-perc穿刺,快速判断为憩室结石后,首先应该做的就是寻找憩室口,避免出现灌注液"只入不出"的现象。逆行亚甲蓝溶液用以指示憩室口是一个非常好的选择,但由于肾盏憩室口较小,此时需要将Needle-perc的进水关闭,同时夹闭原标准通道,这样才能更好地保证亚甲蓝溶液有足够的压力经憩室口进入肾盏憩室。由于憩室口较小,我们采用钬激光将憩室口扩大后,逐步将结石细小碎块化,以利于碎石块更好地排出,保证了术中更好的视野和净石效果。由于憩室较小,无法留置支架管及其他引流管支撑憩室口,因此保证结石完全清除后拔除Needle-perc促使憩室口自行愈合是最好的选择。

(病例提供者:曾 雪 清华大学附属北京清华长庚医院)

(点评专家:肖 博 清华大学附属北京清华长庚医院)

参考文献

[1]Karmazyn B,Kaefer M,Jennings SG,et al.Caliceal diverticulum in pediatric patients:the spectrum of imaging findings[J].Pediatric radiology,2011,41(11):1369-1373.

[2]Auge BK,Maloney ME,Mathias BJ,et al.Metabolic abnormalities associated with calyceal diverticular stones[J].BJU international,2006,97(5):1053-1056.

[3]Xiao B,Ji CY,Su BX,et al.Needle-perc:a new instrument and its initial clinical application[J].Chinese Medical Journal,2020,133(06):732-734.

[4]Xiao B,Diao X,Jin S,et al.A novel surgical technique for treatment of renal stones in preschool-aged patients:initial experience with needle-perc[J].Urology,2020,146:211-215.

病例37 针状肾镜辅助下内镜联合手术
(标准通道 + 针状肾镜)2

一、病历摘要

(一)基本资料

患者男性,31岁,主因"检查发现左肾结石7年"入院。患者7年前体检B超发现左肾结石，外院复查CT提示：左肾多发结石，未行治疗。半年前再次复查CT发现：左肾结石较前增大。病程中无尿频、尿急、尿痛等。门诊以"肾结石"收入院。

既往史：无。

查体：专科查体未见异常。

化验检查：血常规：RBC 5.23×10^{12}/L，Hb 153.00g/L，WBC 6.03×10^{9}/L，NEUT% 48.4%。CRP 3.11mg/L，PCT 0.0409ng/ml。肾功能：Cr 90.0μmol/L，BUN 5.6mmol/L，UA 471↑μmol/L。尿常规：WBC 75cells/μl，亚硝酸盐阴性，白细胞数量147.00/μl↑，细菌数量12.70/μl。尿培养：阴性。24小时尿代谢检查：Cl 107.2mmol/L，160.80mmol/24h；Na 151.3mmol/L，226.95mmol/24h；K 27.23mmol/L，40.85mmol/24h；Ca 3.70mmol/L，5.55mmol/24h；P 30.70mmol/L，46.05mmol/24h；UA 3071μmol/L，4606.50μmol/24h。PTH 48.9ng/L。

影像学检查：KUB：左肾区可见数个不规则高密度影（病例37图1）。腹部CT：左侧肾盂肾盏内见多发结节状、不规则形致密影，较大者长径约39mm，CT值约1400HU（病例37视频1）。左肾上部见类圆形水样密度影，大小约65mm×58mm，排泄期可见对比剂进入，其内见结节状致密影，CT值约1400HU。诊断：左肾多发结石，左肾上盏憩室合并结石（病例37图2、病例37图3）。

病例37视频1

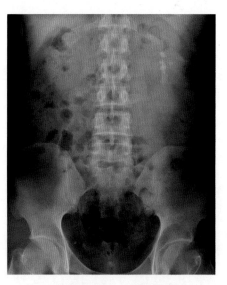

病例37图1　术前KUB

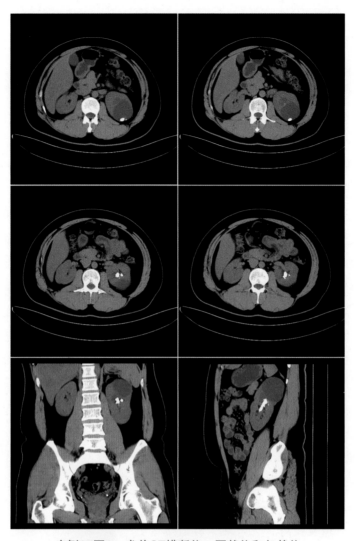

病例37图2　术前CT横断位、冠状位和矢状位

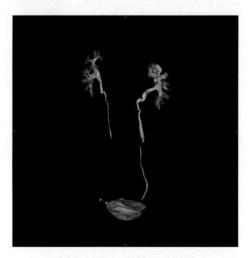

病例37图3　术前CTU重建

（二）诊断

1. 左肾结石合并肾盏憩室结石

2. 泌尿系感染

（三）诊疗经过

患者入院后完善术前检查，排除手术禁忌后，在全身麻醉下行左侧PCNL。取截石位下患侧逆行留置5F输尿管导管，留置尿管固定导管。改俯卧位腰部垫高。B超探查肾脏结构，肾上极憩室背侧穿刺路径可见肋骨遮挡，调整探头角度后B超引导下穿刺憩室腔，见尿后置入J型导丝，10F筋膜扩张器预扩张后，B超监控下置入球囊（24F）并扩张（球囊充盈至25ATM），置入工作鞘建立皮肾通道，镜下见腔内无明显肾盏乳头结构且内壁较平整光滑考虑为肾盏憩室，腔内多个毛刺状继发结石，EMS超声快速清除。反复探查后在3~4点位置可见针样小孔，逆行推注亚甲蓝溶液见蓝染尿液反流入腔内确认为憩室颈口。B超检查后选择无积水后组中盏穿刺，两步法建立第二个标准通道，腔内可见集合系统结构紊乱，目标盏及邻近盏内多发结石，少量结石与肾盏黏膜粘连嵌顿，部分区域黏膜炎性增生物包裹结石，EMS碎石清石系统超声探杆钝性打开炎性增生物清除其内结石。第二通道碎石完毕后B超再次检查，可见下盏2处平行盏小结石，分别使用Needle-perc联合激光碎块化处理，再经中盏标准通道清除结石碎片。再次B超检查未见明显残石，在第一通道内经憩室口顺行放置6F/26cm输尿管支架管并留置肾造瘘管（14F）经过憩室口至肾盂，再经第二通道确认球囊位置，以保证充分扩张憩室口。皮肾通道检查无出血，手术结束（病例37视频2）。

病例37视频2

患者术后恢复良好，无发热，肾造瘘管引流液清亮，术后常规监测肾功能、血常规及感染指标，术后第1天血红蛋白较术前无明显下降。术后第2天患者可以下床活动，复查KUB未见残余结石（病例37图4）。术后第3天患者无发热，夹闭肾造瘘管。术后第5天患者无不适，拔除肾造瘘管。术后第6天拔除导尿管。出院前复查血红蛋白及肾功能稳定。

结石成分：一水草酸钙。

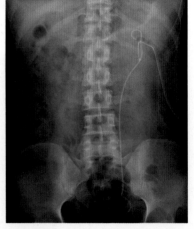

病例37图4　术后KUB

二、病例分析

1. **术前分析**　根据术前影像分析左肾多发肾盂及肾盏结石，肾上极可见类圆形低密度病灶，内有结石影，结合排泄期像可见造影剂反流填充，初步考虑为憩室或严重扩张的肾盏，进一步结合CTU重建分析考虑为憩室合并结石可能性大。不论是憩室还是梗阻肾盏，都需要清除结石并打通出口。对于部分憩室口隐匿的案例，需使用逆行亚甲蓝溶液作为引导，某些特殊病例憩室颈口近乎闭锁，亚甲蓝指引失败，可采用双镜联合方式处理。此外该患者的结石量多且较为分散，预估为多通道PCNL并配合其他辅助治疗措施（Needle-perc或顺行软镜等）提高清石效果。

2. 术中分析　首先建立第一通道处理憩室结石，B超探查时发现初选路径处有肋骨遮挡（超声下可见大片弧形强回声影），反复调整探头位置避开肋骨后，在11肋间穿刺憩室，超声监控下球囊一步法建立标准通道。因憩室腔内空间较小，导丝无法直接通过憩室口进入肾盂，通道扩张需保证宁浅勿深的原则避免肾实质损伤。镜下发现针孔样出口，逆行亚甲蓝证实为憩室口。经中盏后组建立第二个标准通道联合EMS碎石清石系统清除结石后，再次B超检查发现2处平行盏小结石，因盏颈狭小，考虑顺行软镜弯曲半径或因解剖因素受限，遂联合Needle-perc处理。然后，经中盏通道进一步清除结石碎片。最后经憩室口置入J型导丝，镜体钝性扩张后打通憩室口进入肾盂。经憩室皮肾通道留置输尿管支架管和肾造瘘管，充分利用其扩张作用为憩室口撑开塑形避免后期的狭窄或融合封闭。

3. 术后分析　术后患者的肾造瘘管和尿管引流通畅尿色淡红，无发热及腰腹部疼痛等不适症状。各项指标均无明显异常，术后平片显示支架管和造瘘管位置可，结石清除效果良好。为了保证管路对憩室口有足够的塑形作用，同时避免过早拔管后可能因局部的水肿及炎症反应等因素造成出口的梗阻，建议憩室通道的肾造瘘管留置时间适当延长。拔除造瘘管时可左右旋转后缓慢取出，避免因其摩擦造成输尿管支架管的移位或脱出。

三、疾病介绍

肾盏憩室是位于肾实质内被覆移行上皮的腔，通过狭小的憩室口与集合系统相通，大部分与先天因素有关[1]。肾盏憩室一般分为两型，Ⅰ型较常见，位于肾盏杯口内，体积较小与肾小盏相连；Ⅱ型较大，常与相邻的肾大盏相连，容易产生临床症状。其本身不具有分泌功能，尿液可通过狭小的憩室颈口反流入腔。憩室的排空功能较差，若尿液长期积聚易引发生梗阻与感染，从而导致憩室结石的形成[2, 3]。完全清除结石并打通憩室颈口充分引流是治疗的关键。目前，肾盏憩室结石的微创外科手段主要包括ESWL、腹腔镜手术、RIRS及PCNL。

ESWL创伤小且治疗便捷，但无法处理憩室颈口达到通畅引流的作用，导致碎石难以排出且继发感染的概率高。相关文献报道，其净石率仅为4%～21%[4]，因此ESWL对于肾盏憩室结石治疗效果较差。腹腔镜手术治疗的适应证相对窄，主要用于憩室颈狭小、位于肾实质表面且皮质薄的腹侧肾盏憩室。但由于手术时间较长，肾脏创伤大，对于肾实质深部的憩室处理困难，残存憩室颈若缝合不良术后易出现漏尿继发感染，因此限制了它的推广[5]。

RIRS是通过人体的自然腔道完成碎石手术，同时可以联合激光切开并扩大憩室颈口，同时满足了清石和引流的目的，且具有损伤小、一期净石率高（文献报道75%～80%）、术后恢复快等优势，目前已经成为该疾病的一线治疗方式之一[6-8]。软镜下可通过亚甲蓝试验寻找憩室口，相关文献报道，这种方法的一期成功率为45%～60%。然而对于憩室口隐匿的病例，该方法有一定的失败率。另外部分憩室颈狭长且中间脂肪层较厚，软镜切开时出现错层或方向偏离容易造成损伤和出血。IPA小的下盏憩室结石同样给软镜处理造成困难[9]。PCNL治疗憩室结石优势突出，净石率高，扩张憩室口通畅引流相对便捷，对于背侧较大的憩室结石，是目前临床首选的治疗手段之一[10, 11]。

四、病例点评

肾盏憩室结石是上尿路结石中的特殊类型，具有一定的复杂性和诊疗难度。治疗的目的主要是清除憩室内结石并打通出口通畅引流。临床上根据憩室的解剖位置、结石的大小、憩室口的通畅程度等可进行多种手术方式的选择。对于复杂类型的肾盏憩室结石，包括憩室结石超过2cm，憩室较大或位于腹侧，憩室口隐匿或闭锁等问题，单一的术式治疗困难，亦可选择双镜或多镜联合方式处理。针对本案例而言，除了憩室结石以外还合并多发肾盏及肾盂结石，为了达到整体的治疗目的及效果，可首选PCNL，能够同时处理憩室内结石和肾盏肾盂结石，并有效打通扩张憩室口。术中需要注意经憩室的皮肾通道不作为处理肾盏肾盂结石的主要通道，以免过度损伤憩室口造成出血。术后建议将输尿管支架管及肾造瘘管留置于憩室内进行充分扩张并支撑憩室口。

（病例提供者：刘宇保 罗智超 清华大学附属北京清华长庚医院）

（点评专家：李建兴 清华大学附属北京清华长庚医院）

参考文献

[1]Karmazyn B，Kaefer M，Jennings SG，et al.Caliceal diverticulum in pediatric patients：the spectrum of imaging findings[J].Pediatr Radiol，2011，41（1）：1369-1373.

[2]Long CJ，Weiss，DA，Kolon TF，et al.Pediatric calycealdiverticulum treatment：

An experience with endoscopic and laparoscopic approaches[J].J Pediatr Urol,
2015, 11（4）：172. e1-6.

[3]Desai M, Sun Y, Buchholz N, et al.Treatment selection for urolithiasis：
percutaneous nephrolithotomy, ureteroscopy, shock wave lithotripsy, and active
monitoring[J].World J Urol, 2017, 35（9）：1395-1399.

[4]Sejiny M, Al-Qahtani S, Elhaous A, et al.Efficacy of flexible ureterorenoscopy
with holmium laser in the management of stone bearing caliceal diverticula[J].J
Endourol, 2010, 24（6）：961-967.

[5]ASSIMOS DG.Re：Systematic review of calyceal diverticulum[J].J Urol, 2019,
201（1）：24-25.

[6]Ding X, Xu ST, Huang YH, et al.Management of symptomatic caliceal
diverticular calcular calculi：minimally invasive percutaneous nephrolithotomy
versus flexible ureterorenoscopy[J].Chronic Dis Transl Med, 2016, 2（4）：250-
256.

[7]Zhang JQ, Wang Y, Zhang JH, et al.Retrospective analysis of ultrasound-guided
flexible ureteroscopy in the management of calyceal diverticular calculi[J].Chin Med
J（Engl）, 2016, 129（17）：2067-2073.

[8]Koopman SG, Fuchs G.Management of stones associatedwith intrarenal stenosis：
infundibular stenosis and caliceadiverticulum[J].J Endourol, 2013, 27：1546-1550.

[9]Chatporn B, Pat S, Tawatchai T, et al.Factors Impacting Stone-Free Rate After
Retrograde Intrarenal Surgery for Calyceal Diverticular Calculi[J].Res Rep Urol,
2020, 12：345-350.

[10]Naveen K, Tim L, Crystal V, et al.Comparative Study of Percutaneous Tic
Technique Vs Standard Percutaneous Nephrolithotomy[J].Urology, 2020, 140：
27-33.

[11]Chang XF, Xu MW, Ding L, et al.The Clinical Efficacy of Percutaneous
Nephrolithotomy and Flexible Ureteroscopic Lithotripsy in the Treatment of
Calyceal Diverticulum Stones：A Meta-Analysis[J].Arch Esp Urol, 2022, 75
（5）：423-429.

病例38　标准通道经皮肾镜取石术

一、病历摘要

（一）基本资料

患者女性，65岁，主诉：体检发现左侧肾结石27年，左侧腰痛3个月。患者27年前外院体检时发现左侧肾结石，无不适，未治疗。3个月前无明显诱因出现左侧腰痛，无发热、血尿及尿路刺激症状，我院门诊行CT提示：左肾盏憩室多发结石。现为手术治疗入院。

既往史：2型糖尿病27年，血糖控制可；高血压27年，口服沙库巴曲缬沙坦治疗，血压稳定在120/80mmHg左右；1年前于外院留置心脏冠脉支架2枚，长期口服阿司匹林，入院前2天停用；10年前因外伤行右侧踝关节切开复位内固定术，目前钢板已经取出；余无特殊。

查体：专科查体无特殊。

化验检查：血常规：WBC 6.54 $10\times^9$/L，Hb 130g/L，PLT 230×10^9/L。感染指标：CRP 1.00mg/L，PCT 0.0205ng/ml，IL-6 4.27pg/ml。尿常规：pH 6.5，WBC阴性，亚硝酸盐阴性，GLU OVER（4+）mmol/L↑，细菌数量34.50/μl。肾功能：GLU 9.85mmol/L↑，BUN 4.8mmol/L，Cr 48μmol/L。尿培养：阴性。

影像学检查：KUB：左肾结石，成簇堆积结节状高密度影（病例38图1）。CT：左肾实质高密度影，增强扫描排泄期团块状高密度影边缘光滑，可见少许对比剂进入，考虑肾盏憩室结石，范围约25mm×26mm（病例38图2、病例38视频1）。

病例38视频1

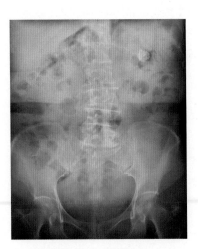

病例38图1　术前KUB

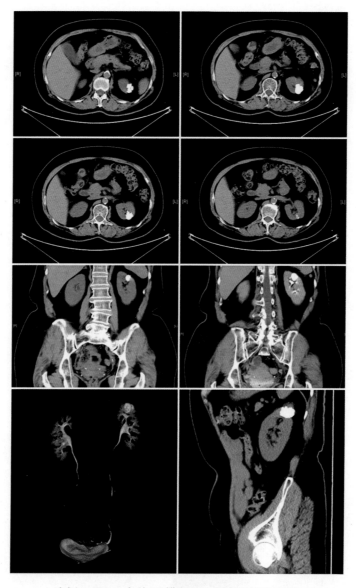

病例38图2　术前CT横断位、冠状位和矢状位

（二）诊断

1. 左肾结石

2. 高血压病2级，极高危

3. 冠状动脉粥样硬化性心脏病

4. 冠状动脉支架置入术后

5. 2型糖尿病

6. 右踝关节骨折术后

（三）诊疗经过

入院后完善术前检查，排除手术禁忌，监测血糖、血压水平平稳，改用低分

子肝素替代治疗，待阿司匹林停药1周后手术治疗。手术方案：全身麻醉，左侧PCNL。

手术过程：全身麻醉，截石位，经尿道置入膀胱镜，左侧输尿管逆行留置5F导管。改俯卧位，腰部垫高，B超引导下穿刺左肾肾盏憩室，见尿后，筋膜扩张器预扩张后，置入球囊扩张导管（N30，BD）扩张并置入24F工作鞘，建立皮肾通道，置入肾镜，见憩室内大量类圆形光滑结石，长径各2～5mm，EMS碎石清石系统清除结石，部分小结石自工作鞘冲出。探查见侧壁一针孔样裂隙，逆行滴注亚甲蓝溶液见"烟雾状"蓝染（病例38图3），导丝通过后以筋膜扩张器逐级扩张至16F后，通过肾镜，电凝电极烧灼止血。双导丝引导顺行放置两根D-J管（6F/26cm），近端置于憩室内。皮肾通道检查无出血。放置14F球囊肾造瘘管，充盈2ml，固定（病例38视频2）。手术结束。

病例38视频2

术后恢复良好，无发热，术后监测肾功能（48→55μmol/L）、血红蛋白（130→136g/L）及感染指标（PCT 0.0205→0.109→0.06ng/ml，IL-6 4.27→10.4→8.46pg/ml，CRP 1.00→4.09mg/L）均平稳。术后第3天夹闭造瘘管，后于第6天拔除肾造瘘，复查KUB未见残余结石，D-J管位置良好（病例38图4）。

结石成分：一水草酸钙、碳酸磷灰石。

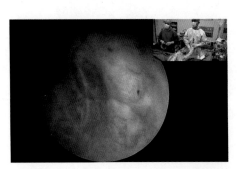

病例38图3　肾盏憩室开口成针孔样裂隙

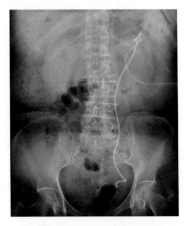

病例38图4　术后KUB

二、病例分析

1. 术前分析　对于肾盏憩室结石，术前阅片提前预判非常重要，肾盏憩室结石在CT平扫上常表现为位于肾实质的高密度影，术前CTU有助于帮助术中寻找憩室的开口或薄弱处。该患者肾盏憩室位于上盏，结石总直径超过2cm，负荷量较大，考虑行经皮肾镜手术处理结石，有助于提高清石效率。同时术前预防性应用抗生素，防止憩室内存在局部感染。

2. 术中分析　肾盏憩室结石多为梗阻相关的继发性结石，本例患者术中可见多发类圆形结石，多数结石可直接通过工作鞘利用水流冲出，部分略大的结石可用超声碎石清除，提高清石效率。憩室与集合系统相通，多为针孔样或者小裂隙样开口，需要仔细寻找，并且要避免碎石操作损伤局部黏膜影响辨认。本病例使用的逆行注入亚甲蓝溶液是辨识憩室口的常用辅助方法，直观且简易有效。扩大憩室口内引流是推荐的常用治疗方式，可以预防憩室内感染以及结石复发。若找不到憩室口，可将其与邻近肾盏打通。憩室口位置如果组织壁厚易产生回缩再狭窄，本病例憩室口位置壁薄，充分扩张后再狭窄概率相对低，但也要避免局部过度烧灼产生瘢痕增加狭窄或闭锁风险。

3. 术后分析　术后患者恢复顺利，我们应用双D-J管支撑憩室口预防狭窄。肾造瘘管夹闭观察时间也要适当延长，确定内引流通畅后再拔除。该患者D-J管远端未到位，但患者内引流通畅，夹管后无不适症状，此时为保证D-J管对憩室口的支撑作用，应优先考虑D-J管肾内段的位置，故术后不再将D-J管远端调整至膀胱内。

三、疾病介绍

请参考病例36"针状肾镜辅助下内镜联合手术（标准通道＋针状肾镜）1"或病例37"针状肾镜辅助下内镜联合手术（标准通道＋针状肾镜）2"疾病介绍中的相关内容。

四、病例点评

肾盏憩室是位于肾实质内的囊性病变，其囊壁被覆与肾盂相似的移行上皮，没有分泌功能，为胚胎时期形成。肾盏憩室与正常的肾盂肾盏的通道狭小，容易积存尿液致排泄不畅。肾盏憩室可位于肾集合系统任意部位，其中（大约）50%或以上位于上组肾盏，30%位于中组肾盏或肾盂，20%位于下组肾盏。10%～50%肾盏憩室内形成结石。尿液淤滞和代谢紊乱是肾盏憩室结石形成的基础。大部分肾盏憩室无症状，无须治疗；但是，对合并疼痛、反复感染、血尿或肾功能下降的有症状憩室结石建议治疗。

经尿道输尿管软镜行憩室切开取石也是常用的手术方式，镜下可以应用"蓝白实验"，以亚甲蓝溶液充盈集合系统后，观察憩室延迟排空形成的局部蓝染辅助辨识憩室口，也可应用超声引导或者憩室穿刺引导，但是相对于PCNL，RIRS寻找憩室口定位困难，视野易受出血或结石粉尘影响。寻找到憩室口后，软镜下以激光切开憩室口易出血，止血困难。结石数量多、负荷大时，软镜经过狭细憩室口取石手术耗时较长。本病例结石负荷大，因此选择了PCNL治疗。

术中憩室口扩大后可选择的支撑方式包括：①将D-J管近端放置于憩室内，利用D-J管进行支撑；②将肾造瘘管头端越过憩室口放置于肾盂内，用造瘘管进行支撑；③同时用D-J管和造瘘管支撑，即两种方法的交叉使用。

（病例提供者：王碧霄 清华大学附属北京清华长庚医院）

（点评专家：胡卫国 清华大学附属北京清华长庚医院）

病例39 针状肾镜辅助下内镜联合手术（针状肾镜＋输尿管软镜）

一、病历摘要

（一）基本资料

患者男性，21岁，主因"发现右肾结石15天"入院。患者15天前体检发现右肾结石，无明显不适，于当地医院行"右侧输尿管软镜碎石术"，术中未发现结石，考虑为"肾盏憩室结石"，仅予留置右侧输尿管支架管。患者为求进一步治疗来我院就诊。

既往史：无特殊。

查体：专科查体未见异常。

化验检查：血常规：RBC 5.72×10^{12}/L，Hb 165g/L，WBC 6.89×10^9/L，NEUT% 63.2%。感染指标：CRP 5.72mg/L，PCT 0.105ng/ml。尿常规：WBC 500cells/μl，亚硝酸盐阴性，RBC 21981.40cells/μl，BLD 200（3+）cells/μl，细菌数量9.00/μl。肾功能：Cr 88μmol/L，BUN 5.8mmol/L，UA 475μmol/L。尿培养：粪肠球菌。24小时尿代谢检查：Cl 70.0mmol/L，168.00mmol/24h；Na 97.4mmol/L，233.76mmol/24h；K 5.51mmol/L，13.22mmol/24h；Ca 2.58mmol/L，6.19mmol/24h；P 8.00mmol/L，19.20mmol/24h；UA 1642.00μmol/L，3940.80μmol/24h。PTH 47.8ng/L。

影像学检查：KUB：右侧泌尿系D-J管置入术后；右侧肾区可见结节状高密度影，大小约14mm×12mm（病例39图1）。CT：右肾D-J管置入术后。右侧肾盂见多发结节状高密度影，大者直径约13mm。诊断：右肾D-J管置入术后改变；右肾结石（病例39图2、病例39视频1）。

病例39视频1

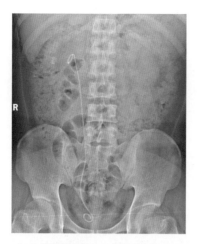

病例39图1　术前KUB

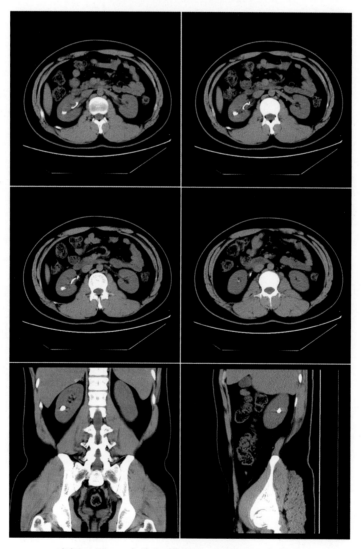

病例39图2　术前CT横断位、冠状位和矢状位

（二）诊断

1. 右肾盏憩室结石
2. 泌尿系感染
3. 右侧输尿管支架管置入术后
4. RIRS术后

（三）诊疗经过

患者入院后完善术前检查，静脉抗感染治疗，排除手术禁忌后，在全身麻醉下行右侧NAES（N＋R）。

手术过程：全身麻醉斜仰卧截石位，消毒铺巾。经尿道置入8F输尿管硬镜，取出原输尿管支架管，沿导丝上镜探查右侧输尿管至连接部，未见异常。留置导丝，推入11/13F 46cm输尿管软镜鞘，一次性电子输尿管软镜上行至肾盂，反复探查集合系统，未见结石及憩室口，保留输尿管软镜，B超检查右肾形态，可见结石位于中盏背侧憩室内。B超引导下用Needle-perc直接穿刺憩室，腔镜下可见穿刺成功，腔内数十个继发小结石，腔内反复寻找未见明显憩室口，停止软镜注水并适当增加Needle-perc灌注流速后，软镜下在中盏盏颈偏内侧凹陷处可见血性尿溢出，确定为憩室口。软镜指引下用Needle-perc由此穿刺破入集合系统，联合激光进一步扩大出口。同时进行粉末化碎石，大量结石碎屑冲出至肾盂，将憩室口进一步切开，软镜进入憩室腔内将Needle-perc视野盲区的结石碎块联合取石网篮一并取出，并留送结石分析（病例39视频2）。最后软镜再次检查未见残余结石，导丝引导下逆行放置6F/26cm输尿管支架管，留置导尿术毕。

患者术后恢复良好，无发热，术后常规监测肾功能、血常规及感染指标，术后第1天复查KUB右肾未见残余结石（病例39图3），患者下地活动无不适。术后第2天患者办理出院。

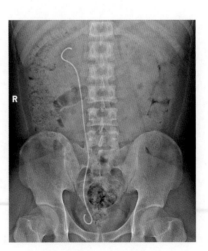

病例39视频2

病例39图3　术后KUB

二、病例分析

1. **术前分析** 该患者在外院行RIRS术中未见结石，首先考虑肾盏憩室结石或闭锁肾盏内结石，因其既往无手术史，闭锁的概率较小。对于一些特殊情况或考虑有一定复杂解剖因素存在的病例建议常规行CTU检查，可以增加术前诊断的准确率。结合该患者CTU排泄期影像及三维重建，可见结石所在的腔紧邻中盏后组，并非常规的集合系统，且有部分造影剂反流入腔内，再结合外院RIRS失败的手术史，首先考虑为憩室口隐匿的一类肾盏憩室结石。单一的软镜治疗有较大难度，为了更好的寻找并扩大憩室口且有效降低肾脏损伤，可以选择Needle-perc联合RIRS的NAES模式，以保证一期手术的成功率及净石率。

2. **术中分析** 术中首先进行软镜检查集合系统形态和结石分布，在中盏附近反复探寻后均未见结石和憩室口，考虑憩室口隐匿或相对封闭，遂直接行Needle-perc穿刺。憩室结石位于中盏背侧，按照常规的穿刺原则即可，Needle-perc镜下可见腔内多为继发小结石，亦未见憩室口，增大顺行液体灌注后软镜在中盏盏颈内侧凹陷处可见血性尿液溢出，确定为憩室口，软镜靠近后Needle-perc腔内可见软镜光亮，软镜引导下Needle-perc在该孔隙处直接穿刺破入集合系统后双镜汇合，首先用激光将出口切开扩大以降低憩室内压力，同时粉末化碎石，大量结石碎屑经出口排出，最后软镜可顺利进入憩室腔内，联合网篮进一步将Needle-perc视野盲区的部分结石碎块一同取出。

3. **术后分析** 患者术后恢复良好无发热，术后2小时及24小时的实验室指标未见明显异常。术后第1天复查KUB右肾未见残余结石，达到了术后即刻净石的效果，得益于NAES模式的优势。输尿管支架管在位良好，患者下地活动无不适。术后第2天患者即出院。

结石成分：碳酸磷灰石、一水草酸钙、二水草酸钙。

三、疾病介绍

请参考病例36"针状肾镜辅助下内镜联合手术（标准通道＋针状肾镜）1"或病例37"针状肾镜辅助下内镜联合手术（标准通道＋针状肾镜）2"疾病介绍中的相关内容。

四、病例点评

肾盏憩室结石的微创治疗包括了RIRS、PCNL、腹腔镜手术等，因其特殊的解剖结构给临床带来了一定的难度。对于一些憩室口隐匿或近乎闭锁的肾盏憩室而言，逆行亚甲蓝技术往往成功率不高，再加上解剖因素以及镜体弯曲半径的限制，使得部分病例单一RIRS治疗困难。传统的双镜联合手术治疗憩室结石有较高的成功率，但PCNL的过程容易出现通道丢失或过深的风险且损伤较大。该病例使用NAES手术的N＋R模式既能便捷的处理结石打通憩室口，也能避免建立通道的相关风险，还能有效保护肾脏功能。手术过程中需要注意的是Needle-perc在穿刺成功后需要首先寻找并打通憩室口以利于降低憩室内压力，避免术后相关感染风险。

（病例提供者：刘宇保　罗智超　清华大学附属北京清华长庚医院）

（点评专家：李建兴　清华大学附属北京清华长庚医院）

第十四章
腹腔镜手术

病例40　巨大肾结石合并输尿管狭窄
（腹腔镜肾盂切开取石术）

一、病历摘要

（一）基本资料

患者男性，37岁，主因"发现右肾结石10年余"入院。患者10年余前体检发现右肾结石，因结石较小，无不适，未治疗。1年前复查腹部CT示：右肾结石，较前明显增大。为进一步诊治来我院。

既往史：无。

查体：未见异常。

化验检查：血常规：WBC 5.10×10^{12}/L，Hb 139.00g/L，PLT 215×10^9/L。感染指标：CRP 0.93mg/L，PCT 0.02ng/ml。尿常规：WBC阴性，亚硝酸盐阴性。肾功能：Cr 68.0μmol/L，BUN 2.7mmol/L，UA 259μmol/L。尿培养：连续3天尿培养阴性。

影像学检查：KUB：右肾区可见长约99mm鹿角样高密度影（病例40图1）。CTU：右肾鹿角形肾结石（CT值：700～2200HU），部分肾盏扩张（病例40图2、病例40视频1）；肾盂输尿管连接部狭窄。

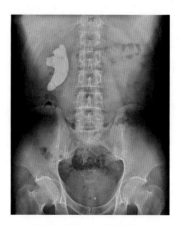

病例40图1　术前KUB

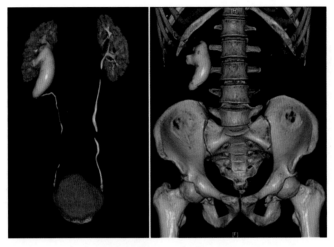

病例40图2　术前CTU重建

（二）诊断

1. 右肾结石合并肾积水
2. 右侧肾盂输尿管连接部狭窄

（三）诊疗经过

病例40视频1

患者入院后，完善术前检查与化验，影像学诊断：右侧肾盂输尿管连接部狭窄、右肾鹿角形结石。考虑结石体积较大，大部分位于肾盂，突出于肾外，行腹腔镜肾盂切开取石术＋肾盂成形术。

病例40视频2

手术过程：患者取左侧卧位，腰部垫高，侧卧约80°，于右侧平脐腹直肌旁做一处1.5cm切口，用改良的Hasson法，向腹腔内置入10mm Trocar，注气建立气腹，气腹压力12mmHg，气流量30L/min。用30°内镜监视下分别于右侧腹直肌旁肋缘下4cm处、腋前线平脐点穿刺放入10mm、5mm Trocar，剑突下放入5mm Trocar用于挡肝（病例40图3）。沿升结肠旁沟切开壁层后腹膜，将升结肠及小肠推向下内方。显露右肾及上段输尿管，游离出肾盂和生殖腺静脉。术中见肾盂输尿管连接部狭窄，肾盂扩张明显，肾内铸型结石。肾盂周围组织粘连严重。纵形切开肾盂，用取石钳联合无创抓钳，完整取出结石，装入取物袋；探查UPJ部位，见局部管腔狭窄，切断UPJ狭窄部位，裁剪去除多余的肾盂壁。纵行剖开输尿管，长约1.5cm，并与肾盂呈斜面吻合。确保无张力、无扭转时，用5-0可吸收线，连续吻合输尿管和肾盂后壁，于输尿管内置入斑马导丝，沿导丝顺行置入输尿管支架管（6F 26cm），缝合关闭肾盂前壁。局部留置引流管，关闭大部分后腹膜（病例40视频2）。扩大腹直肌旁切口，取出结石与输尿管狭窄段标本（病例40图4），依层次关闭切口。

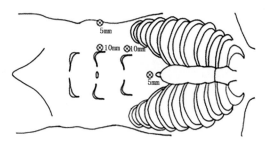

病例40图3　Trocar分布示意图

（本图由Figdraw绘制）

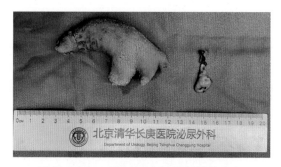

病例40图4　结石标本与输尿管狭窄段

　　患者术后复查KUB，未见残石，输尿管支架管位置良好（病例40图5）。术后第4天拔除尿管，第5天拔除引流管后顺利出院。

　　结石成分：一水草酸钙。

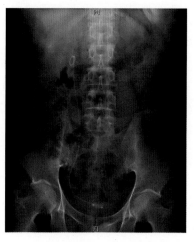

病例40图5　术后KUB

二、病例分析

　　1. 术前分析　患者年轻男性，慢性病程，肾盂输尿管连接部狭窄，继发鹿角形结石。建议一期解除狭窄，同时取石，因此我们选择腹腔镜肾盂切开取石＋肾盂成形术。

2. 术中分析　常用于上尿路修复手术的入路为经腹和经腹膜后。经腹腔入路，可有更宽阔的操作空间，同时肾盂无位移、切口对位更自然，利于结石取出和肾盂、输尿管的缝合。此患者切开肾盂后，可见结石与肾盂黏膜粘连严重，不易剥脱，反复尝试并延长肾盂切口后，将结石整体取出；探查肾内，比对CT及KUB，查对结石数量及形态，未见结石残留。同时，检查肾盂输尿管连接部，可见管腔狭窄。以上所见，进一步证实术前的诊断和术式。遂行一期肾盂切开取石＋肾盂成形术。

3. 术后分析　患者经过一期腹腔镜手术后，整体恢复顺利，术后肾功能及血红蛋白情况稳定，较早恢复饮食及下床活动。术后KUB提示输尿管支架管位置良好，无结石残留，第4天拔除尿管，第5天拔除引流后出院。拟术后8周拔除输尿管支架管，术后10周复查泌尿系彩超或CT。

三、疾病介绍

泌尿系结石是泌尿外科常见疾病，各种微创治疗方式也在进一步普及，包括经皮肾镜、输尿管镜、输尿管软镜等。随着体外冲击波碎石技术和腔内微创手术的进步，显著减少了开放或腹腔镜结石手术[1]。各国际/国内尿石症指南和专家共识指出：大多数鹿角形肾结石主要通过PCNL手术处理，部分复杂病例采取多镜联合的手术方式也可能是合适的选择（PCNL联合RIRS、PCNL联合Needle-perc）。如果经皮肾手术存在不成功的可能性，或者多种腔内手术方式应用过后效果不佳，开放、机器人辅助腹腔镜或者腹腔镜手术可能是有效的治疗选择[2, 3]。

目前，腹腔镜手术治疗复杂肾结石较少，2022年CUA指南建议其适应证为：①ESWL、URS和（或）PCNL作为肾结石治疗方式存在禁忌证；②ESWL、PCNL、URS手术治疗失败，或上述治疗方式出现并发症需开放手术处理；③存在同时需要开放手术处理的疾病，例如，肾集合系统解剖异常、漏斗部狭窄、肾盂输尿管连接处梗阻或狭窄、肾下垂伴旋转不良等。在具备专业技术的情况下，对于输尿管近端较大结石，腹腔镜输尿管切开取石术可替代腔内手术[4]；腹腔镜肾盂取石术可用于肾盂内＞2cm的孤立结石，作为PCNL的替代方法[2]；近年来，随着达·芬奇机器人的不断普及，少数研究报道了使用机器人手术治疗尿路结石的可行性[5, 6]。开放手术被视为最后的治疗选择之一。

UPJO是常见的上尿路梗阻性疾病，病因包括异位血管压迫、特发性和医源性狭窄等。由于UPJO引起尿流梗阻和继发感染，容易继发肾结石，16%～30%的成人UPJO患者会并发肾结石[7, 8]。肾结石合并UPJO可引起感染或炎症，导致组织水肿、组织变脆，使得手术缝合困难，延长手术时间，增加出血量。长期以来，

UPJO合并肾结石的"金标准"治疗是开放式肾盂成形术和肾盂切开取石术。文献报道成形术的手术成功率约为90%[9]。然而，开放手术同时存在一些缺点：患侧切口的严重术后疼痛，明显延长住院时间，可重复性差。腹腔镜肾盂成形术在1993年被首次报道，近30年来，研究证明其具有与开放手术相媲美的手术效果；同时具有如下优势：住院时间短、恢复快、复发率低[10]。值得注意的是，机器人辅助腹腔镜肾盂成形术由于具有更高的视觉清晰度和更灵活的器械操作性等优势，使得体内缝合更容易，受到临床医生的欢迎。

四、病例点评

泌尿系统结石的治疗方法，愈加微创化，经皮肾镜技术及输尿管软镜技术和体外冲击波碎石等技术，被广泛应用；少部分情况下，腹腔镜技术是首选方式，例如尿路结石合并输尿管狭窄的情况。一期腹腔镜肾盂成形和切开取石术，可以兼顾输尿管狭窄的修复和结石治疗，尤其是在结石单发或负荷量小等情况下，可以避免二次手术二次麻醉，减少患者痛苦，降低结石复发，降低住院费用等优势。

（病例提供者：靳　松　梁　磊　清华大学附属北京清华长庚医院）

（点评专家：张　刚　清华大学附属北京清华长庚医院）

参考文献

[1]Khan SR，Pearle MS，Robertson WG，et al.Kidney stones[J].Nat Rev Dis Primers，2016，2：16008.

[2]Wang X，Li S，Liu T，et al.Laparoscopic pyelolithotomy compared to percutaneous nephrolithotomy as surgical management for large renal pelvic calculi：a meta-analysis [J].J Urol，2013，190（3）：888-893.

[3]Mao T，Wei N，Yu J，et al.Efficacy and safety of laparoscopic pyelolithotomy versus percutaneous nephrolithotomy for treatment of large renal stones：a meta-analysis[J].J Int Med Res，2021，49（1）：p.300060520983136.

[4]Srivastava D，Sureka SK，Srivastava A，et al.Ureterocalicostomy for Reconstruction of Complicated Ureteropelvic Junction Obstruction in Adults：Long-Term Outcome and Factors Predicting Failure in a Contemporary Cohort[J].J Urol，2017，198（6）：1374-1378.

[5]Casale P，Mucksavage P，Resnick M，et al.Robotic ureterocalicostomy in the

pediatric population[J].J Urol，2008，180（6）：2643-2648.

[6]Esposito C，Masieri L，Blanc T，et al.Robot-assisted laparoscopic surgery for treatment of urinary tract stones in children：report of a multicenter international experience[J].Urolithiasis，2021，49（6）：575-583.

[7]Yang C，Zhou J，Lu ZX，et al.Simultaneous treatment of ureteropelvic junction obstruction complicated by renal calculi with robotic laparoscopic surgery and flexible cystoscope[J].World J Urol，2019，37（10）：2217-2223.

[8]Skolarikos A，Dellis A，Knoll T.Ureteropelvic obstruction and renal stones：etiology and treatment[J].Urolithiasis，2015，43（1）：5-12.

[9]Bauer JJ.Laparoscopic versus open pyeloplasty：assessment of objective and subjective outcome[J].J Urol，1999，162（3 Pt 1）：692-695.

[10]Kavoussi L，Peters CA.Laparoscopic pyeloplasty[J].Journal of Urology，1993，150（6）：1891-1894.

病例41　腹腔镜肾盂成形＋电子软镜取石术

一、病历摘要

（一）基本资料

患者女性，37岁，主因"间断左侧腰腹部疼痛10年余"入院。患者10年余前无明显诱因出现左侧腰腹部胀痛，伴恶心、呕吐，无他处放射痛，无发热等其他不适，于当地医院就诊考虑左肾积水、左肾盂输尿管连接部狭窄，行腹腔镜输尿管松解术，术后患者腰腹部胀痛无明显缓解，未继续治疗。半年前患者左腰腹部出现剧烈疼痛，查CT示"左肾结石"，未予处理。2个月前复查CT提示：左肾盂及上段输尿管扩张，左肾多发结石，行输尿管软镜碎石术，术中见连接部结石嵌顿并息肉形成，遂留置双J管。6天前患者拔除双J管后再次出现左侧腰腹部疼痛，当地医院考虑病情复杂建议上级医院进一步诊治，遂来我院。

既往史：12年前行剖宫产手术，有青霉素过敏史。

查体：左侧腰腹部可见3处长约1cm陈旧手术瘢痕，左侧肾区叩痛阳性。余专科查体未见异常。

化验检查：血常规：WBC 4.71×10^9/L，RBC 4.26×10^{12}/L，Hb 94g/L。感染指标：CRP 7.34mg/L。尿常规：WBC 500cells/μl，亚硝酸盐阴性，白细胞数量

1089.30/μl，细菌数量21.80/μl。肾功能：Cr 60μmol/L，BUN 4mmol/L。连续3天尿培养提示：白色念珠菌，菌量：8000CFU/ml，对氟胞嘧啶、两性霉素B、氟康唑敏感。

影像学检查：KUB：左肾区可见多发高密度影。诊断：左肾结石（病例41图1）。CTU：左侧输尿管上段狭窄性病变，左肾积水，左肾多发结石（病例41图2，病例41视频1）。逆行造影：输尿管导管末端位于L$_{3~4}$椎间盘水平，左侧输尿管中下段及膀胱显影，左侧肾盂肾盏未见明确显影。考虑左侧输尿管上段狭窄，狭窄段约0.5cm（病例41图3，病例41视频2）。

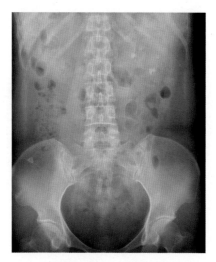

病例41图1　术前KUB

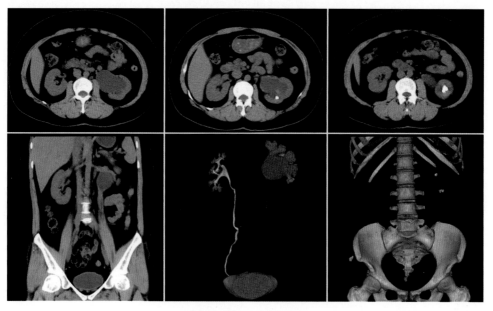

病例41图2　术前CTU

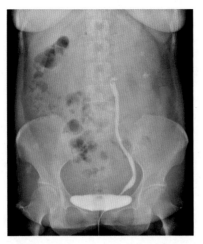

病例41图3 左侧逆行造影检查

（二）诊断

1. 左肾盂输尿管连接部狭窄
2. 左肾积水伴左肾结石
3. 泌尿系感染
4. 输尿管松解术后
5. 输尿管软镜术后
6. 剖宫产术后

病例41视频1　病例41视频2

（三）诊疗经过

患者入院后完善术前检查与化验。术前检查发现患者存在泌尿系感染、真菌感染，拟行逆行造影检查，于造影前即行抗感染治疗（左氧氟沙星注射液静脉滴注＋口服氟康唑片抗真菌）。排除手术禁忌后，拟一期行经腹腹腔镜左侧肾盂成形＋电子软镜取石术。

手术过程：麻醉成功后，患者取右侧卧位，腰部及腋部垫高。于左侧平脐腹直肌旁做一1.5cm皮肤切口，用改良Hasson法，向腹腔内置入10mm Trocar，建立气腹。腹腔镜监视下于左侧腹直肌旁肋缘下4cm处、腋前线平脐点穿刺放入5mm、10mm Trocar（病例41图4）。沿结肠旁沟切开壁层后腹膜，将结肠推向下内方。显露左肾及上段输尿管，游离出肾盂和生殖腺静脉。术中见肾盂输尿管连接部狭窄明显，肾盂扩张明显，局部组织粘连严重，呈瘢痕性包裹输尿管。纵形切开肾盂，腹腔镜下取出肾盂内可见结石，更换电子软镜进入肾盂，可见肾盂和下盏不规则结石，取石网篮取出结石，探查余肾盏未见结石残留。纵行剖开输尿管，长约1cm，管腔内可见息肉，将息肉完整翻出管腔外，测量长度约4cm，切除狭窄段及息肉。输尿管与肾盂呈斜面吻合，确保无张力、无扭转时，用5-0可吸收线，连续吻合输尿管和肾盂后壁，于输尿管内置入斑马导丝，沿导丝顺行置入D-J管

（6F 26cm），连续缝合前壁，缝合关闭肾盂口，取出标本（病例41图5）。检查无尿液渗漏，无活动出血，肾周放置引流管（病例41视频3），依层次关闭切口。

患者术后恢复良好，无发热，术后常规监测血常规、感染指标及肾功能，复查KUB示无明显结石残留，输尿管支架管在位（病例41图6）。术后第4天拔除尿管。第5天拔除引流管并出院，嘱患者术后8周拔除输尿管支架管，拔管1周后复查CT。

结石成分：一水草酸钙。

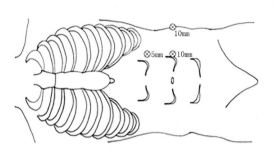

病例41视频3

病例41图4　Trocar布局示意图

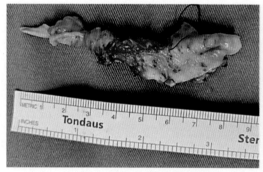
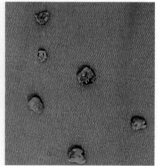

病例41图5　术后输尿管息肉、狭窄段以及六枚结石

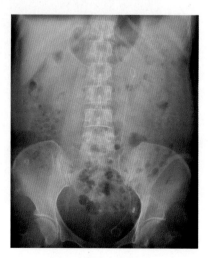

病例41图6　术后KUB

第十四章　腹腔镜手术

221

二、病例分析

1. 术前分析　患者中年女性，慢性病程，肾盂输尿管连接部狭窄，继发肾内多发结石，结合患者既往病史，曾在外院行内镜治疗，但由于息肉较大，无法上镜而未能成功，我们希望能够一期解除狭窄，同时取石，因此我们选择腹腔镜肾盂成形术＋电子软镜取石术，同时考虑到患者既往手术史较多，肾盂输尿管周围组织粘连严重，手术较为困难，应充分做好准备。

2. 术中分析　常用于上尿路修复手术的入路为经腹和经腹膜后。经腹腔入路，可有更宽阔的操作空间，同时肾盂无位移、切口对位更自然，利于结石取出和肾盂、输尿管的缝合，并且此患者既往有腹腔镜与腔内手术病史，因此更应该选择经腹入路，便于此患者的手术操作。此患者术中观察肾盂输尿管连接部可见明显粘连，瘢痕包裹严重，切开狭窄段近端，可见尿液流出，更换电子软镜，配合取石网篮，取出肾内结石。比对术前CT及KUB，查对结石数量及形态，未见结石残留。同时，检查肾盂输尿管连接部，剖开输尿管，可见管腔狭窄，并见一较长输尿管息肉，与患者前一次输尿管软镜手术术中观察相匹配。以上所见，进一步证实术前的诊断和式式无误，遂行一期肾盂成形术＋电子软镜取石术。

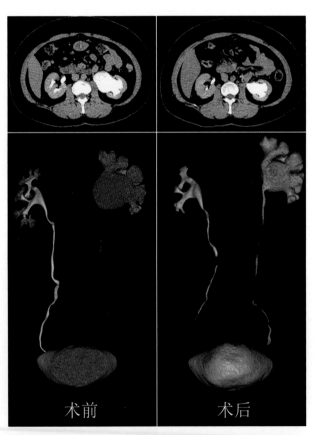

3. 术后分析　患者一期腹腔镜手术后，整体恢复顺利，术后肾功能及血红蛋白情况稳定，较早恢复饮食及下床活动。术后KUB提示输尿管支架管位置良好，无结石残留。第4天拔除尿管，第5天拔除引流管后出院。术后8周拔除输尿管支架管，拔管1周后复查CT（病例41图7）。

术前　　　　术后

病例41图7　术后CTU与术前CTU的对比

三、疾病介绍

FEP是一种罕见的良性间充质肿瘤，1932年被首次报道[1]，大约85%的FEP发生在输尿管中，15%发生于肾盂，也有少数的个案报道存在于膀胱和后尿道的FRP[2]，男性的发病率高于女性，58%~89%的病例发生在男性，75%被报告的FEP发生于左侧输尿管中，62%的输尿管FEP位于输尿管近端，FEP的长度各不相同，大多数息肉是单个的，短于5cm[3]。FEP的病因尚不清楚，慢性感染、慢性刺激、创伤、过敏因素、激素紊乱、发育缺陷都被认为是可能的病因[4, 5]。输尿管FEP可无症状，根据息肉大小和位置，患者可能会出现梗阻或刺激性症状，包括侧腹或耻骨上疼痛、血尿和排尿困难[6]，输尿管FEP会导致泌尿系的梗阻从而发生泌尿系结石及复发性尿路感染[3]。FEP术前影像学诊断非常困难，临床常用的影像学检查，如CT、MRI、超声的灵敏度均较低[7]。

随着微创技术的发展和广泛应用，在过去的几十年里，输尿管镜技术逐渐被用于诊断和治疗输尿管FEP，使用电烧灼、激光消融、镍钛诺篮和活组织检查相结合的内镜手段处理FEP被认为是可行的，但输尿管镜视觉效果差，工作空间有限，可能导致息肉不完全切除或输尿管穿孔，并且有术后输尿管狭窄的风险[8, 9]。此外，几项研究表明，FEP的复发与不完全切除相关[10]，术后炎症反应以及输尿管支架的留置也可导致多个异时性的FEP发生。腹腔镜手术也是一个治疗FEP很好的选择，尤其是长时间或多次复发的FEP。Kijvikai等人[11]在2007年首次报道腹腔镜输尿管FEP的治疗，其具有恢复时间短、FEP切除彻底的优势。此外，Osbun等人[12]在2016年报道了机器人手术系统应用于输尿管FEP的治疗。

四、病例点评

输尿管结石的长期嵌顿会导致输尿管局部的炎症水肿从而使得管腔变窄，慢性炎症导致的息肉形成最终也会导致管腔狭窄，而管腔狭窄影响了尿液引流，又会继发结石形成，两者相互促进，相互影响，在本病例中，我们选择一期腹腔镜肾盂成形联合电子软镜取石，在解决结石问题的同时，处理患者由于息肉形成导致的输尿管狭窄问题，一方面避免二次手术、二次麻醉；另一方面减少结石的复发，也尽可能避免局部息肉的复发。

（病例提供者：靳 松 梁 磊 清华大学附属北京清华长庚医院）

（点评专家：张 刚 清华大学附属北京清华长庚医院）

参考文献

[1]Melicow MM，Findlay HV.Primary benign tumors of ureter：review of literature and report of case[J].Surg Gynecol Obstet，1932，54：680-689.

[2]Williams TR，Wagner BJ，Corse WR，et al.Fibroepithelial polyps of the urinary tract[J].Abdom Imaging，2002，27（2）：217-221.

[3]Lam JS，Bingham JB，Gupta M.Endoscopic treatment of fibroepithelial polyps of the renal pelvis and ureter[J].Urology，2003，62（5）：810-813.

[4]Xu C，Zhang Z，Ye H，et al.Imaging diagnosis and endoscopic treatment for ureteral fibroepithelial polyp prolapsing into the bladder[J].J Xray Sci Technol，2013，21（3）：393-399.

[5]Klézl P，Stanc O，Richterová R，et al.Benign fibroepithelial polyp of the ureter[J].Cent European J Urol，2013，66：168-171.

[6]Baltogiannis D，Kafetsoulis A，Giannakis D，et al.Fibroepithelial polyp of distal ureter with periodic prolapse into bladder[J].Urol Int，2008，80（3）：338-340.

[7]Li R，Lightfoot M，Alsyouf M，et al.Diagnosis and management of ureteral fibroepithelial polyps in children：a new treatment algorithm[J].J Pediatr Urol，2015，11（1）：22. e1-e6.

[8]Zervas A，Rassidakis G，Nakopoulou L，et al.Transitional cell carcinoma arising from a fibroepithelial ureteral polyp in a patient with duplicated upper urinary tract[J].J Urol，1997，157（6）：2252-2253.

[9]Chang HH，Ray P，Ockuly E，et al.Benign fibrous ureteral polyps[J].Urology，1987，30（1）：114-118.

[10]Williams PR，Feggetter J，Miller RA，et al.The diagnosis and management of benign fibrous ureteric polyps[J].Br J Urol，1980，52（4）：253-256.

[11]Kijvikai K，Maynes LJ，Herrell SD.Laparoscopic management of large ureteral fibroepithelial polyp[J].Urology，2007，70（2）：373. e4-e7.

[12]Osbun N，Ellison JS，Lendvay TS.Robot-assisted laparoscopic excision of ureteral and ureteropelvic junction fibroepithelial polyps in children[J].J Endourol，2016，30（8）：896-900.

病例42　腹腔镜输尿管膀胱再植术＋电子软镜碎石取石术

一、病历摘要

（一）基本资料

患者女性，60岁，主因"发现左侧输尿管狭窄3年余"入院。患者3年前体检发现左输尿管狭窄，于外院行输尿管支架置入术，术后3个月拔除支架管，无不适，未规律复查。半个月前体检查腹部超声发现左肾积水伴结石，门诊以"左侧输尿管狭窄＋左肾结石"收入院。

既往史：高血脂10年余。高血压5年余，口服药物控制可。3年前因自身免疫性肝硬化行肝移植手术，术后规律口服抗排斥药物，由于输注带有乙型病毒性肝炎血液后确诊乙型病毒性肝炎，规律服药。

查体：未见异常。

化验检查：血常规：WBC 4.12×10^{12}/L，Hb 124.00g/L，PLT 148×10^9/L。感染指标：CRP 6.35mg/L，PCT 0.079ng/ml。尿常规：WBC阴性，亚硝酸盐阴性，RBC 1805.7cells/μl。肾功能：Cr 66.0μmol/L，BUN 4.3mmol/L，UA 170μmol/L。连续3天尿培养提示：摩根摩根菌感染，菌落计数40 000CFU/ml，对哌拉西林、头孢他啶、头孢哌酮、亚胺培南、厄他培南、阿米卡星、磺胺等敏感。

影像学检查：CTU：左输尿管全程及左肾积水；左输尿管上段及末端管壁增厚；左输尿管及左肾结石（病例42图1、病例42图2，病例42视频1）。

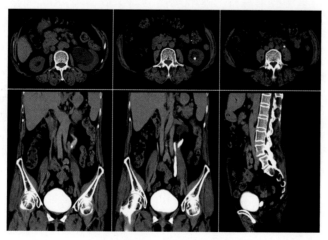

病例42图1　术前CTU

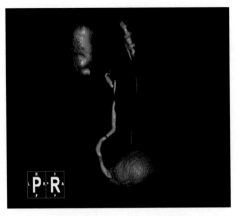

病例42图2　术前CTU重建

（二）诊断

1. 左输尿管狭窄伴左肾积水
2. 左输尿管结石
3. 左肾结石
4. 肝移植术后
5. 慢性乙型病毒性肝炎
6. 高血压病2级
7. 高脂血症

病例42视频1

（三）诊疗经过

患者入院后完善术前检查与化验。术前检查发现输尿管全程扩张，输尿管膀胱连接部狭窄明确，输尿管上段结石嵌顿处存在迂曲，拟行经腹腹腔镜输尿管膀胱再植术，术中输尿管软镜碎石取石过程中探查输尿管结石嵌顿处狭窄程度是否需二期处理。

手术过程：患者取平卧位，头低脚高，脐下取一约1.5cm的切口，采用改良Hasson法，向腹腔内置入10mm Trocar，腹腔镜直视下分别于平脐右侧腹直肌旁、脐下8cm右侧腹直肌旁放入10mm、5mm Trocar作为操作孔，平脐左侧腹直肌旁放入5mm Trocar作为助手操作孔（病例42图3）。探查腹腔未见明显异常，在结肠外侧沿Toldt线切开壁层后腹膜，向下将输尿管充分游离至输尿管膀胱连接部，近输尿管膀胱连接部输尿管狭窄明显，以上输尿管扩张积水，狭窄部位以上剪断输尿管，连续缝合膀胱残端。将左侧输尿管远端沿腹直肌旁Trocar切口提至腹壁外，更换输尿管软镜，自输尿管断端开口逆行上行，镜下见输尿管上段结石，结石周围输尿管黏膜充血水肿，钬激光将结石粉末化，继续上行至肾盂内，可见下盏结石一枚，网篮取出，探查其余肾盏无残石，沿输尿管口逆行置入导丝，沿导丝逆行置入D-J管，输尿管远端体外乳头成型（病例42图4），可吸收缝线固定输尿管支架管，将输尿管还纳入腹腔，于膀胱左侧壁，另行切口作为吻合口。将输尿管末端与膀胱顶壁进行再吻合，吻合口连续吻合后关闭，留置引流管（病例42视频2），逐层缝合伤口。

病例42视频2

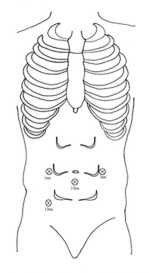

病例42图3　Trocar布局示意图

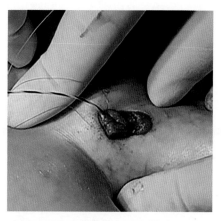

病例42图4　输尿管远端体外乳头建立

患者术后恢复良好，无发热，复查KUB示无明显结石残留，输尿管支架管在位（病例42图5，肾区高密度影与患者及影像科确认为衣物装饰）。术后第4天拔除尿管。第5天拔除引流管并出院，嘱患者术后8周拔除输尿管支架管，拔管1周后当地医院复查CT未见结石残留，积水较前减轻。

结石成分：一水草酸钙。

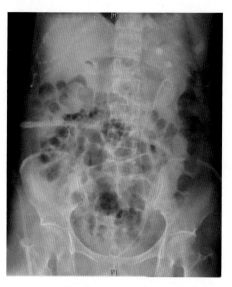

病例42图5　术后KUB

二、病例分析

1. 术前分析　患者老年女性，慢性病程，输尿管膀胱连接部狭窄，继发上尿路多发结石。建议一期解除狭窄，同期取石，因此我们选择腹腔镜输尿管膀胱再植＋电子软镜碎石取石术，根据患者术前CTU检查，考虑患者输尿管上段也存在狭窄可能，术前向患者交代可能需二期手术处理。

2. 术中分析　此患者术中观察输尿管下段近膀胱处连接狭窄明显，其上游输尿管扩张明显，切开狭窄段近端，可见尿液流出，由于狭窄段位于输尿管下段，输尿管软镜在腹腔内不易于操作，术中决定将输尿管远端经Trocar孔提出至体外进行输尿管软镜碎石取石，此处值得注意的是，由于输尿管被提出体外，与正常的解剖结构不同，无法在输尿管内留置软镜外鞘，裸镜进镜过程中需始终保持管腔位于视野中央，避免黏膜损伤，并且，由于碎石过程中没有软镜鞘，回水较差，需时刻关注肾盂内情况，必要时可将负压吸引连接至进水通道上，抽吸肾盂内结石粉末，保证术野。术中上镜见输尿管上段结石周围黏膜充血水肿，管腔狭窄不明显，碎石取石于体外完成输尿管末端抗反流乳头的构建。比对术前CT及KUB，查对结石数量及形态，未见结石残留。同时，检查输尿管膀胱连接部，剖开输尿管，可见管腔狭窄。以上所见，进一步证实术前的诊断和术式无误。遂行一期输尿管膀胱再植术＋输尿管软镜碎石取石术。

3. 术后分析　患者经过一期腹腔镜手术后，整体恢复顺利，术后肾功能及血红蛋白情况稳定，较早恢复饮食及下床活动。术后KUB提示输尿管支架管位置良好，无结石残留。第4天拔除尿管，第5天拔除引流后出院。术后8周拔除输尿管支架管，拔管1周后当地医院复查CT未见结石残留，积水较前减轻。

三、疾病介绍

成人输尿管狭窄的病因众多，如腔内碎石手术治疗后大约有3.5%的患者会发生输尿管狭窄[1]，结直肠和妇科手术中有1%～10%的风险导致输尿管损伤，进而发展为输尿管狭窄[2]。输尿管狭窄会导致肾盂积水，继发结石形成、复杂感染、肾功能减退。目前对输尿管狭窄的治疗通常采用扩张管腔、重建吻合或放置移植物的方法，但许多患者的治疗效果仍不佳，并且往往需要多次手术来缓解复发性狭窄。

随着内镜的快速发展，输尿管狭窄的发生率相较以往要升高很多，并且部分患者可能出现多个部位的输尿管狭窄[3]。输尿管血液供应主要来源于输尿管周围鞘[4]，一期手术中多个部位的成型手术不可避免地会涉及输尿管周围鞘的大规模剥离，从而导致损伤输尿管的血液供应，很容易导致吻合口缺血坏死[5]。因此，有学者建议每次只对输尿管的一处狭窄进行手术，尽可能保留输尿管周围鞘其余部分的血供，并且两次手术之间的间隔时间建议为至少8周，以保证吻合口形成足够的新生血管[6]。另外，对于多处狭窄的修复顺序，根据不同外科医生的偏好，先上后下，或是先下后上，均有报道，今后仍需继续进行进一步的相关对照研究[7]。

四、病例点评

本病例中，患者合并有输尿管膀胱连接部狭窄，并且输尿管上段结石处局部输尿管在术前影像学检查中存在可疑迂曲狭窄，在考虑可能存在2处狭窄的情况下，我们优先选择处理患者明确狭窄处，同时将输尿管拉出体外进行软镜的上行探查，明确上段输尿管情况，同时处理输尿管及下盏结石，尽可能在一次手术中解决患者的主要问题，待术后复查情况决定是否处理原结石嵌顿处可疑的输尿管迂曲及狭窄，减少患者花费及手术次数。

（病例提供者：靳 松 唐宇哲 梁 磊 清华大学附属北京清华长庚医院）

（点评专家：张 刚 清华大学附属北京清华长庚医院）

参考文献

[1]Jonge PK，Simaioforidis V，Geutjes PJ，et al.Recent advances in ureteral tissue engineering[J].Curr Urol Rep，2015，16（1）：465.

[2]Pastore AL，Palleschi G，Silvestri L，et al.Endoscopic rendezvous procedure for ureteral iatrogenic detachment：report of a case series with long-term outcomes[J].J Endourol，2015，29（4）：415-420.

[3]Komyakov BK，Novikov AI，Ochelenko VA，et al.Technical features of intestinal ureteroplasty.art 6：simultaneous ureteral and bladder substitution[J].Urologiia，2017，（1）：12-15.

[4]Elkoushy MA AS.Surgical，Radiologic，and Endoscopic Anatomy of the Kidney and Ureter.In：Wein AJ KL，Novick AC，Partin AW，Peters CA，ed.Campbell-Walsh Urology.Vol 2.11th ed[M].Philadelphia：Elsevier，2016：976.

[5]Sutherland RS，Pfister RR，Koyle MA.Endopyelotomy associated ureteral necrosis：complete ureteral replacement using the Boari flap[J].J Urol，1992，148（5）：1490-1492.

[6]Andreoni CR，Lin HK，Olweny E，et al.Comprehensive evaluation of ureteral healing after electrosurgical endopyelotomy in a porcine model：original report and

review of the literature[J].J Urol，2004，171（2）：859-869.

[7]Xue RZ，Tang ZY，Zeng MQ，et al.Two-stage laparoscopic repair of two-level ureteral strictures：our experience of 8 patients[J].Urol J，2019，16（1）：27-31.

病例43 肾结核病史（标准通道经皮肾镜取石术）

一、病历摘要

（一）基本资料

患者男性，64岁，主因"发现双肾结石7年余"入院。患者7年余前检查发现双肾结石，于2016年3月在我院行右侧经皮肾镜碎石取石术，术后恢复顺利，后于2016年11月在我院行左侧输尿管软镜碎石取石术，术后复查KUB提示结石基本清除，随后患者定期复查。1周前外院复查KUB提示双肾多发结石，现患者为求手术治疗入院。

既往史：患者27年前有肾结核病史，致右输尿管狭窄，在当地医院行右肾造瘘术，造瘘术后长期抗结核治疗多年。患者有磺胺过敏史。

查体：右肾造瘘状态，余未见明显异常。

化验检查：血常规：RBC 5.18×10^{12}/L，Hb 149g/L，WBC 6.10×10^9/L，NEUT% 67.3%。感染指标：CRP 5.50mg/L，PCT 0.0541ng/ml。尿常规：WBC阴性，亚硝酸盐阴性，白细胞数量1.00/μl，细菌数量0.90/μl。肾功能：Cr 91.0μmol/L，BUN 7.2mmol/L，UA 206μmol/L。连续3天尿培养细菌菌落计数＜1000CFU/ml。24小时尿代谢检查：Cl 79.9mmol/L，175.78mmol/24h；Na 100.2mmol/L，220.44mmol/24h；K 10.19mmol/L，22.42mmol/24h；Ca 0.94mmol/L，2.07mmol/24h；P 4.70mmol/L，10.34mmol/24h；UA 1358.00μmol/L，2987.60μmol/24h。PTH 46.8ng/L。

影像学检查：KUB：双肾区可见多个结节样、铸形高密度影，右侧为著。提示：双肾结石（病例43图1）。全腹部CT：右肾造瘘术后，术区可见局部皮肤连续性中断；双肾实质及肾盏内多发结节状高密度影，右侧为著；双肾实质内见囊状低密度影，较大者位于右侧，大小约24mm×23mm，CT值约900HU。提示：右肾造瘘术后改变、双肾结石、双肾囊肿（病例43图2，病例43视频1）。

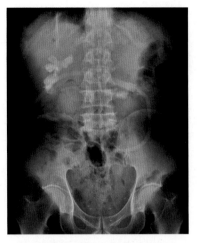

病例43图1　术前KUB

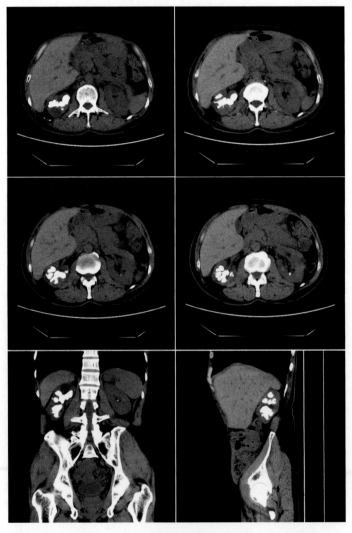

病例43图2　术前CT平扫的横断位、冠状位及矢状位

（二）诊断

1. 双肾结石
2. 陈旧性双肾结核
3. 右输尿管狭窄
4. 右肾造口状态
5. 右侧PCNL术后
6. 左侧RIRS术后

病例43视频1

（三）诊疗经过

患者入院后完善术前常规检查，排除手术禁忌后，在全身麻醉下行右侧PCNL。麻醉完成后患者采取俯卧位。首先经原肾造瘘管通道置入导丝，沿导丝逐步建立24F通道，肾镜进入肾下盏，可见结石外观为感染性结石，EMS碎石清石系统将结石清除，肾镜探查上盏可见结石，但由于角度限制未能清除。遂在B超引导下穿刺右肾中盏后组，反复确认穿刺位置后，置入导丝，导丝前端"无空间感"，使用筋膜扩张器和金属扩张器两步法（省略中间更换输尿管镜过程）逐级扩张，建立24F皮肾通道，置入肾镜，见尿液混浊，其内黄褐色鹿角样结石，使用EMS碎石清石系统将结石逐步粉碎后清除。术中可见患者集合系统解剖结构较紊乱，肾盏形态异常，部分结石位于"不利肾盏"，部分结石使用Urotech网篮将结石取出。反复探查后未见镜下残余结石。超声探查可见背侧中盏有一枚结石位于平行盏内，穿刺针辅助加导丝推送可见结石推入大盏，EMS清除结石。皮肾通道电凝止血。放置气囊肾造瘘管及T管，术毕（病例43视频2）。

患者一期术后恢复良好，无发热，引流管引流液清亮，术后监测肾功能、血常规等，术后患者第1天血红蛋白较术前无明显下降。术后第2天患者可以下床活动，手术效果好，复查KUB提示：右肾造瘘术后；右肾结石较前明显减少，上造瘘管附近可见一枚结石残留（约1.5cm），下盏通道附近可见少量残余结石（病例43图3）。结合患者术前CT考虑残余结石位为腹侧盏，肾盏口狭窄或者闭锁可能，考虑到患者需要长期留置肾造瘘管，结石复发风险高。和患者沟通后决定行二期肾镜取石术。术后1周左右，再次在麻醉下经原通道进入（second-look），进入后探查腹侧盏可见一狭小盏口，内可见一枚结石，镜体扩张盏颈后进入肾盏。EMS负压清石系统将结石粉碎后清除。原下盏通道进入清除残余结石碎屑，术毕。复查KUB提示右肾结石基本上清除干净（病例43图4，病例43视频3）。

结石成分：六水磷酸铵镁、碳酸磷灰石。

病例43视频2

病例43视频3

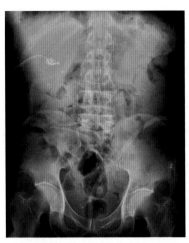
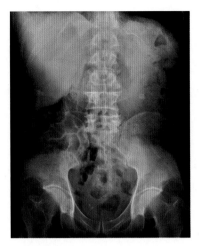

病例43图3　第一次术后KUB　　　　　病例43图4　第二次术后KUB

二、病例分析

1. 术前分析　此患者既往有肾结核病史，经过药物治疗后结核已经治愈，但残留有右侧输尿管下端闭锁，因此患者需要长期携带肾造瘘管以保护右肾功能。从影像学检查来看，右肾为完全鹿角结石，且上盏的分支较多，小盏较多，同时结核所导致的集合系统破坏也较明显。虽然结核已经治愈，但集合系统解剖结构也遭到了破坏。患者长期携带肾造瘘管，异物刺激及感染性因素也成为结石形成的原因之一。

2. 术中分析　患者结石所在侧输尿管末端闭锁，无法逆行留置输尿管导管，因此无法经导管给予液体灌注充盈集合系统，于是我们选择麻醉后直接俯卧位手术。从CT可以看到结石主要分为两部分，上盏与下盏。其中肾造瘘管所在的下盏结石相对集中，可以经过肾造瘘管建立通道碎石取石。而上盏部分结石较为分散，且上下盏之间有"束腰"征。表明此处较为狭窄，原造瘘通道恐难以进入上盏。于是在术前规划时考虑到2～3个通道可能性，至于上盏平行盏而言，必要时可以配合Needle-perc进行碎石。

手术中，我们首先经原肾造瘘管建立24F通道，使用18F肾镜配合EMS碎石清石系统进行手术，术中见结石符合感染性结石表现，可以较为轻松地通过EMS粉碎吸出。下盏结石清除后肾镜可以探及上盏结石一部分，但由于术前分析的角度问题，结石无法顺利清除，遂在超声引导下再次建立中上盏通道，由于结石所在盏无积水，加之无法人工肾积水，所以在穿刺确定位置的时候有些难度。建立标准通道后发现通道略深，回撤通道后可见目标肾盏结石，逐步将结石清除后可见肾盂黏膜呈现"银白色"，考虑到既往结核所致破坏表现。镜下结石清除干净后再次B超检查可见平行背侧中盏有一枚小结石，采用"针辅助"及"导丝辅助"的方法将结石推出小盏后清除，一期手术结束，术后留置两根肾造瘘管。

3. 术后分析　术后患者恢复顺利，无出血及感染表现。术后复查KUB可见上盏通道附近有一枚结石残留，结合CT考虑为腹侧盏结石，不除外盏颈闭锁或者狭窄可能，为了减少结石复发概率，与患者沟通后决定二期手术清除残石。对于残石的处理方式可以经过原通道second-look，如果未能发现结石则可以考虑另建立通道或者Needle-perc，当我们原通道进入后在B超引导下发现一狭窄腹侧盏内有疑似残余结石，遂肾镜扩张后进入该盏，将结石清除，后在下盏通道内将少量残余结石清除。术后腹侧结果满意。

三、疾病介绍

肾结核是由结核分枝杆菌引起的泌尿生殖系统传染性疾病，主要继发于肺结核，少数继发于淋巴结、骨、关节、肠的结核病灶，通过血行播散种植于肾脏。在机体免疫力正常时，患者可以不出现临床症状，被称为"病理性肾结核"。此时尿液呈酸性，有少量蛋白、红细胞和白细胞，可能查出结核分枝杆菌。当病理性肾结核残留病灶中的结核分枝杆菌增生，会随着病程进展发展为"临床肾结核"，此时患者会出现不同程度的临床症状。大多数患者主要表现为尿频、尿急、尿失禁、尿痛、血尿等结核性膀胱炎的症状，偶尔还会因凝血块导致输尿管痉挛从而出现肾绞痛。长期慢性肾结核会导致膀胱挛缩、肾积水、输尿管狭窄、"肾自截"等并发症的发生，最终导致肾衰竭。

在肾结核患者中，肾结石的发病率大约是24.3%[1]。结核分枝杆菌会逐渐破坏肾脏的结构，从黏膜损伤到肾脏内干酪样肉芽肿形成、肾组织纤维化和肾脏空洞形成[2]。肾结核下行扩散，会导致输尿管结核。长期慢性的输尿管结核会导致输尿管多发性狭窄以及肾积水[3]。肾脏损伤、输尿管狭窄、肾积水、合并泌尿系感染、抗结核药物等因素是肾结核患者泌尿系结石形成的重要原因。

四、病例点评

肾结核合并肾结石在临床中并不罕见，但肾结核往往合并有钙化，这是需要和肾结石相鉴别的一点。这例患者在肾结核康复后出现肾结石，比较少见。最主要的原因考虑与患者长期携带肾造瘘管有关。患者6年前于我院行PCNL，当时也是采用双通道技术将结石清理干净，本次结石复发，结石形态类似于6年前，综合考虑为感染性结石。此类结石一方面要尽量清除干净，另一方面，由于患者集合系统结构受到破坏，结石的复发似乎不可避免。在手术治疗方式选择上，传统的PCNL是唯一可选择的方式，通过原通道清除部分结石，最大可能地减少通道建立对肾功能的影响。我们在处理上盏结石方面采用了标准通道，快速清除结石同时减少了感染的风险，配合针辅助及导丝辅助技术更好地保障了患者肾功能，最终取得了理想的治疗效果。而对于患者来说，如何更好地预防结石复发，延长下一次手术间隔时间是一项更为艰巨的任务。

（病例提供者：罗智超 刘 洋 清华大学附属北京清华长庚医院）

（点评专家：肖 博 清华大学附属北京清华长庚医院）

参考文献

[1]Srinivasan S，Jenita X，Kalaiselvi P，et al.Salubrious effect of vitamin E supplementation on renal stone forming risk factors in urogenital tuberculosis patients[J].Ren Fail，2004，26（2）：135-140.

[2]Figueiredo AA，Lucon AM，Srougi M.Urogenital Tuberculosis[J].Microbiol Spectr，2017，5（1）：1.

[3]Winblad B，Duchek M.Spread of tuberculosis from obstructed and non-obstructed upper urinary tract[J].Acta Pathol Microbiol Scand A，1975，83（2）：229-236.

病例44 选择性肾动脉栓塞术后
（标准通道经皮肾镜取石术）

一、病历摘要

（一）基本资料

患者女性，39岁，主因"检查发现双肾结石5个月"入院。患者5个月前因血尿于当地医院就诊，行CT检查发现"双肾结石、双肾积水"，于当地行"右侧经皮肾镜碎石取石术"，术中出血严重，术后行选择性肾动脉栓塞治疗，复查发现右肾有结石残留，当地医院建议患者到上级医院就诊。患者遂来我院门诊就诊，完善相关检查，排除手术禁忌证后行"左侧PCNL＋右侧输尿管支架管置入术"，术后恢复良好出院，二期来院行右侧PCNL治疗。出院期间患者无特殊不适，无畏寒、发热等不适。

既往史：高血压、高脂血症、高胆固醇血症1年余。1年前曾有急性脑梗死病史，予保守治疗后无后遗症。

查体：双肾区有肾镜手术瘢痕，余专科查体未见明显异常。

化验检查：血常规：RBC 4.01×10^{12}/L，Hb 109.00g/L，WBC 5.93×10^{9}/L，NEUT% 69.60%。感染指标：CRP 1.81mg/L，PCT 0.0537ng/ml，IL-6 6.70pg/ml。尿常规：WBC 500cells/μl，亚硝酸盐阳性，白细胞数量3823.20/μl，细菌数量4203.20/μl。肾功能：Cr 71μmol/L，BUN 3.6mmol/L，UA 399μmol/L。连续3天尿培养提示：肺炎克雷伯菌感染，菌落计数＞100 000CFU/ml，对左氧氟沙星、多西环素耐药，对哌拉西林/他唑巴坦、头孢哌酮/舒巴坦、亚胺培南、美罗培南等敏感；奇异变形杆菌感染，菌落计数＞100 000CFU/ml，对替加环素耐药，对左氧氟沙星、哌拉西林/他唑巴坦、头孢哌酮/舒巴坦、亚胺培南、美罗培南等敏感。PTH 28.0ng/L。

影像学检查：KUB：双侧泌尿系D-J管置入术后。右肾区另见线样致密影；双肾区可见多发结节状致密影。诊断：双侧泌尿系D-J管置入术后。双肾多发结石（病例44图1）。CT：双侧泌尿系D-J管置入术后。双肾窦见多发结节状高密度结石影，左侧较前减少，双肾盂壁、输尿管上段管壁增厚，周围脂肪间隙模糊。膀胱充盈可，壁不厚，膀胱腔内见点状致密影。CT值左肾结石约1300HU，右肾结石约1300HU。印象：双侧泌尿系D-J管置入术后。双肾结石。双肾盂壁、输尿管上段管壁增厚，考虑炎性改变。膀胱小结石（病例44图2，病例44视频1）。

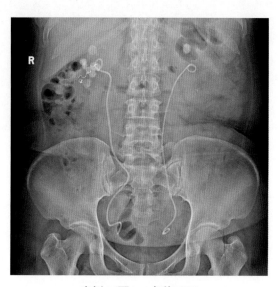

病例44图1　术前KUB

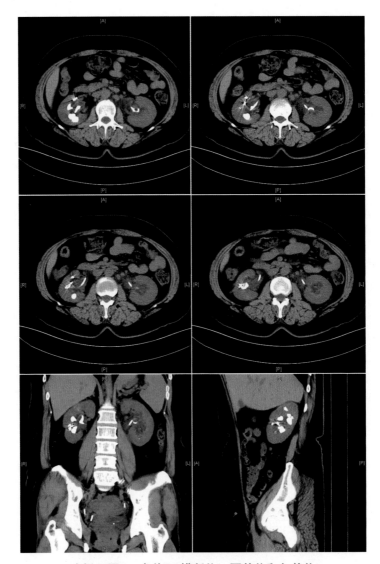

病例44图2　术前CT横断位、冠状位和矢状位

（二）诊断

1. 双肾结石

2. 双侧PCNL术后

3. 双侧输尿管支架置入术后

4. 右肾动脉选择性栓塞术后

5. 膀胱结石

6. 高血压病3级，很高危

7. 高脂血症

8. 高胆固醇血症

病例44视频1

（三）诊疗经过

患者入院后完善术前检查，由于患者3个月前于我院行左侧PCNL，术后残余上盏一枚结石，右肾结石较多且分散，不除外需二期治疗可能性，于是我们拟先行右侧PCNL，如果有少量残余结石，可以二期手术时将左右侧残余结石一起去除。患者入院抗感染治疗后，排除手术禁忌，在全身麻醉下行右侧PCNL。

手术过程：麻醉成功后，患者取截石位，经尿道置入膀胱镜，取出双侧输尿管支架管，向右侧输尿管逆行留置5F导管，留置尿管，固定导管。改俯卧位，腰部垫高。B超引导下穿刺偏上方的右肾中盏后组，见尿后，筋膜扩张器和金属扩张器两步法逐级扩张，建立24F皮肾通道，置入肾镜，见尿液混浊，集合系统扩张，其内可见黄褐色鹿角样结石，结石松脆，呈感染性肾结石表现，EMS负压碎石清石系统清除结石。探查各盏视野中未见明显结石，B超探查可见下盏后组结石，再次"两步法"建立标准通道，EMS碎石系统将结石清除。皮肾通道电凝止血。导丝引导下顺行放置6F/26cm D-J管，放置气囊肾造瘘管，清点敷料器械无误，术毕安返病房（病例44视频2）。

患者术后恢复良好，无发热，术后监测血常规、肾功能感染指标，术后第1天血红蛋白较术前无明显变化。术后第2天患者恢复下床活动，复查KUB右肾未见残余结石（病例44图3）。

病例44视频2

结石成分：六水磷酸铵镁、碳酸磷灰石、一水草酸钙、二水草酸钙。

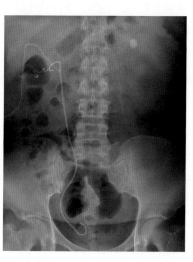

病例44图3　右侧PCNL术后的KUB

术后第5天晨起，患者诉小腹胀痛、心慌，肾造瘘管引流出血性液体，造瘘管处敷料有血性液体渗出，考虑患者出现延迟性出血，嘱患者绝对卧床休息，予心电监护、吸氧、快速补液、夹闭肾造瘘管、留置三腔尿管进行膀胱冲洗。复查血常规Hb 77.00g/L，予输同型悬浮红细胞2U、新鲜冰冻血浆200ml，患者病情平稳。术后第6天复查血常规提示Hb 83.00g/L，予输同型悬浮红细胞2U、新鲜冰冻血浆200ml，患者病情平稳。嘱患者卧床休息，予继续心电监护、补液、夹闭肾造瘘管、膀胱冲洗。术后第7天患者病情平稳，复查血常规提示Hb 92.00g/L，尿管引流液清亮，予停膀胱冲洗。术后第9天患者病情平稳，复查血常规提示Hb 99.00g/L，予拔除肾造瘘管，停止抗生素治疗。

术后第10天，患者大便时再次出现尿管引流出血性液体，并诉小腹胀痛、心慌。嘱患者绝对卧床休息，予心电监护、吸氧、快速补液、三腔尿管膀胱冲洗。B超检查发现患者膀胱填塞，并出现尿管堵塞、尿道口新鲜血液渗出，予注射器反复抽吸至尿管通畅，期间患者病情平稳。复查血常规提示Hb 85.00g/L，急诊联系血管介入治疗行右肾动脉造影＋右肾动脉选择性栓塞术。术中造影发现肾动脉分支动脉远端造影剂外溢，符合假性动脉瘤表现。超选择进入该分支动脉造影，确定肾下极4级血管分支为出血责任动脉。微导管超选择进入该动脉，给予微弹簧圈栓塞确切。再次造影见该分支动脉栓塞彻底，造影剂无外溢（病例44图4）。

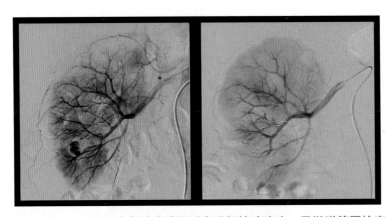

病例44图4　患者行右肾动脉造影时发现假性动脉瘤，予微弹簧圈栓塞

栓塞术后第1天患者无不适，心电监护提示心率、血压、血氧平稳。嘱绝对卧床，复查血常规提示Hb 90.00g/L，尿管引流出暗红色的陈旧性血尿。术后第3天患者病情平稳，复查血常规提示Hb 72.00g/L，尿管引流出暗红色的陈旧性血尿，考虑为先前陈旧血排出，予输同型悬浮红细胞2U。术后栓塞术后第3天内患者仍有尿色暗红色，每日监测血红蛋白，复查CTU未见明确出血表现。第4天复查血常规提示Hb 87.00g/L。栓塞术后第6天后患者尿色转为清亮。患者栓塞术后1周后，尿管内尿色已完全清亮，患者期间始终无发热、腰痛等不适。

二、病例分析

1. 术前分析　患者右肾结石较为复杂，且既往有肾镜手术后严重出血并栓塞病史，手术难度较大，风险较高。患者右侧栓塞术后至术前已有5个月余，考虑局部水肿、瘢痕已经恢复良好，无手术禁忌证。左肾结石为上盏残余结石，治疗可选择较多，难度相对较低。因此我们在术前方案选择上，考虑一期行右侧PCNL，如有结石残留可二期连同左肾结石一起处理。术前尿培养提示肺炎克雷伯菌及奇异变形杆菌感染，符合感染性结石，术前给予敏感抗生素治疗，降低术前尿中白细胞及细菌数量。

2. 术中分析　术中B超探查可见右肾背侧盏有两组结石，分别位于两组平行中盏，上盏结石相对偏腹侧。于是，我们首先建立了偏上中盏的标准通道，进入肾内后可见结石符合感染性结石表现，使用EMS负压清石系统将结石快速粉碎后清除，探查上盏可见两处结石，在清除上盏结石过程中，由于角度及肾脏顺应性影响，上盏颈有压开，但未见明显动脉性出血。第一通道探查下盏受限。于是在B超定位下再次穿刺偏下中盏，建立标准通道，顺利清除残余结石。B超探查未见残余结石。留置三棱形沟槽支架管，手术结束前探查通道，给予出血部位电凝止血充分后，结束手术。

3. 术后分析　患者术后恢复顺利，术后次日引流管尿液转为清亮，感染指标基本正常，无发热。术后第2天下地活动，复查KUB未见结石残留。术后第5天患者突然出现肾造瘘管及尿管出血情况，估计出血量在600～800ml。血红蛋白下降2g余。考虑有延迟性出血可能，给予输血、补液、制动、监护等治疗，患者出血情况很快好转。出血后第2天，尿色转为基本清亮。出血卧床期间患者病情平稳，血红蛋白有上升，后患者下床时再次出现较明显出血。于是行介入检查发现肾下极部位有假性动脉瘤，给予超选择性栓塞。术中检查发现栓塞满意。患者术后并没有出现即刻尿色好转。监测血红蛋白仍有一过性降低（下降1g余），尿色呈深暗红色。尿色观察3天后并无显著好转，为进一步明确有无出血，行CTU检查，但未发现出血表现，CTU检查次日，患者尿色转清，观察数日血红蛋白呈现上升趋势，遂出院。患者右肾两次PCNL后均出现较严重出血，且均行栓塞治疗，这种情况在临床中较为罕见。我们考虑可能与患者感染性结石、肾脏水肿质地较脆、顺应性差以及肾脏血管发育异常有关。在二期手术时，我们特意对通道进行了电凝止血，并检查了通道，并未发现明显动脉性出血，这仍未能避免出血并发症的出现，这也为我们如何避免PCNL术后出血提出了新的挑战。

三、疾病介绍

肾脏血供丰富，PCNL术后早期血尿比较常见，表现为肾造瘘管或尿管内引流出血尿。术后3～4天由于出血灶自行停止，肾造瘘管或尿管内尿液会逐渐清亮。但肾脏出血严重时可能会出现术后持续血尿，甚至引流出鲜红色血液，导致患者出现贫血甚至失血性休克，需要止血、输血、栓塞手术等积极治疗。一项Meta分析报道，PCNL后的输血率为0~20%，总体发生率为7%，而栓塞率为0.6%~1.5%[1]。PCNL后突发性出血是指PCNL术后24小时内肉眼血尿和（或）肾造瘘管出血，延迟性出血是指24小时后肉眼血尿和（或）肾造瘘管出血[2]。PCNL术中血管损伤或潜在的围术期凝血功能障碍可能是PCNL术后早期出血的主要原因[2]。延迟性出血的常见原因包括血管破裂未愈合、动静脉瘘或假性动脉瘤[3]。经导管肾动脉造影可以明确PCNL术后严重出血的原因以及对导致出血的责任动脉进行超选择性栓塞治疗。PCNL术后肾动脉造影栓塞治疗的指征是保守治疗，例如卧床休息、夹闭肾造瘘管、止血药物以及输血治疗无效的肾脏严重出血[2]。通过造影可以发现，责任动脉出血的病理类型可以分为假性动脉瘤、动静脉瘘、假性动脉瘤合并动静脉瘘或动脉撕裂伤等[4]。使用吸收性明胶海绵、金属线圈、吸收性明胶海绵联合金属线圈进行超选择性动脉栓塞，可以有效治疗PCNL术后严重出血[4]。

　　PCNL术后严重出血按出血部位可以分为经皮通道出血和非通道出血。经皮通道出血可能是因为穿刺部位不当和通道扩张的方式不当。非通道出血可能是因为肾镜操作方式不当，例如过度扭曲肾镜或肾镜鞘，导致通道扩张、肾血管撕裂[3, 5]。大多数泌尿外科医生认为，经皮通道出血更常见，穿刺部位不当导致的出血更常见[4]。经肾乳头穹隆穿刺进入集合系统是经典的穿刺入路，但一项RCT研究显示，相比经肾乳头穹隆穿刺入路，经肾漏斗穿刺入路与失血量或输血率增加无关[6]。对于本例患者，既往有PCNL术后严重出血及肾动脉栓塞手术史，再次行PCNL，术后出血的风险相较其他患者更高。术后应密切监测血红蛋白和引流情况。

四、病例点评

　　本例病例的特殊点在于同侧肾脏两次PCNL后均需要介入栓塞术止血。这种现象在临床中十分少见。本例患者既往在当地医院手术时出现了严重出血，栓塞稳定后近半年再次行PCNL。手术过程顺利、术中及术后早期无明显出血，术后延迟性出血也给我们在预防上提出了一些挑战。患者为感染性结石、既往栓塞术后肾脏质地发生变化、加上患者本身可能存在的血管变异是术后出现延迟性出血的诱因。对于术后出血的处理方式，需要根据患者出血的情况个体化对待。本例患者在首次出血后，经过积极保守治疗后迅速稳定下来，于是我们选择了继续保守治疗，据本中心统计有半数以上的患者在保守治疗后能够恢复。本例患者在保守治疗5天后再次出现明显出血，于是我们果断进行了介入治疗并发现了假性动脉瘤，介入治疗后4~5天患者尿色才恢复正常，这和许多患者介入后立竿见影也有不同。我们认为这可能与肾盂及膀胱内残余血块逐步溶解清除有关。综合来看，肾动脉超选择性栓塞术后的PCNL存在一些不确定性和风险性，需要我们高度重视并充分向患者交代潜在风险。

（病例提供者：肖　博　罗智超　清华大学附属北京清华长庚医院）

（点评专家：李建兴　清华大学附属北京清华长庚医院）

参考文献

[1]Seitz C，Desai M，Hacker A，et al.Incidence，prevention，and management of complications following percutaneous nephritholapaxy[J].Eur Urol，2012，61（1）：146-158.

[2]Xiao F，Xun Y，Hu W，et al.Transcatheter Angiographic Embolization of Percutaneous Nephrolithotomy-Related Bleeding：A Single-Center Experience[J].Int J Clin Pract，2022，2022：4422547.

[3]Kyriazis I，Panagopoulos V，Kallidonis P，et al.Complications in percutaneous nephrolithotomy[J].World J Urol，2015，33（8）：1069-1077.

[4]Zeng T，Wu W，Zhang L，et al.Superselective renal arterial embolization for severe postpercutaneous nephrolithotomy haemorrhage：clinical characteristics and risk factors for initial failure[J].World J Urol，2023，41（6）：1647-1652.

[5]Zeng G，Zhong W，Pearle M，et al.European Association of Urology Section of Urolithiasis and International Alliance of Urolithiasis Joint Consensus on Percutaneous Nephrolithotomy [J].Eur Urol Focus，2022，8（2）：588-597.

[6]Kallidonis P，Kyriazis I，Kotsiris D，et al.Papillary vs Nonpapillary Puncture in Percutaneous Nephrolithotomy：A Prospective Randomized Trial[J].J Endourol，2017，31（S1）：S4-S9.

病例45　输尿管肾盂连接处闭锁
（经皮肾镜联合逆行输尿管软镜手术）

一、病历摘要

（一）基本资料

患者男性，60岁，主因"右侧经皮肾镜碎石术后3个月余"入院。患者3个月前因右肾结石于当地医院行右侧PCNL，术后因出血保守治疗无效，遂行选择性肾动脉栓塞术。患者术后1个月拔除输尿管支架后出现腰痛、发热等不适，检查发现右肾积水，行经尿道输尿管支架置入术，术中发现输尿管连接部狭窄，输尿管支架放置困难，遂改行肾造瘘术。患者腰痛、发热症状好转后，于术后2个月再次行经输尿管镜手术尝试放管但仍失败。入院前20天患者于当地再次行经皮肾镜探查术，术中顺逆行均发现肾盂输尿管连接处闭锁，未能顺利打通闭锁处，当地医院遂建议患者到我院就诊。

既往史：患者3个月前在外院行右侧PCNL。2个月余前在外院行选择性肾动脉栓塞术。1个月余前在外院行经尿道输尿管支架置入术。患者住院中曾因胆囊炎在外院行胆囊穿刺引流术。

查体：右肾区可见陈旧手术瘢痕，右肾造瘘管通畅，引流出淡黄色尿液。余专科查体未见异常。

化验检查：血常规：RBC 4.27×10^{12}/L，Hb 125g/L，WBC 6.71×10^9/L，NEUT% 53.9%。感染指标：CRP 2.04mg/L，PCT<0.0200ng/ml，IL-6 3.92pg/ml。尿常规：WBC阴性、亚硝酸盐阴性，白细胞数量4.90/μl，细菌数量6.30/μl。肾功能：Cr 87μmol/L，BUN 5.4mmol/L，UA 444μmol/L。连续3天尿培养提示：培养48小时，细菌菌落计数<1000CFU/ml。

影像学检查：经肾造瘘管顺行造影＋经输尿管逆行造影：经右肾造瘘管注入适量对比剂，右肾、右侧输尿管、D-J管及膀胱内见对比剂影。印象：右侧输尿管狭窄（病例45图1）。全腹部CT平扫＋重建（造影术后即刻检查）：右肾肾盂见经皮及右输尿管见经尿道导管置入，右肾轻度增大，边缘不规则，右肾盂、右输尿管及膀胱见对比剂充盈，膀胱内少量积气。右肾盂壁增厚，肾窦脂肪间隙模糊，右肾见囊性病变，直径约36mm，右肾前肾周间隙内多囊性密度影，最大径约31mm，壁厚见钙化。左肾肾窦内见高密度结节影（病例45图2，病例45视频1）。

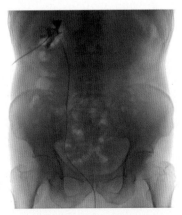

病例45图1　术前经造瘘管顺行造影＋经输尿管逆行造影

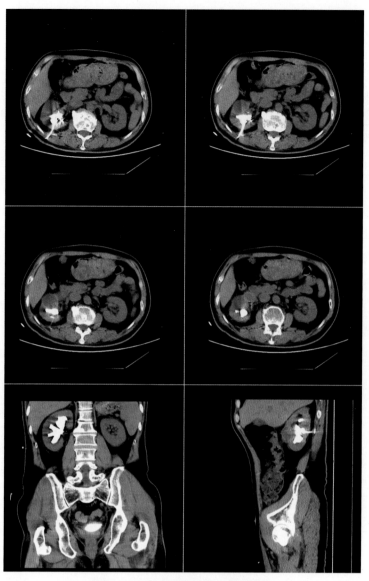

病例45图2　术前CT横断位、冠状位和矢状位

（二）诊断

1. 右侧肾盂输尿管连接部闭锁

2. 右肾积水

3. 左肾结石

4. 肾造口状态

5. 右侧PCNL术后

6. 右侧选择性肾动脉栓塞术后

7. 泌尿系感染

病例45视频1

（三）诊疗经过

患者入院后完善经右肾造瘘管顺行造影＋经输尿管逆行造影和造影后的腹部CT检查，发现右侧肾盂输尿管连接处及输尿管上段狭窄约2cm，由于造影剂无法通过，结合患者既往手术情况，考虑UPJ处闭锁可能大。输尿管上段有少量结石外溢。术前采用抗生素预防感染。排除手术禁忌后，拟行右侧经皮肾镜探查及逆行输尿管软镜双镜联合会师手术。

手术过程：麻醉成功后，患者取左侧斜仰卧截石位，首先经尿道置入输尿管镜，向右侧输尿管内置入导丝，沿导丝输尿管硬镜上行至输尿管上端可见一盲端，硬镜无法继续上行，留置导丝，置入输尿管鞘，更换一次性电子输尿管软镜探查可见输尿管上段近肾盂处为盲端，导丝无法上行。另一组术者在斜仰卧体位下，经原肾造瘘口建立24F标准通道，置入肾镜后使用EMS探杆在可疑肾盂输尿管连接处钝性将瘢痕打开反复探查后未见管腔。更换输尿管硬镜在可疑处反复探查，后发现逆行输尿管软镜光亮，考虑此处为输尿管，使用导丝将光亮之处戳开，证实为输尿管。顺行置入7F球囊，扩张闭锁处至21F，扩张效果满意。导丝引导下顺行放置（7～12）F/26cm D-J（"海马"形支架管），放置气囊肾造瘘管，术中平稳，麻醉满意，出血少，安返病房（病例45视频2）。

患者术后恢复良好，无发热，术后监测肾功能、血常规及感染指标，术后第1天血红蛋白118g/L，较术前无明显变化，嘱患者在床上适当活动。术后第2天复查KUB见输尿管D-J管位置良好（病例45图3），嘱患者可下床活动。术后第3天复查血红蛋白118g/L。术后第4天患者无发热、腰痛，予夹闭肾造瘘管。术后第5天患者无发热、腰痛、渗液，予拔除肾造瘘管。术后第7天患者无不适，予办理出院。

病例45视频2

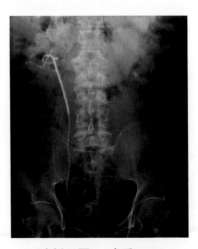

病例45图3　术后KUB

二、病例分析

1. **术前分析**　患者UPJ处闭锁诊断明确，狭窄段较长，且肾盂空间较小，如果采用狭窄段切除再吻合难度极大，很有可能出现"材料"不足而无法吻合的情况。采用双镜联合会师的方式是另一种选择，但由于闭锁段较长，这种方式也存在无法顺利会师的风险。且患者术前曾尝试使用经皮肾镜顺行探查打通闭锁段，结果失败。闭锁段周围瘢痕情况、外溢结石及局部组织水肿等情况都是手术能否成功的制约因素，增加了手术难度和不确定性。由于患者此前经历了几次不太成功的手术，其信心及恢复正常生活迫切性也会对手术方式的选择产生一定影响，术前我们充分的给患者沟通病情。

2. **术中分析**　在手术体位选择上，俯卧位手术更符合术者的习惯，也有利于更好的判断肾盂输尿管连接部，但由于患者系男性，俯卧位下行输尿管镜操作极为不便，因此我们首先采用了斜仰卧截石位，输尿管软镜上行探查至输尿管上段可见盲端，导丝无法上行，改为顺行经肾镜操作，顺行操作空间及视野相对较大，可以更好的探查方向。在原有瘢痕的基础上，采用导丝引导及钝性分离方式探查连接处，同时逆行输尿管镜导丝不断试探，最终顺行输尿管镜发现了逆行软镜光亮，最终完成会师。将闭锁段打通后，我们采用球囊扩张方式将闭锁段扩张至21F，探查可见输尿管管腔通畅，为了更好的塑形，我们置入（7~12）F/26cm头端加强型输尿管支架管（海马管），利于输尿管闭锁段能够更好的塑形。

3. **术后分析**　患者术后恢复顺利，肾造瘘管引流量短期内有增加，考虑为尿液经输尿管支架管反流所致，这也证实了输尿管已经恢复通畅。术后第4天给予夹闭肾造瘘管，患者无不适症状，次日拔除肾造瘘管，患者顺利出院。我们让患者3个月后复查随诊，根据情况决定更换输尿管支架还是拔除支架管。目前患者仍在随访期，未诉不适症状。

三、疾病介绍

随着泌尿系结石腔内手术技术的发展，近年来腔内手术术后出现输尿管狭窄甚至闭锁的报道逐渐增多。根据狭窄部位，输尿管狭窄可分为输尿管近端、中段和远端狭窄；输尿管全段狭窄；以及输尿管肾盂连接处梗阻（UPJO）[1]。输尿管近端和中段的短段狭窄通常通过腔内泌尿系统治疗或外科手术重建，包括肾盂输尿管成形术或输尿管造口术（包括一期切除和端对端吻合术）[2]。假如存在较长段的输尿管狭窄，则需要更先进的手术技术以提供无张力的输尿管吻合，例如肾下移固定、回肠代输尿管、经输尿管造口和肾脏自体移植。与输尿管近端狭窄不同，输尿管远端狭窄通常需要通过输尿管再植进行治疗，通过肾下移固定、腰大肌悬吊或Boari皮瓣技术来延长输尿管[3]。随着组织工程学技术的发展，目前还可以采用自体黏膜移植覆盖进行输尿管成形，修复输尿管狭窄，例如使用颊黏膜、舌黏膜、膀胱黏膜、回肠黏膜和阑尾黏膜等[4]。

另外，腔内手术治疗，也可以提供低成本、低并发症发生率的替代方案，其中包括输尿管球囊扩张、输尿管切开、输尿管软性支架置入以及输尿管金属支架置入等[5]。对于输尿管闭锁，常用的手术方式是腹腔镜输尿管闭锁段切除＋输尿管端端吻合[6]。文献关于输尿管闭锁的腔内治疗较少，有待后续病例系列研究以及高质量的随机对照试验。

四、病例点评

肾盂输尿管连接部狭窄/闭锁可能与结石本身长期梗阻刺激导致局部息肉形成、结石嵌顿导致"结石床"输尿管骨化有关，也有医源性因素可以导致狭窄或者闭锁。本例患者为较长段（＞2cm）的输尿管闭锁，由于闭锁段的位置较高，且患者肾盂较小，采用腹腔镜或者机器人行狭窄段切除再吻合难度极大，舌黏膜/口腔黏膜替代可能是另一种选择，但给患者带来的创伤较大，尤其是在患者既往经历了多次手术后，如何能用较微创的方式解决主要问题是当务之急。我们采用了双镜联合的术式，首先一组术者采用逆行输尿管镜探查指示远端输尿管位置，另外一组术者采用顺行输尿管镜探查方式在肾盂输尿管闭锁瘢痕处钝性分离寻找可疑管腔位置。经过两组术者的共同努力，最终成功会师。使用高压球囊将狭窄段扩张后放入输尿管成型管，用以更好的支撑闭锁处。当然，从长远看，患者能不能最终"脱管"生活还有待于进一步观察，但目前患者生活质量和状态都得到了比较满意的改善，对于此类患者来说，通过微创的双镜联合手术解决棘手的输尿管闭锁是一个非常理想的选择。

（病例提供者：肖 博 罗智超 清华大学附属北京清华长庚医院）

（点评专家：李建兴 清华大学附属北京清华长庚医院）

参考文献

[1]Gild P，Kluth LA，Vetterlein MW，et al.Adult iatrogenic ureteral injury and stricture-incidence and treatment strategies[J].Asian J Urol，2018，5（2）：101-106.

[2]Buffi N，Cestari A，Lughezzani G，et al.Robot-assisted uretero-ureterostomy for iatrogenic lumbar and iliac ureteral stricture：technical details and preliminary

[3]Mauck RJ，Hudak SJ，Terlecki RP，et al.Central role of Boari bladder flap and downward nephropexy in upper ureteral reconstruction[J].J Urol，2011，186（4）：1345-1349.

[4]Xiong S，Wang J，Zhu W，et al.Onlay Repair Technique for the Management of Ureteral Strictures：A Comprchensive Review[J].Biomed Res Int，2020，2020（1）：1-11.

[5]Lucas J W，Ghiraldi E，Ellis J，et al.Endoscopic Management of Ureteral Strictures：an Update [J].Curr Urol Rep，2018，19（4）：24.

[6]刘河漾，庞月文，时京，等.腹腔镜手术处理钬激光碎石术后输尿管中上段闭锁的临床观察[J].微创泌尿外科杂志，2022，11（06）：392-395.

病例46　多次内镜术后肾盏闭锁［针状肾镜辅助下内镜联合手术（输尿管软镜＋针状肾镜）］

一、病历摘要

（一）基本资料

患者男性，65岁，因"体检发现双肾结石15年"入院。患者15年前体检B超发现双肾结石（具体不详），无不适症状，未予处理。10年前及2年前各有一次右侧突发腰痛，伴恶心、呕吐数次，无发热，无尿频、尿急、尿痛，外院诊断为右侧输尿管结石，给予药物排石、保守治疗后症状消失，并可见结石排出。1年前上述症状再次出现，并伴有全程肉眼血尿，外院查CT示"右输尿管结石，右肾中度积水，左肾结石"（患者口述，具体报告未见），并行两次"右侧经皮肾镜碎石取石术"，术后恢复良好，未复查。患者1个月前再次出现上述症状，就诊于我院，查CT示"双肾多发结石，双肾囊肿"现为求进一步诊治来我院就诊，门诊拟"肾结石"收治入院。患者自发病以来，神清，精神、睡眠、食欲可，小便如上述，大便无特殊，体重无明显变化。

既往史：2型糖尿病10年，目前用甘精胰岛素21U 2次/日，血糖空腹6～7mmol/L。高血压10年，口服缬沙坦氨氯地平1片 1次/日，血压控制可，收缩压120～140mmHg。青霉素过敏。

查体：右肾区可见两处长为1cm的手术瘢痕，右侧肾区轻叩痛，余无明显阳性体征。

化验检查：血常规：WBC 9.35×10^9/L，Hb 144g/L，PLT 219×10^9/L。肾功能：Cr 134μmol/L。尿常规：白细胞数量523/μl，红细胞数量98.30/μl，亚硝酸盐阴性。尿培养：近平滑念珠菌，菌量3000CFU/ml。降钙素原：0.053ng/ml。25-羟基维生素D：22.47ng/ml↓。全段甲状旁腺激素：35.6ng/L。钙总量（24小时尿）3.52mmol/24h。磷总量（24小时尿）17.42mmol/24h。

影像学检查：KUB：双肾结石（病例46图1）。全腹CT：双肾多发结石，左肾积水；双肾多发囊肿可能；膀胱壁略增厚，炎性改变可能大；胆囊结石；十二指肠憩室；前列腺增生；肝内钙化灶。结石CT值：700～1000HU（病例46视频1）。

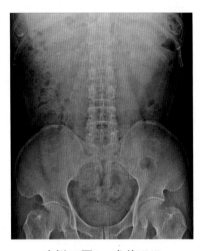

病例46图1　术前KUB

（二）诊断

1. 双肾结石

2. 左肾积水

3. 泌尿系感染

4. 右侧经皮肾镜术后

5. 肾囊肿

6. 胆囊结石

7. 十二指肠憩室

8. 前列腺增生

病例46视频1

（三）诊疗经过

入院检查无明显手术禁忌，拟行Needle-perc联合输尿管软镜手术。患者麻醉生效，斜仰卧截石位，消毒铺巾。经尿道置入输尿管镜，导丝引导下探查右侧输尿管，管口稍窄，镜体扩张后通过，上镜至输尿管中上段后阻力增大，未继续上镜，留置导丝，推入11/13F 46cm输尿管鞘，输尿管软镜上行至肾盂，见多发肾乳头钙斑，反复探查各个肾盏，未见明显结石，考虑为肾盏憩室或者闭锁肾盏结石。留置输尿管软镜在肾盂内，B超检查右肾形态，可见结石位于右肾中盏后组。超声引导下用Needle-perc穿刺结石所在右肾中后组盏，内镜下可见穿刺成功，腔内多发碎石，大小0.2～0.6cm不等，Needle-perc下钬激光碎石过程中未见明确肾盏出口，同时逆行软镜探查也未见相应盏出口，考虑为多次内镜术后目标盏出口闭锁（病例46视频2），软镜下以Needle-perc光源为引导，在中盏背侧盏位置光源最亮处的可疑黏膜裂隙处行逆行软镜下激光内切开，扩大盏口后软镜可顺利进入探查，Needle-perc下亦可见软镜头端进入盏内（病例46视频3），继续Needle-perc下钬激光粉末化碎石，碎石可由扩张后的盏口进入肾盂，使用软镜下网篮取出。查无明显残留结石及出血，导丝头端放置于扩张后的肾盏内，导丝引导下逆行放置6F/26cm输尿管支架管。同时向左侧输尿管内逆行留置输尿管支架管6F/26cm，为二期左侧输尿管软镜碎石做准备。留置导尿。清点敷料器械无误，术毕。术中平稳，麻醉满意，出血少。安返病房。

患者术后2小时及24小时分别复查肾功能、血常规、降钙素原，血白细胞上升至10.9×10^9/L，降钙素原上升至0.09ng/ml，结合患者尿培养结果，术后使用左氧氟沙星及氟康唑抗感染治疗。术后恢复良好，无发热、腰疼等不适，术后第1天

病例46视频2　　病例46视频3

适当下地并复查KUB显示输尿管支架管位置无异常（病例46图2）。术后第3天出院，出院前复查血肌酐下降至116μmol/L，血白细胞及感染指标恢复正常。

术后结石成分：碳酸磷灰石。

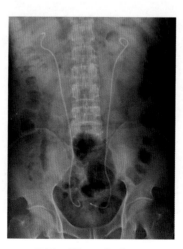

病例46图2　术后KUB

二、病例分析

1. 术前分析　患者双肾结石，右侧肾区有不适症状，且查体右肾区有轻度叩痛，再结合患者意愿，拟先处理右肾结石，左侧结石位于肾盂输尿管连接部并合并轻度左肾积水，可以同期留置左侧输尿管支架管，解除梗阻的同时为左侧结石软镜手术做准备。患者右肾结石负荷较小，最大径约1.2cm，位于中盏，是输尿管软镜的适应证，但术前仔细阅片发现患者结石所在盏盏颈细长，超过3cm，软镜可能难以顺利触及，其次患者有多次内镜手术治疗史，不除外结石与肾盂黏膜粘连，因此术前计划采用斜仰卧结石位，必要时联合Needle-perc清石。

2. 术中分析　术中先使用软镜探查集合系统，结石所在中盏虽盏颈细长，但被软镜顺利探查，且未见明显结石，考虑为肾盏憩室或者闭锁肾盏结石，同时采用Needle-perc穿刺目标盏结石（病例46图3），穿刺成功后腔内可见多发碎石，肾盏乳头结构，但未见目标盏出口，此时若仅采用Needle-perc下激光碎石则碎石不能排出，碎石过程中腔内压力增高可能加重感染风险，因此需尽快找到目标盏出口。在寻找较为隐蔽的肾盏憩室开口或闭锁盏出口时，即使结合蓝白试验等手段，单一使用顺行或逆行方式处理较为困难，本病例在处理过程中使用Needle-perc光源为引导，在集合系统内黏膜最薄弱处以逆行软镜下激光打开，并尽量扩大开口，软镜头端可进入探查，这样方便碎石排出，降低腔内压力。同时术中可见部分结石粘连于肾盏黏膜，此时可用Needle-perc尖端给予刮除及剥离，单纯使用软镜下激光碎石则很难处理。碎石结束后可将导丝头端置于原闭锁盏内，再沿导丝留置输尿管支架管，尽量将支架管头端通过扩张后的开口置入原闭锁盏内，起到一定支撑引流作用。

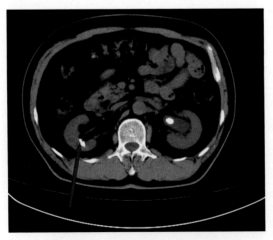

病例46图3　Needle-perc穿刺位置

3．术后分析　Needle-perc联合软镜创伤小，术后恢复相对较快，但需注意该患者目标盏闭锁，在Needle-perc碎石的初期及寻找目标盏出口的过程中，如灌注流速控制不佳，可能导致局部肾盏内压过高，引起脓毒血症，术后需关注患者感染指标变化。此外术后拔除输尿管支架管后需定期复查，观察原闭锁盏是否再次出现积水，必要时需再次处理。

三、疾病介绍

肾盏颈狭窄或闭锁是经皮肾镜或输尿管软镜等内镜手术后的少见并发症之一，其具体发生率尚未见大规模文献报道。Parsons等报道在223例经皮肾镜手术后出现5例肾盏盏颈狭窄，发生率约为2%，盏颈狭窄被发现的时间为术后2～24个月，平均为9个月[1]。狭窄出现的部位通常和肾穿刺的部位相关，如患者本身盏颈开口较小，合并有结石嵌顿，在碎石取石过程造成肾盏肾盂黏膜损伤而未留置双J管做内引流则更容易发生[2]。肾盏颈闭锁或狭窄如合并细菌或真菌感染容易出现肾积脓，导致反复发热、腰痛及肾功能受损等表现。诊断可结合病史及术前CT尿路造影、逆行肾盂造影等检查，但需和肾囊肿、肾盏憩室相鉴别，确诊则需要术中内镜探查进一步明确。

对于肾盏颈狭窄或闭锁的治疗可采用内镜手术及腔镜手术，有报道采用经皮肾镜下钬激光腔内切开术治疗42例肾盏狭窄或闭锁患者，平均随访9个月，临床症状改善明显、静脉肾盂造影（IVU）显示内切开段造影剂通过良好，肾积水减轻38例（90.5%）[3]，也有报道通过顺行输尿管软镜、输尿管镜下钬激光、经皮肾镜下等离子柱状电极腔内切开取得良好效果[4-6]。对于内镜下治疗无效的重度肾盏颈狭窄或闭锁，则可考虑腔镜手术，位于局限于上盏者可采用腹腔镜下肾部分切除术[7]，位于下盏者可采用输尿管肾下盏吻合术，其他也可采用打通扩张肾盏之间的旁路手术或肾盏狭窄部扩大成形术等[2]，肾功能受损明显者则需行肾切除术。对于本病例中采用的顺逆行联合内镜下"切向光源（cut-to-the-light）"技术治疗肾盏狭窄或闭锁尚未见报道，但在该方法在治疗类似的输尿管狭窄中已经很成熟[8]。NAES（Needle-perc assisted endoscopic surgery）技术即Needle-perc联合输尿管软镜也属于顺逆行联合的内镜治疗，其在肾盏颈狭窄及闭锁治疗中的效果仍需要进一步大规模、长期临床观察及研究。

四、病例点评

对于虽然结石负荷较小（<2cm），但含有肾盂肾下盏漏斗夹角（IPA）较小、盏颈细长等软镜处理不利因素的复杂肾结石，可采用软镜联合Needle-perc的方法进行处理，手术可采用联合体位，包括斜仰卧截石位及分腿俯卧位（女

性）。该病例术前阅片判断结石所在盏单纯使用软镜难以触及，故采用联合体位，术中发现为闭锁肾盏结石，单纯使用顺行或逆行的方式难以寻及肾盏出口，因此采用了以Needle-perc光源为引导，采用软镜由集合系统内盏壁较薄弱处打开的"会师"手术，解决了排石的问题，避免后期该盏内结石难以排出，并发感染积脓，导致患者术后出现反复发热、腰痛等症状。对于该类病例术前需做好预判，采用联合体位，便于顺逆行联合处理，如仅采用常规截石位，术中发现不能探及结石再更换体位则较为被动。

（病例提供者：苏博兴 清华大学附属北京清华长庚医院）

（点评专家：李建兴 清华大学附属北京清华长庚医院）

参考文献

[1]Parsons JK，Jarrett TW，Lancini V，et al.Infundibular stenosis after percutaneous nephrolithotomy[J].J Urol，2002，167（1）：35-38.

[2]蒋先镇，蒋志强，钟狂飚，等.复杂性肾结石取石术后肾盏肾盂闭锁的防治探讨[J].临床泌尿外科杂志，2002，17（9）：2.

[3]陈合群，江锋，祖雄兵，等.经皮肾微造瘘钬激光腔内切开治疗肾盏狭窄及闭锁[J].中华泌尿外科杂志，2008，29（10）：3.

[4]Walsh RM，Kelly CR，Gupta M.Percutaneous renal surgery：use of flexible nephroscopy and treatment of infundibular stenoses[J].J Endourol，2009，23（10）：1679-1685.

[5]熊星，贾灵华，王金根，等.经皮肾镜术中等离子柱状电极顺行切开治疗盏颈闭锁[J].中华腔镜泌尿外科杂志（电子版），2015，9（4）：3.

[6]Koopman SG，Fuchs G.Management of stones associated with intrarenal stenosis：infundibular stenosis and caliceal diverticulum[J].J Endourol，2013，27（12）：1546-1550.

[7]张云龙，余伟民，程帆，等.腹腔镜肾部分切除术治疗肾脏上组肾盏颈闭锁的疗效分析[J].临床外科杂志，2020，28（8）：781-783.

[8]Yarak N，Zouari S，Karray O，et al.The"Cut-to-the-Light"Technique Laser Endoureterotomy for Complete Ureteral Obstruction Resurfaces!A New Application of an Old Technique[J].Res Rep Urol，2022，14：351-358.

病例47　回肠膀胱术后（标准通道经皮肾镜取石术）

一、病历摘要

（一）基本资料

患者男性，71岁，主因"体检发现双肾结石1年余"入院。患者1年余前体检发现双肾结石，无腹痛、腰痛，无肉眼血尿，无尿频、尿急、尿痛，期间定期复查随诊。现为求进一步诊治来我院就诊。

既往史：发现高血压病10年余，血压最高180/80mmHg，口服苯磺酸氨氯地平5mg 1次/日，血压控制欠佳。2017年因"膀胱肿瘤"在当地医院行"膀胱全切、回肠代膀胱手术"。1年前曾患"急性肠梗阻"，予保守治疗好转。否认糖尿病、冠心病、脑血管疾病史。否认肝炎、结核等传染病史。否认外伤、输血史。否认食物、药物过敏史。

查体：右下腹可见回肠造口，造口袋引流出淡黄色清亮尿液。

化验检查：血常规：RBC 4.42×10^{12}/L，Hb 128.00g/L，WBC 12.88×10^9/L，NEUT% 69.4%。感染指标：PCT 0.04ng/ml，IL-6 5.13pg/ml。尿常规：WBC 500cells/μl，亚硝酸盐阴性，白细胞数量603.8/μl，细菌数量4100.2/μl。肾功能：Cr 119μmol/L，BUN 8.4mmol/L，UA 322μmol/L。尿培养：肺炎克雷伯菌，菌量＞100 000CFU/ml。

影像学检查：KUB：双肾区可见多个结节样或鹿角样高密度影，大者位于右侧，大小约27mm×22mm；双侧输尿管走行区未见异常高密度影。印象：双肾结石（病例47图1）。CT：双侧肾脏位置、大小如常，形态规整，左肾实质内见类圆形低密度影，大小约17mm×15mm；右肾实质密度略减低，强化程度不均匀减低，肾周间隙见渗出、少量索条。双侧肾盂肾盏见高密度结节，部分呈铸型，大小约22mm×17mm，右肾盂壁略增厚毛糙。左肾周脂肪间隙欠清晰。双侧输尿管下段似汇入盆腔肠管。膀胱未见显示。印象：双肾结石（病例47图2，病例47视频1）。

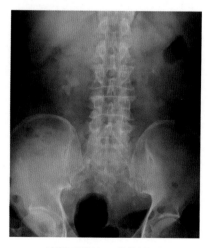

病例47图1　术前KUB

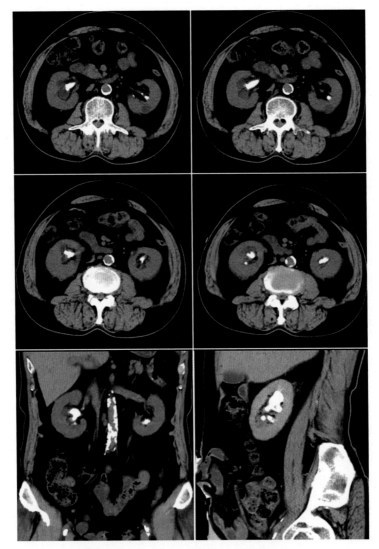

病例47图2　术前CT横断位、冠状位和矢状位

（二）诊断

1. 双肾结石
2. 右肾积水
3. 膀胱全切术后（Bricker膀胱）
4. 高血压病2级，高危

病例47视频1

（三）诊疗经过

患者入院后完善术前检查与化验。排除手术禁忌后，在全身麻醉下行右侧PCNL。

手术经过：俯卧位，B超引导下穿刺右肾上盏后组，见尿后，筋膜扩张器和金属扩张器两步法逐级扩张，建立24F皮肾通道，置入肾镜，见尿液混浊，集合系统扩张，其内黄褐色鹿角样结石，填充肾盂，EMS碎石清石系统击碎并吸出结石。将肾盂输尿管连接部打通，探查下盏可见大量脓苔，疑似真菌球，保持较低灌注流量下，负压清除视野中可见的结石及脓苔。肾结石被清除干净。碎石过程中一枚结石顺行移位至输尿管中下段，更换输尿管软镜探查全程输尿管，可见输尿管中段一枚结石，网篮取出结石，顺行软镜探查至回肠膀胱，吻合口未见明显狭窄。留置导丝，导丝引导下顺行放置6F/26cm D-J管，皮肾通道未见明显出血。放置气囊肾造瘘管，手术结束，安返病房（病例47视频2）。

患者术后恢复良好，无发热，术后常规监测肾功能、血常规及感染指标，术后第2天血红蛋白同术前无明显变化。术后第2天患者可以下床活动，复查KUB未见残余结石（病例47图3）。夹闭肾造瘘管患者无不适，循序拔除肾造瘘管后出院。出院前复查血红蛋白及肾功能基本稳定。

病例47视频2

结石成分：六水磷酸铵镁、碳酸磷灰石。

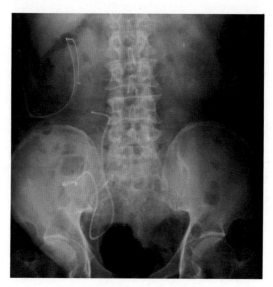

病例47图3　术后KUB

二、病例分析

1. 术前分析　患者系回肠膀胱术后肾结石，此类结石感染性结石居多，且由于往往合并有输尿管回肠膀胱吻合口狭窄的因素，逆行手术很难成功。由于患者结石较大，经皮肾镜手术是最佳的选择。问题在于术前无法人工肾积水，对于超声引导下穿刺会增加一定难度。因此在穿刺时应该力求"一针见尿"，避免反复多次穿刺导致肾组织结构更加不清晰。同样由于无法术前留置输尿管导管，碎石过程中有可能会有结石碎屑滑落至输尿管，因此需要联合输尿管软镜探查，以防止术后拔除支架管后结石梗阻。同时也可以顺行探查输尿管回肠膀胱吻合口是否存在狭窄问题。

2. 术中分析 从术中B超探查的结果来看，上盏积水较明显，但结石主体位于肾盂及下盏，且下盏背侧组有一枚结石。以往此种情况我们更倾向于穿刺中下盏背侧结石所在盏，但考虑到患者术前无人工肾积水，我们采用了相对保守一些的方式，穿刺上盏，建立标准通道。术中情况也证实，在清除肾盂和下盏结石时，会有一定的角度限制。患者系感染性结石，利用EMS探杆可以将下盏结石及背侧盏结石撬动出小盏，从而顺利的清除所有结石。下盏结石梗阻明显，盏内有较多脓苔形成，术中一并给予清除，消灭了感染病灶。术中碎石过程中有一枚结石滑落至输尿管内，配合输尿管软镜及网篮将结石取出，同时我们探查了输尿管回肠膀胱吻合口未发现狭窄，留置6F输尿管支架管。

3. 术后分析 患者术后恢复良好，无发热等不适症状。术后24小时恢复正常下地活动。复查KUB未见结石残留。输尿管支架管较术中有一定程度下移，这在回肠膀胱术后患者中较为常见，回肠膀胱的蠕动以及较宽畅的吻合口容易导致支架管出现位移。

三、疾病介绍

回肠代膀胱（Bricker术式）是膀胱癌行膀胱全切术后最常见的泌尿系重建术式之一。目前回肠代膀胱术后存在较多并发症，如尿瘘、尿失禁、吻合口狭窄、尿路结石、尿潴留、泌尿系感染等。上尿路结石也是最常见的回肠膀胱术后并发症之一。结石的形成受很多因素影响，对于结肠代膀胱患者而言，最大的两个致病因素为尿路解剖改变与尿液代谢改变[1]。回肠代膀胱导致原本泌尿系正常解剖结构破坏，肠道分泌黏液引起感染及尿潴留，最终导致结石形成。代谢性因素主要有代谢性酸中毒、高钙尿症等[2]。处理回肠膀胱术后上尿路结石主要有以下几种手段：体外冲击波碎石、输尿管镜碎石取石术、经皮肾镜碎石取石术。然而，由于回肠膀胱吻合口可能存在狭窄，并且肠道蠕动功能受限，大大降低了体外冲击波碎石的效率。输尿管软镜具有柔软可弯曲，易通过输尿管的优点，可作为处理小负荷输尿管结石的治疗方法，但难以找到输尿管与结肠的吻合口也是输尿管镜碎石的难点[3]。经皮肾镜碎石取石术同样可作为治疗上尿路结石的方法，优势在于可处理大负荷结石，将结石粉碎后用取石网篮取出，或直接吸出。劣势在于术前准备无法制造人工肾积水，并且置管困难。有报道指出，PCNL联合输尿管镜治疗尿流改道后上尿路结石清石率为75.0%～87.5%[4]。

四、病例点评

回肠代膀胱（Bricker术）术后上尿路结石患者比较常见。有些患者继发于输尿管回肠膀胱吻合口的狭窄及尿路梗阻，导致上尿路继发性结石出现。有些患者系由于肠道菌群导致感染性肾结石的发生。总体而言，此类结石的治疗难度较普通患者显著增加。由于回肠膀胱吻合口条件的限制，逆行输尿管镜或者软镜手术往往很难实现。因此经皮肾镜手术辅以顺行输尿管软镜对于此类患者的输尿管结石的治疗应用更为广泛。但由于无法在术前逆行留置输尿管导管，无法制造人工肾积水，也给肾镜下穿刺带来了一些挑战。在体位选择方面，可以采用传统的俯卧位或者侧卧位，特殊病例（如输尿管回肠膀胱吻合口狭窄或者闭锁）需要配合顺逆行双镜联合治疗的可以采用斜仰卧位，方便另一组术者经回肠膀胱逆行操作。由于此类患者可能会合并有输尿管回肠膀胱吻合口的狭窄，因此在肾结石处理完毕后建议必要时进行输尿管的全程检查，以避免结石滑落到输尿管内导致远期拔除支架管后梗阻，同时探查输尿管回肠膀胱吻合口，明确有无狭窄需要治疗。在D-J管留置时，需要确定支架管的位置已经进入回肠膀胱，方便后续经回肠膀胱取出输尿管支架。

（病例提供者：曾 雪 清华大学附属北京清华长庚医院）

（点评专家：肖 博 清华大学附属北京清华长庚医院）

参考文献

[1]Okhunov Z，Duty B，Smith AD，et al.Management of urolithiasis in patients after urinary diversions[J].BJU international，2011，108（3）：330-336.

[2]Terai A，Arai Y，Kawakita M，et al.Effect of urinary intestinal diversion on urinary risk factors for urolithiasis[J].The Journal of urology，1995，153（1）：37-41.

[3]Badalato GM，Cortes JA，Gupta M.Treatment of upper urinary lithiasis in patients who have undergone urinary diversion[J].Current urology reports，2011，12：121-125.

[4]El-Nahas AR，Shokeir AA.Endourological treatment of nonmalignant upper urinary tract complications after urinary diversion[J].Urology，2010，76（6）：1302-1308.

第十五章 特殊病例

259

病例48　成人斯蒂尔病（经皮肾镜联合逆行输尿管软镜手术）

一、病历摘要

（一）基本资料

患者女性，67岁，主因"右侧腰背部疼痛3个月，右侧经皮肾造瘘术后15天"入院。患者3个月前无明显诱因突发右侧腰背部疼痛，伴有间断肉眼血尿，因疼痛尚可忍受未积极治疗。15天前疼痛加重，剧烈难忍，伴发热，体温38.7℃，伴恶心、呕吐、尿频、尿急。外院腹部CT检查示右侧输尿管上段结石伴右肾积水、右肾结石，急诊行输尿管镜探查，术中发现结石嵌顿严重，留置输尿管支架管，次日查KUB发现支架管未到位，急诊行经皮肾造瘘术，待患者病情稳定后出院。现为进一步手术治疗入院。

既往史：10年前肋骨骨折外伤史。1年前诊断为成年型斯蒂尔病（Still病），主要症状表现为发热、头痛、皮疹、双肘关节疼痛、活动受限等，长期口服醋酸泼尼松、托法替布治疗，上述症状缓解。半年前出现多发腰椎病理性骨折。

查体：右肾区叩痛，右肾区留置肾造瘘管1根，引流通畅，引流液为淡黄色尿液，双侧输尿管移行区无压痛。

化验检查：血常规：WBC 5.39×10^9/L，Hb 92g/L，PLT 331×10^9/L，NEUT% 75%。尿常规：pH 7.0，WBC 1037cells/μl，细菌数量20 303/μl，亚硝酸盐阳性。尿培养：①肺炎克雷伯菌，菌量>100 000CFU/ml，对哌拉西林他唑巴坦、头孢哌酮钠舒巴坦、亚胺培南、美罗培南、阿米卡星、替加环素、黏菌素敏感；②粪肠球菌，菌量>100 000CFU/ml，对青霉素、氨苄西林、左氧氟沙星、利奈唑胺、万古霉素敏感。肾功能：Cr 52μmol/L，BUN 5.1mmol/L。凝血功能：D-Dimer 15.57mg/LFEU，FDP 32.24mg/L。感染指标：PCT 0.0713ng/ml，IL-6 5.13pg/ml，CRP 6.00mg/L。

影像学检查：KUB：右肾造瘘术后，右侧泌尿系D-J管置入术后，双肾结石（病例48图1）。

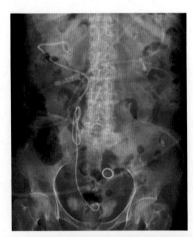

病例48图1　术前KUB

CT平扫：右肾造瘘术后，右侧输尿管置管术后，膀胱导尿术后，下腔静脉滤网置入术后。双肾萎缩，皮质见局限性凹陷，双肾实质内见结节状致密影。双侧肾周脂肪间隙见索条影。双侧肾盂扩张积水。CT值：850HU（病例48图2、病例48视频1）。肾动态显像：GFR左侧29ml/（min·1.73m^2），右侧18ml/（min·1.73m^2）。

肺动脉＋下肢静脉CTPA：多发肺动脉栓塞，右侧髂外静脉、双侧股静脉、腘静脉及双侧膝下静脉血栓形成。胸部CT：双肺渗出，左侧少量胸腔积液，双侧胸膜增厚、部分钙化，右侧第5、第7肋陈旧性骨折、胸椎多发变扁。

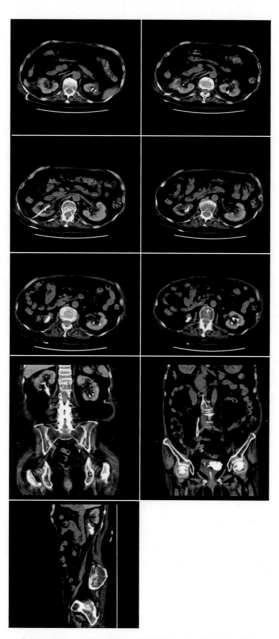

病例48视频1

病例48图2　横断面、冠状位、矢状位CT平扫

（二）诊断

1. 双肾结石
2. 肾积水伴右侧输尿管结石
3. 膀胱结石
4. 复杂性尿路感染
5. 输尿管支架置入术后
6. 成年型斯蒂尔病（Still病）
7. 下肢静脉血栓形成
8. 慢性肺动脉栓塞
9. 双侧慢性肺炎
10. 中度贫血
11. 多发腰椎病理性骨折

（三）诊疗经过

患者合并症较多，入院后完善术前检查，发现患者D-二聚体增高明显，检查提示患者双下肢静脉血栓、肺动脉栓塞，血管外科急诊留置下腔静脉滤器后予以低分子肝素抗凝治疗。因患者Still病后合并多器官功能异常，故术前组织多学科MDT讨论。风湿免疫科意见：患者诊断成年型斯蒂尔病诊断明确，根据化验检查等回报考虑患者免疫疾病目前病情稳定，常年应用激素，需关注术后感染风险，停托卡其布，托卡其布可能加大形成血栓的风险，患者术前已有双侧下肢静脉血栓，肺动脉栓塞，改用甲氨蝶呤，术中当天应用氢化可的松100mg 1次/8小时静脉滴注，术后应用2～3天。呼吸科意见：患者长期应用激素、卧床，不能下地活动，我院肺部CT考虑患者双肺慢性坠积性肺炎，术前血气提示氧分压较低（70.2mmHg），全身麻醉插管术后肺感染风险较大，需加强术后排痰护理，术前术后雾化吸入，术后鼓励患者坐姿排痰，并请呼吸康复科会诊，增进肺功能恢复。麻醉科及ICU意见：患者术前血气分析氧分压较低，考虑术前有肺栓塞，常年卧床，肺功能较差。术后可能存在拔管后无法自主呼吸等风险，术后患者可能进ICU继续治疗。患者术前尿培养为肺炎克雷伯菌及粪肠球菌，并应用敏感抗生素，但因患者常年卧床，有免疫系统疾病，应用激素多年，警惕围术期脓毒血症可能，术前术后应多次留取尿培养。血管外科意见：患者已急诊行滤器置入手术，术后肝素持续抗凝，目前患者D-dimer较术前下降明显，但患者常年应用激素，卧床，不能自主下地活动，成年Still病等诸多因素均可能导致患者再次出现静脉血栓，建议患者术后病情稳定后口服利伐沙班治疗，根据患者体重及病情调整剂量，动态复查患者血栓及相关化验指标。

根据MDT讨论意见完善术前准备，根据尿培养结果选用头孢哌酮舒巴坦抗感染治疗5天，并与患者及家属充分沟通病情，在全身麻醉下行膀胱结石碎石术联合右侧PCNL手术。

手术过程：全身麻醉，截石位，经尿道置入肾镜观察膀胱内尿液浑浊，可见多发淡黄色结石，较大者直径约1.0cm，EMS碎石清石系统予以清除，查无残石，异物钳钳夹拔除右侧输尿管支架管，逆行留置导丝，导丝引导下置入5F输尿管导管，留置尿管，固定导管。改左侧卧位，腰部垫高。沿原造瘘管置入导丝后拔除右侧肾造瘘，筋膜扩张器和金属扩张器两步法逐级扩张，建立24F皮肾通道，置入肾镜，见集合系统内黄色多发结石，填充肾盂及连接部，较大者直径约1.3cm，各肾盏内可见多发黄色小结石，较大者直径约1.0cm，超声负压清石。探查各盏，未见残余结石，肾盂内黏膜局部可见灰白色坏死样改变，范围约1.5cm×1.0cm，肾镜抓钳钳取异常黏膜组织至露出新鲜组织，抓取的可疑坏死黏膜留送病理。9.5F输尿管镜顺行探查输尿管，未见狭窄及结石残留。检查皮肾通道未见明显出血。顺行放置6F/26cm D-J管，放置肾造瘘管，术毕（病例48视频2）。

患者术后恢复良好，无发热，引流管引流液清亮，术后常规监测肾功能、血常规无异常。复查CT可见肾造瘘管、支架管均位置良好，右肾结石清石满意，残余小结石考虑位于黏膜下（病例48图3），夹闭肾造瘘管无不适后拔除肾造瘘管，围术期血红蛋白（92→81g/L）及肾功能（52→60μmol/L）基本稳定，术后5天顺利出院。术后结石成分未查。手术病理：（肾盂黏膜）坏死组织伴钙化。

病例48视频2

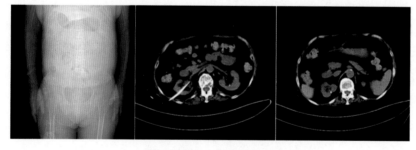
病例48图3　术后复查CT

二、病例分析

1. 术前分析　术前准备重点在于抗感染治疗和合并症的评估，选择敏感抗生素，观察患者感染相关症状的缓解情况，如发热、尿路刺激症状等，动态复查尿常规及感染指标的变化，患者长期应用激素，术后感染风险高，手术需在抗感染治疗的前提下进行。合并症方面，患者由于风湿免疫病导致的多器官功能受影响，通过MDT进行多学科讨论评估，保障手术安全。

2. 术中分析　用负压碎石系统快速清除膀胱结石，创伤小、效率高。手术应用原造瘘管建立皮肾通道，减少损伤。术中见集合系统内黏膜呈片状坏死性改变，术中留取病理明确诊断。

3. 术后分析　术后管理大致与常规手术相同，需重点关注感染相关症状及指标的变化，患者合并症多，继续术前雾化治疗改善低氧血症，此外尽管已留置下腔静脉滤器，术后仍需拔除肾造瘘后尽快恢复抗凝，1个月后拔除D-J管。

三、疾病介绍

成人Still病（adult onset Still's disease，AOSD）是一种多基因、多因素自身炎症性疾病，发病率为（0.2～0.4）/10万，女性多见。该病主要累及青年人，典型表现为间歇性发热、关节痛、一过性皮疹，病情严重者可出现巨噬细胞激活综合征等严重并发症[1]。AOSD发病机制不明，临床表现具有较大异质性，轻者可治愈，重者可能危及生命，部分患者出现重要脏器受累，还可发展为结缔组织病或血液系统肿瘤。由于成人Still病的临床表现多样，诊断和治疗存在一定的困难。目前糖皮质激素依然是治疗的首选药物，面临病情慢性转归甚至复发[2]。

四、病例点评

循证医学证据已经证实，各系统器官合并症与上尿路结石围术期并发症发生率有相关性。本患者合并症多，一般情况差，术后极易出现感染、血栓、心脑血管意外。术前组织MDT，及时与患者及其家属沟通非常必要。治疗方案循序渐进，先行内引流或外引流，准备充分后再行二期手术。这样可以避免术前准备不充分增加手术并发症风险，也会避免过于保守使疾病进展，错过手术时机。另外，长期应用抗菌药物会增加出现耐药菌、多重感染概率，使问题更复杂化，临床抉择更困难。总之，MDT全面评估，循序渐进，抓住主要矛盾，创造最佳条件，及时解决主要问题，这些要素是处理复杂疑难病例的原则。

（病例提供者：王碧霄　张栩鸣　清华大学附属北京清华长庚医院）

（点评专家：胡卫国　清华大学附属北京清华长庚医院）

参考文献

[1]沈敏，曾小峰.成人Still病：风湿免疫科医生的新视角[J].中华医学杂志，2021，101（25）：1949-1952.

[2]Bogdan M，Nitsch-Osuch A，Samel-Kowalik P，et al.Adult-onset Still's disease in Poland-a nationwide population-based study[J].Ann Agric Environ Med，2021，28（2）：250-254.

第十六章
基因异常相关肾结石

病例49 髓质海绵肾（标准通道经皮肾镜取石术）1

一、病历摘要

（一）基本资料

患者男性，59岁，以"体检发现右肾结石20年，间断血尿1个月"入院。患者20年前无明显诱因出现右侧腰腹部胀痛，伴恶心、呕吐，无他处放射痛，无发热、尿频、尿急、尿痛、血尿等不适，至外院急诊行CT检查示"右肾多发结石"，对症保守治疗后患者症状缓解，未行手术治疗，后患者未规律复查，偶发腰部不适，未予重视。1个月前无明显诱因突发肉眼全程无痛血尿，偶有血凝块，最大者约0.5cm，无发热、腹痛、腹胀、尿频、尿急、尿痛等不适，就诊于外院行CT检查示：右肾多发结石。现为求进一步诊治来我院就诊。患者自发病以来，神清，精神、睡眠、食欲可，小便如上述，大便无特殊，体重无明显变化。

既往史：否认高血压、糖尿病、肾病病史，否认肝炎、结核等传染病史，无外伤、手术及输血史，否认药物、食物过敏史，预防接种史不详。

查体：未见明显阳性体征。

化验检查：血常规：WBC 6.89×10^9/L，Hb 149g/L，PLT 220×10^9/L。肾功能：Cr 63μmol/L。尿常规：白细胞数量250/μl，亚硝酸盐阴性。尿培养：粪肠球菌，菌量＞100 000CFU/ml。降钙素原：0.0226ng/ml。25-羟基维生素D：6.74ng/ml。全段甲状旁腺素测定：47.3ng/L。

影像学检查：KUB：右肾结石（病例49图1）。全腹CT：右肾多发结石、右肾囊肿。CT值：800～1200HU（病例49视频1）。

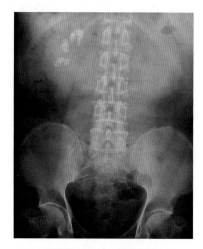

病例49图1 术前KUB

（二）诊断

1. 右肾多发结石
2. 右肾囊肿
3. 泌尿系感染

病例49视频1

（三）诊疗经过

　　患者入院后完善相关检查，无明显手术禁忌，行右侧经皮肾镜手术。手术过程如下：全身麻醉后截石位右侧输尿管插管，建立人工肾积水，改俯卧位，腰部垫高，常规消毒铺巾后B超引导下穿刺右肾中盏后组，筋膜扩张器和金属扩张器"两步法"逐级扩张建立24F皮肾通道，置入肾镜见目标盏内集合管扩张，多发黄豆样结石聚集于扩张的集合管内，负压吸引下超声击碎并吸出结石。突破集合管壁进入肾脏集合系统内，见上盏集合系统内无结石，但多个肾乳头黏膜下结石，超声探杆打开黏膜壁，再次进入扩张的集合管内，同样见其内多发黄豆样游离结石，同法给予清理。探查见下盏集合系统内黄褐色结石一枚，大小2~3cm，由中盏通道处理较为困难（病例49视频2，扩张的集合管内见多发游离结石）。B超引导下穿刺右肾下盏背侧盏内结石，同法建立24F皮肾通道，置入肾镜后见目标盏内黄褐色结石填充，并见个别扩张的集合管内少量黄豆样结石，同法超声联合负压吸引给予清理（病例49视频3，下盏集合系统内结石）。术中B超探查见右肾上盏背侧盏内结石，负荷量较小，B超引导下Needle-perc穿刺结石所在盏，穿刺成功后同样见结石位于扩张的集合管内，Needle-perc下钬激光将结石击成小块（激光参数：$0.8J \times 10Hz$），打开扩张的集合管壁，将碎石推入集合系统内（病例49视频4，Needle-perc碎石），再由原中盏及下盏标准通道清理冲入集合系统之碎石。继续探查未见残余结石。由中盏通道导丝引导下顺行放置6F/26cm D-J管，各通道放置肾造瘘管，术毕。术中平稳，麻醉满意，出血少。术后诊断增加髓质海绵肾。

　　根据尿培养结果，患者术后使用哌拉西林他唑巴坦4.5g 1次/12小时抗感染治疗，术后2小时及术后第1天肾功能、血常规、降钙素原无显著异常，术后第1天嘱患者卧床休息。术后第2天可适当下地并复查KUB（病例49图2），尿色清亮后逐一夹闭肾造瘘管12~24小时，无发热、腰痛、渗液等不适后逐一拔除，出院当天拔除尿管，出院前复查血红蛋白及肾功能无明显异常，感染指标基本恢复正常。

　　术后结石成分：一水草酸钙、碳酸磷灰石。

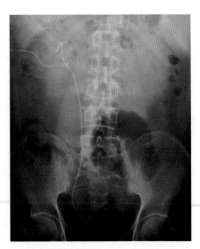

病例49图2　术后KUB

二、病例分析

1. **术前分析** 患者体检发现右肾多年，一直无不适症状，近期出现血尿，除考虑结石的治疗外，同时注意不要遗漏泌尿系肿瘤的鉴别诊断，该患者通过术前泌尿系超声、CTU、尿脱落细胞学检查已排除。仔细阅读患者KUB可见该患者右肾结石尤其中上盏部分，由多发的黄豆样结石颗粒堆积而成，术前CT检查可见上盏结石多位于肾皮髓交界处，

病例49视频2

病例49视频3

病例49视频4

部分甚至位于较深的髓质内，而下盏结石则不同，相对较浅，大多位于肾下极集合系统内。综合影像学考虑患者不除外单侧肾脏部分肾盏的髓质海绵肾。术前需向患者告知如为髓质海绵肾结石则不能做到完全清石，由于术中集合管开放及破坏，术后发热的概率较高，且术后仍有集合管内小结石向外排出的可能。患者结石较为分散，上盏盏颈较长，预计需多通道处理，必要时结合Needle-perc。术前准备方面，患者尿常规提示白细胞较高，在留取尿病原学证据的同时应充分抗感染治疗。

2. **术中分析** 对于多发或者鹿角形肾结石患者，一般按照从上到下、从内向外的原则逐一建立皮肾通道，结合该患者术中超声及术前CT，第一个皮肾通道目标盏选择在上盏偏背侧盏（病例49图3），由于该盏完全无积水，初学者在两步法建立皮肾通道时可在中途使用输尿管镜确认16F剥皮鞘位置无误后，再扩张至24F。置入肾镜后见结石聚集于目标盏扩张的集合管内，打开集合管壁后方可进入肾脏集合系统，由该通道观察可见上盏集合系统内无明显结石，但各肾乳头黏膜下多发小结石，下盏集合系统内可见黄褐色结石一枚，突向肾盂，证实术前阅片判断的单肾部分盏髓质海绵肾结构。术中使用超声联合负压吸引系统清石时可用超声探杆打开肾乳头部位较薄的集合管壁后进一步清理结石，注意避免过度破坏深部的肾髓质组织以清除结石，这样容易导致出血、感染等并发症。该患者由上盏通道可清理中盏结石，但上盏盏颈较长，由该盏肾镜难以完全触及下盏结石，所以术中决定第二个通道目标盏选择为下盏偏背侧盏（病例49图4），由该通道清理下盏结石。术中B超再次探查见右肾上盏残留结石，大小约1cm，与原上盏通道为平行盏，遂术中使用Needle-perc穿刺后碎石（病例49图3），结石同样位于扩张的集合管内，碎石过程中注意寻找进入集合系统的入口，一方面便于Needle-perc灌注液流出，另一方面便于将结石碎块冲入集合系统内使用肾镜由原上盏标准通道清除。

267

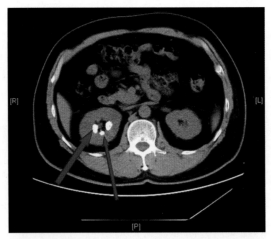

病例49图3　粗箭头所示为上盏标准通道位置，细箭头为针状肾镜穿刺位置

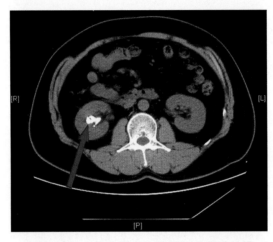

病例49图4　箭头所示为下盏标准通道位置

3．术后分析　该患者特征为部分盏为髓质海绵肾样改变，在清理结石过程中不可避免地破坏了肾髓质集合管，出现灌注液反流的风险大大增加，因此除术中注意保持负压，尽量减少肾盂内压外，术后除关注神志、体温、血压、心率、呼吸、氧饱和度、尿量等基本生命体征外，还应注意血常规、PCT、C反应蛋白等感染指标，警惕严重感染的发生。由于海绵肾解剖特点，合并肾结石很难做到完全清石，术后复查KUB上盏仍有少量残石在预期之内，根据结石位置判断，必要时行CT检查排出输尿管及肾盂结石。

三、疾病介绍

髓质海绵肾（medullary sponge kidney，MSK）最早在1938年由G.Lenarduzzi发现并描述，是指以肾锥体部位乳头管及集合管囊性扩张为主要表现的先天性发育异常疾病，简称海绵肾，通常在伴发感染、肾钙质沉着或反复肾结石时才被发现。以中青年多发，多数为散发性，但也有报道为常染色显性遗传，呈现家族聚集性，可能与GDNF及RET基因的突变或单核苷酸多态性有关[1]。髓质海绵肾的确切发病率未知，在大规模的影像学研究中，它的发生率为0.5%～1%[2]，然而在反复复发的含钙肾结石患者中，其发病率可达12%～20%[3, 4]。MSK可与其他肾内或肾外的先天性疾病伴发，如肾母细胞瘤、马蹄肾、对侧先天性小肾、偏身肥大等，偶尔也见于肾盂输尿管解剖异常的疾病[5]，在先天性肝内胆管扩张（Caroli's病）及先天性肝纤维化中的发病率可达70%[1]。静脉肾盂造影或CT尿路成像（CTU）为其首选诊断方法，能较直观地显示造影剂在肾乳头部位扩张的集合管内聚集，表现为肾小盏外侧的异常阴影，如刷状、线状的条纹，典型的表现为花束样[6]。MSK合并结石的形成，除囊状扩张的集合管等解剖因素外，肾小管的酸化功能障碍导致的肾小管酸中毒、低枸橼酸尿、高钙尿等代谢性因素也很重要，可通过口服枸橼酸盐来纠正。枸橼酸钾的剂量通常为2～4g/d，分2～3次服用，但应避免尿pH超过7.5，从而增加磷酸钙结石形成的风险。一项纳入了97名MSK患者的队列研究通过长期随访发现，服用枸橼酸钾后每年的结石相关事件发生率从0.58次/年下降到0.10次/年，患者的骨密度也有所改善，同时患者的尿钙水平降低了50%，尿枸橼酸水平上升了75%[4]。关于髓质海绵肾的外科治疗指征部分仍存在争议，当结石排入输尿管，造成肾绞痛、肾梗阻时，可采用体外冲击波碎石、输尿管镜或经皮肾镜的手术方式进行处理[7]，对于结石较分散、负荷较少，或主要为肾钙质沉着类型的患者，行经皮肾镜手术需慎重评估手术指征，可能会出现穿刺扩张成功后，集合系统内未见明显结石的情况[8]，必要时可先使用软镜探查集合系统，明确结石位置、与肾盂黏膜粘连程度及集合系统内的结石负荷[9]。我们认为如果结石负荷较大、聚集于浅层的扩张集合管内，甚至突出于集合系统，并且与周围肾盂黏膜无明显粘连，如患者有反复肾绞痛、血尿、泌尿系感染等病史，可行经皮肾镜手术。

四、病例点评

该患者中年男性，结石病史多年，术前KUB显示结石分为上、中、下三组，且中、上组结石由黄豆样颗粒结石聚集而成，CTU检查提示上盏结石位于肾皮髓交界处，部分位于较深的髓质内，下盏结石则突入肾盂方向，由此判断为单肾部分盏髓质海绵肾可能，且由于结石较分散，上盏盏颈较长，需多通道处理，必要时联合Needle-perc，术中所见也验证了这一点。术前预判髓质海绵肾对术前谈话、手术规划及预后分析有重要意义。术中由于集合管及髓质的开放，灌注液反流风险增加，应注意避免肾盂内压过高，同时术后监测和预防严重感染并发症，这对患者术后恢复至关重要。该类患者在术后也需注意由于集合管开放，部分碎石原来聚集于集合管，但位置较深，术中未能完全清理的结石，可能再次掉入肾脏集合系统，造成输尿管梗阻，产生肾绞痛症状，此可能性应术前向患者充分告知。

（病例提供者：苏博兴 清华大学附属北京清华长庚医院）

（点评专家：李建兴 清华大学附属北京清华长庚医院）

参考文献

[1]Fabris A，Anglani F，Lupo A，et al.Medullary sponge kidney：state of the art[J]. Nephrol Dial Transplant，2013，28（5）：1111-1119.

[2]Palubinskas AJ.RENAL PYRAMIDAL STRUCTURE OPACIFICATION IN EXCRETORY UROGRAPHY AND ITS RELATION TO MEDULLARY SPONGE KIDNEY[J].Radiology，1963，81（6）：963-970.

[3]Thomas E，Witte Y，Thomas J，et al.Maladie de Cacchi et Ricci.Remarques radiologiques，épidémiologiques et biologiques[Cacchi and Ricci's disease. Radiology，epidemiology and biology][J].Prog Urol，2000，10（1）：29-35.

[4]Fabris A，Lupo A，Bernich P，et al.Long-term treatment with potassium citrate and renal stones in medullary sponge kidney[J].Clin J Am Soc Nephrol，2010，5（9）：1663-1668.

[5]Gambaro G，Fabris A，Citron L，et al.An unusual association of contralateral congenital small kidney，reduced renal function and hyperparathyroidism in sponge kidney patients：on the track of the molecular basis[J].Nephrol Dial Transplant，2005，20（6）：1042-1047.

[6]Forster JA，Taylor J，Browning AJ，et al.A review of the natural progression of medullary sponge kidney and a novel grading system based on intravenous urography findings[J].Urol Int，2007，78（3）：264-269.

[7]Pritchard MJ.Medullary sponge kidney：causes and treatments[J].Br J Nurs，2010，19（15）：972-976.

[8]Sun H，Zhang Z，Yuan J，et al.Safety and efficacy of minimally invasive percutaneous nephrolithotomy in the treatment of patients with medullary sponge kidney[J].Urolithiasis，2016，44（5）：421-426.

[9]Geavlete P，Nita G，Alexandrescu E，et al.The impact of modern endourological techniques in the treatment of a century old disease--medullary sponge kidney with associated nephrolithiasis[J].J Med Life，2013，6（4）：482-485.

病例50 髓质海绵肾（标准通道经皮肾镜取石术）2

一、病历摘要

（一）基本资料

患者女性，49岁，主因"间歇左侧腰背部疼痛不适伴发热7个月余"入院。7个月前患者无明显诱因出现左侧腰背部疼痛不适，为持续性钝痛，阵发性加重，伴畏寒、发热，体温最高39℃，无尿频、尿急、尿痛，外院诊断为"左肾结石、右肾萎缩、泌尿系感染"，7个月间共行3次左侧经皮肾造瘘术，1次左侧PCNL，1次左侧输尿管支架管置入术，PCNL术中可见扩张集合管及集合管中多发结石。病程期间，多次出现发热，诊断泌尿系感染，应用厄他培南及舒普深，症状可缓解，但停药后反复出现发热。现患者留置左侧造瘘管，引流量约2000ml/d，间断可见脓性尿液。现入院进一步治疗。

既往史：5年前发现双肾结石，行右侧ESWL 1次，之后复查发现右肾萎缩，未治疗。

查体：左肾区可见两根造瘘管引出，引流液颜色淡黄清亮，内可见少量絮状物，双肾区无明显叩痛，其余无特殊。

化验检查：血常规：WBC 6.83×10^9/L, Hb 111g/L, PLT 373×10^9/L。尿常规：WBC 297cells/μl，细菌数量866.9/μl。尿培养：屎肠球菌，高浓度氨基糖苷类耐药（HLAR），菌量＞100 000CFU/ml，青霉素、氨苄西林、左氧氟沙星耐药，对万古霉素、利奈唑胺、

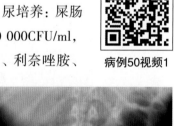

病例50视频1

奎奴/达福普汀敏感。肾功能：Cr 103μmol/L，BUN 5.2mmol/L。感染指标：PCT 1.04ng/ml，IL-6 8.70pg/ml，CRP 60.85mg/L。PTH 71.8ng/L。

影像学检查：KUB：左肾造瘘术后，左肾结石（病例50图1）。CTU：左肾造瘘术后，左肾体积增大，外形失常，左肾盏部分扩张，形态不规整，内见多发结石，较大者约12mm × 8mm。左侧肾盂壁略增厚、模糊。排泄期左侧输尿管未见明确对比剂填充。右肾体积缩小，肾皮质变薄。左肾结石CT值：1400HU（病例50图2、病例50视频1）。肾动态显像：

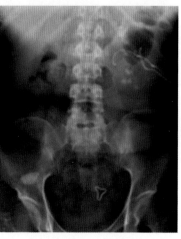

病例50图1 术前KUB

GFR左侧44ml/min，右侧18ml/min。

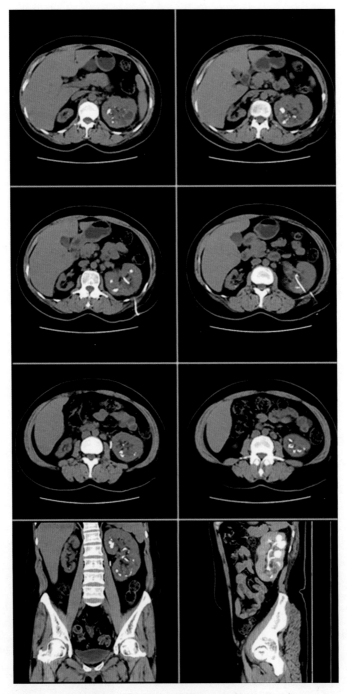

病例50图2　横断面、冠状位、矢状位CT平扫

（二）诊断

1. 左肾结石伴感染

2. 复杂性尿路感染

3. 左肾造口状态

4. 右肾萎缩

5. 左侧功能性孤立性肾

6. 髓质海绵肾

7. 左肾术后

（三）诊疗经过

入院后完善术前准备，根据尿培养结果予以万古霉素抗感染治疗，感染指标较前明显下降（PCT 1.04→0.0642ng/ml，IL-6恢复正常，CRP 60.85→9.79mg/L）。

手术经过：全身麻醉，截石位，经尿道左侧输尿管留置5F导管，留置尿管，固定导管。改俯卧位，原肾上盏造瘘通道在导丝引导下以筋膜扩张器和金属扩张器两步法逐级扩张，建立24F皮肾通道，置入肾镜，见肾盂输尿管连接部显示不清，肾镜所在的囊状扩张管腔与集合系统不相通，扩张管腔内可见散在小结石颗粒，大者直径约1.0cm，应用EMS碎石清石系统清除结石。逆行经输尿管导管滴注亚甲蓝溶液，引导下寻找到扩张管腔与肾盂相通的缝隙，并用超声探杆打通。输尿管内置入导丝（病例50视频2）。同上方法经原肾下极造瘘通道扩张建立24F皮肾通道，置入肾镜，见囊性扩张集合管腔，探查未见与肾盂相通的出口。B超引导下，工作鞘内穿刺至肾盂输尿管连接部，见尿后，逐级扩张后置入肾镜，探查见进入肾盂。双导丝引导下，肾上极和下极分别顺行放置6F/26cm D-J管，放置肾造瘘管，术毕（病例50视频3）。

患者术后恢复良好，无发热，引流管引流液清亮，术后常规监测肾功能、血常规平稳。术后第2天患者下床活动，复查KUB示左肾结石，较前减少（病例50图3）。夹闭肾造瘘管1天，无不适后拔除肾造瘘管。

结石成分：一水草酸钙。

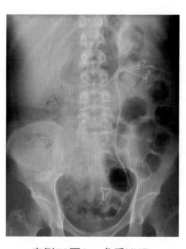

病例50图3　术后KUB

病例50视频2

病例50视频3

二、病例分析

1. 术前分析 患者为髓质海绵肾结石合并复杂感染，有多次手术史，长期反复应用舒普深、厄他培南治疗，继发多重耐药菌感染。来院时患者无发热等急性感染表现，故先行尿培养，再根据病原学证据选择敏感抗生素进行抗感染治疗。既往外院手术记录里描述了"集合管扩张"的术中所见，CT见左肾多发结石，结石位于集合系统外（肾髓质内），呈"调色盘"样特征性影像表现，综合考虑诊断为髓质海绵肾。此类患者完全清石可能小，手术目的在于清除感染灶，将闭锁的集合管与集合系统打通，充分引流，预防感染。

2. 术中分析 手术所见符合髓质海绵肾特征，镜下见囊状扩张管腔，两个皮肾通道所在的扩张管腔与集合系统均不相通，上极可见一针孔样缝隙，经亚甲蓝溶液引导确认为出口，导丝引导下尝试用肾镜探查，但肾镜扩张时视野欠佳，换用输尿管镜探查，确认导丝位置良好后再换用肾镜，扩大出口。下极皮肾通道所在的腔隙完全闭锁，与肾盂不相通，故采用工作鞘内穿刺的方法与集合系统贯通，建立出口，为避免再次闭锁，术中将两根D-J管近端分别跨过扩张的盏口进入肾盂，此时D-J管留置时需"顾上不顾下"，即接受可能出现的D-J管远端未进入膀胱的情况，优先保证D-J管近端的位置能够起到支撑作用。

3. 术后分析 术后患者恢复良好，顺利拔除造瘘管，未出现发热，顺利出院。

三、疾病介绍

请参考病例49"髓质海绵肾（标准通道经皮肾镜取石术）1"疾病介绍中的相关内容。

四、病例点评

髓质海绵肾的治疗指证并没有明确共识。针对本患者，长期、反复的结石相关泌尿系感染就是手术的适应证，本患者多个扩张集合管内均存在感染，手术基本目的是祛除感染灶，方式是充分引流和清除囊内可见的结石。患侧肾脏残余结石没有梗阻、不是感染源，此时应该避免做过多干扰，获益不大，反而增加更多集合管内感染风险，使问题更复杂化。该患者术后未再出现发热症状，手术使保守治疗无效的感染得到了控制。

（病例提供者：胡卫国 王碧霄 清华大学附属北京清华长庚医院）

（点评专家：李建兴 清华大学附属北京清华长庚医院）

病例51 成人胱氨酸结石［针状肾镜辅助下内镜联合手术（标准通道＋针状肾镜）］

一、病历摘要

（一）基本资料

患者男性，21岁，主因"发现右侧肾结石12年"入院。患者12年前无明显诱因出现右侧腰腹部胀痛，未向他处放射，无发热、恶心、呕吐，无尿频、尿急、尿痛、血尿，急至外院行B超检查示"双肾结石，右侧为重"（患者口述，具体报告未见），并行"右侧经皮肾镜取石术"，术后复查提示结石仍有残留，结石成分分析示胱氨酸结石。7年前及5年前分别再次出现右侧腰腹部胀痛，性质同前，查CT示"双肾结石，右侧为重"（患者口述，具体报告未见），分别再次行"右侧经皮肾镜取石术"及"右侧输尿管软镜取石术"，术后结石成分分析均为胱氨酸。1年前突发左侧腰腹部胀痛，急至外院行CT检查示"双肾结石，右侧为重，左侧输尿管结石伴左肾积水"（患者口述，具体报告未见），并行"左侧输尿管硬镜取石术"，术后结石成分分析为胱氨酸。患者后规律复查，右肾结石有增大，现为求进一步诊治来我院就诊，门诊拟"肾结石"收治入院。患者自发病以来，神清，精神、睡眠、食欲可，小便如上述，大便无特殊，体重无明显变化。

既往史：高血压半年，收缩压最高170mmHg，口服厄贝沙坦氢氯噻嗪片1片 1次/日，血压控制可。有高血压家族史，母亲及舅舅高血压。5个月前发现血尿酸升高（512μmol/L）。余无特殊。

查体：右侧肾区可见长约1cm手术瘢痕，余未见明显阳性体征。

化验检查：血常规：WBC 6.38×10^9/L，Hb 177g/L，PLT 210×10^9/L。肾功能：Cr 112μmol/L。尿常规：白细胞数量75/μl，亚硝酸盐阴性，尿pH 6.5。尿培养：粪肠球菌HLAR，菌量＞100 000CFU/ml。降钙素原：0.0208ng/ml。25-羟基维生素D：13.43ng/ml↓。全段甲状旁腺激素：27.0ng/L。钙总量（24小时尿）1.94mmol/24h。磷总量（24小时尿）15.08mmol/24h。

影像学检查：KUB：右肾结石，显影淡（病例51图1）。全腹CT：右肾多发结石、右肾囊肿，左肾小结石。CT值：700~1000HU（病例51视频1）。

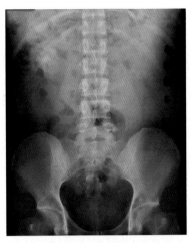

病例51图1　术前KUB

（二）诊断

1. 双肾结石

2. 右肾囊肿

3. 泌尿系感染

4. 经皮肾镜术后

5. 输尿管镜术后

6. 高血压病3级（高危）

7. 高尿酸血症

病例51视频1

（三）诊疗经过

患者入院后完善相关检查，无明显手术禁忌，行右侧经皮肾镜手术。手术过程如下：麻醉成功后，患者截石位留置右侧输尿管导管，改俯卧位行经皮肾镜手术，B超引导下穿刺右肾中盏后组盏（病例51图2），见尿后，筋膜扩张器预扩张后，置入球囊扩张导管Bard N30，扩张并置入24F工作鞘，建立皮肾通道（病例51视频2），置入肾镜，见集合系统无明显扩张，多个肾盏乳头多发钙斑，其内黄褐色鹿角形结石填充，梗阻管腔，负压吸引下超声击碎并吸出结石，经目标盏清理肾盂及中下盏结石，术中B超及腔内再次探查未见残余结石。肾镜下探查下盏可见肾囊肿两个，囊壁菲薄，肾镜下超声探杆将其中偏后组囊肿打开后探查见其内液体清理，囊壁光滑，无分隔，大小约2cm。超声探杆联合内镜下电凝将偏前组肾囊肿壁切开去顶，开窗于集合系统，开窗直径约1cm，探查见其内黄褐色小结石多枚，囊壁光滑，未见钙化及分隔，结石给予超声下吸出，囊壁再次给予电凝止血（病例51视频3）。导丝引导下顺行放置6F/26cm输尿管支架管。皮肾通道查电凝止血，放置14F气囊肾造瘘管，充盈2ml，固定，手术结束。

患者术后根据尿培养结果使用哌拉西林他唑巴坦4.5g，1次/12小时抗感染治疗，术后2小时及24小时复查肾功能、血常规、降钙素原，血白细胞、血红蛋白无显著变化，血肌酐上升至116μmol/L，降钙素原上升至0.03ng/ml。术后第1天嘱患者卧床休息，术后第2天可适当下地，并复查KUB观察输尿管支架管位置（病例51

图3），待尿色清亮后逐一夹闭肾造瘘管12～24小时，如无发热、腰痛、肾造瘘口渗液等不适后逐一拔除，拔除肾造瘘管12小时后拔除尿管，出院前复查血红蛋白及肾功能无明显异常，感染指标恢复正常。

术后结石成分：胱氨酸结石。

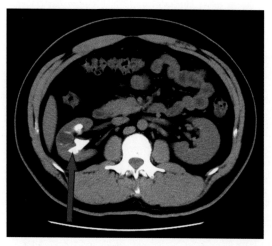

病例51图2　B超引导下穿刺右肾中盏后组盏

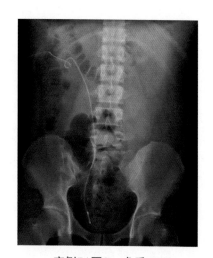

病例51图3　术后KUB

二、病例分析

1. 术前分析　患者青年男性，自幼发现有双肾结石，应考虑胱氨酸尿症、原发性高草酸尿症等遗传因素导致的肾结石，右侧有多次结石手术治疗史，术后结石成分分析为胱氨酸结石也证明了该猜测。患者双肾结石，左肾结石体积小，此次优先处理右侧，右肾结石较为分散，主要为肾盂，中盏背侧、中盏腹侧及下盏结石，同时合并下盏肾囊肿，凸向集合系统内。术前分析选择右肾中盏后组为目标盏，该盏盏颈较宽大，由该盏清理目标盏及肾盂结石后向上可处理肾盂延伸至上盏口的结石，向前可处理中盏腹侧盏结石，向下可处理下盏结石，如内镜下肾囊肿壁较菲薄，可行内镜下肾囊肿开窗内引流。如由该通道清理下盏及肾盂向上盏延伸部分结石有困难可配合Needle-perc辅助碎石。

2. 术中分析　该患者采用全超声监控下球囊扩张建立24F皮肾通道，目标盏积水较轻，在穿刺成功后应注意将导丝置入目标盏内，尽量进入肾盂，超声监控下置入球囊扩张导管，根据超声下"V"形压迹确认球囊尖端穿过肾皮质，并在超声监控下充盈球囊，如充盈球囊后发现球囊并未进入目标盏肾皮质，可能是由于预扩张未完全穿过肾被膜所致，可抽干并撤除球囊导管后再次预扩张并重新置入球囊扩张导管后再次扩张并置入工作鞘。同时也应注意避免将球囊导管沿导丝送入目标盏过深，目标盏结石填充紧密，已无多余空间，球囊扩张后再占据较大空间，可能导致盏颈撕裂。在碎石过程中先清理目标盏结石，进入肾盂后根据目标盏的宽度、长度及肾脏顺应性做适当摆动以清石，避免过度摆动造成目标盏盏颈撕裂。对于凸向集合系统的肾囊肿处理可根据术中情况，如发现肾囊肿壁较薄则可行内镜下开窗，且开窗范围不应过小，以防重新闭合后囊肿复发或出现囊内感染、发热等症状。如囊肿壁较厚，甚至难以判断囊肿位置则不建议在内镜下处理。

3. 术后分析　该患者术后除常规检测血常规、肌酐及感染相关化验指标外，还应注意胱氨酸结石为X线阴性结石，术后KUB检查仅能提供支架管及造瘘管位置信息，对于是否有残石无参考价值，可根据术中清石情况决定是否术后行CT或B超检查以明确有无残石。胱氨酸结石除手术外，如何预防结石复发也应重点关注。由于胱氨酸在碱性环境下溶解度增大，患者除足量饮水外可长期口服枸橼酸氢钾钠或碳酸氢钠碱化尿液，以到达溶解或预防胱氨酸结石形成的目的，一般要求尿pH在7.5左右，并应教会患者使用pH试纸自行检测，自行调整药物剂量。对于有肾功能不全的患者，在服用枸橼酸氢钾钠时应注意检测血钾，调整药物剂量，防止高钾血症发生。除此之外还应定期，至少每6～12个月，复查泌尿系超声，观察结石复发情况，尽早发现肾积水、结石梗阻等情况。

三、疾病介绍

胱氨酸尿症是由于近端肾小管腔刷状缘对胱氨酸和二碱基氨基酸（精氨酸、鸟氨酸、赖氨酸）重吸收机制障碍引起的遗传性疾病[1]，这四种氨基酸中胱氨酸最难溶，并且会在尿路形成结晶，导致泌尿系结石形成。肾小管上皮的Ⅱ型膜糖蛋白$b^{0,+}$负责胱氨酸的转运，它是由rBAT和$b^{0,+}$AT两个蛋白亚基通过二硫键组成的异源二聚体。SLC3A1基因和SLC7A9基因分别编码两个亚基的表达，而这两个基因的突变则可引起胱氨酸重吸收障碍，从而导致胱氨酸尿症[2]。

全球范围内胱氨酸尿症的发病率约为1/7000，利比亚的以色列犹太人发病率最高，约为1/2500，瑞典人发病率最低，约为1/10万[3, 4]。胱氨酸结石分别占成人泌尿系结石的1%～2%，儿童泌尿系结石的6%～8%，25%～40%的患者会在青少年时期出现结石，75%的患者会表现出双侧结石[5]。胱氨酸尿按基因突变的类型分为A型和B型，分别由SLC3A1及SLC7A9突变引起。A型的杂合子无临床表现，B型的杂合子尿胱氨酸浓度变异较大，但仅有少部分人会出现泌尿系结石，尤其是饮水少但喜欢摄入动物蛋白的人群[6]。正常情况下，98%～99%的这些氨基酸在近端肾小管时被重吸收，但胱氨酸尿症患者的并不能将胱氨酸重吸收，当其浓度超过酸性pH条件下的溶解阈时，胱氨酸（不包括其他二碱基氨基酸）开始析出，形成特征性的六角形胱氨酸结晶[7]。目前针对胱氨酸尿症的药物治疗主要是通过增加尿量及尿pH，提高胱氨酸的溶解度。过度水化是防止胱氨酸结石形成的关键，每日饮水量需超过4L，同时尿量超过3L，尿pH超过7.0可增加胱氨酸的溶解度，但长期碱化尿液可能增加磷酸钙结石的形成[8]。硫醇类药物D-青霉胺及硫普罗宁可分别将胱氨酸转化为更可溶的半胱氨酸青霉胺二硫及半胱氨酸硫普罗宁，但这两类药物都有明显的不良反应，包括过敏反应、肝功能损伤、肾病综合征及血液系统疾病等[9]。除此之外其他一些药物还在研究之中，如胱氨酸二甲酯，一种胱氨酸的类似物，可以抑制胱氨酸结晶形成，从而抑制胱氨酸结石生长[10]；LH708（cystine bis）也是一种胱氨酸结晶形成的抑制物，在Slc3a1基因敲除的胱氨酸小鼠模型中被证明有效[11, 12]。

四、病例点评

胱氨酸结石通常起病年龄较早，是儿童肾结石的常见结石类型。该患者儿童时发病，有多次结石手术治疗病史，并已出现了血肌酐升高的情况，结石成分分析为胱氨酸结石，对于该患者的治疗除手术清石外，还应指导患者更好的预防或减缓结石复发。术后应增加液体摄入，限制钠和蛋白质摄入，长期口服枸橼酸制剂或碳酸氢钠碱化尿液，并自行检测尿pH，调整药物剂量，对于结石复发较快、尿胱氨酸排泄量较大的患者，还应使用硫普罗宁等硫醇类药物增加胱氨酸溶解度。因此，对于胱氨酸结石的治疗应形成以预防为主，手术为辅的治疗体系，这样才能更好地减少胱氨酸结石的形成，保护患者肾功能。

（病例提供者：苏博兴　清华大学附属北京清华长庚医院）

（点评专家：李建兴　清华大学附属北京清华长庚医院）

参考文献

[1]Andreassen KH，Pedersen KV，Osther SS，et al.How should patients with cystine stone disease be evaluated and treated in the twenty-first century？ [J].Urolithiasis，2016，44（1）：65-76.

[2]Wong KA，Mein R，Wass M，et al.The genetic diversity of cystinuria in a UK

population of patients[J].BJU Int，2015，116（1）：109-116.

[3]Edvardsson VO，Goldfarb DS，Lieske JC，et al.Hereditary causes of kidney stones and chronic kidney disease[J].Pediatr Nephrol，2013，28（10）：1923-1942.

[4]Eggermann T，Venghaus A，Zerres K.Cystinuria：an inborn cause of urolithiasis[J].Orphanet J Rare Dis，2012，7（1）：19.

[5]Sahota A，Tischfield JA，Goldfarb DS，et al.Cystinuria：genetic aspects，mouse models，and a new approach to therapy[J].Urolithiasis，2019，47（1）：57-66.

[6]Goldfarb DS.Potential pharmacologic treatments for cystinuria and for calcium stones associated with hyperuricosuria[J].Clin J Am Soc Nephrol，2011，6（8）：2093-2097.

[7]Thomas K，Wong K，Withington J，et al.Cystinuria-a urologist's perspective[J].Nat Rev Urol，2014，11（5）：270-277.

[8]Johri N，Cooper B，Robertson W，et al.An update and practical guide to renal stone management[J].Nephron Clin Pract，2010，116（3）：c159-c171.

[9]Asplin JR，Penniston K，Goldfarb DS.Monosodium urate stones are rare，and urine pH is not low in cystinuria[J].Am J Kidney Dis，2013，62（1）：179-180.

[10]Rimer JD，An Z，Zhu Z，et al.Crystal growth inhibitors for the prevention of L-cystine kidney stones through molecular design[J].Science，2010，330（6002）：337-341.

[11]Poloni LN，Zhu Z，Garcia-Vázquez N，et al.Role of Molecular Recognition in l-Cystine Crystal Growth Inhibition[J].Cryst Growth Des，2017，17（5）：2767-2781.

[12]Yang Y，Albanyan H，Lee S，et al. Design，synthesis，and evaluation of l-cystine diamides as l-cystine crystallization inhibitors for cystinuria[J].Bioorg Med Chem Lett，2018，28（8）：1303-1308.

病例52　儿童肾结石微通道经皮肾镜取石术

一、病历摘要

（一）基本资料

患儿男性，1岁5个月，主因"间断性肉眼血尿1年"入院。1年前患儿出现肉眼血尿，可自行好转，患儿家属未诊治。2个月前患儿再次出现肉眼血尿，伴呕吐，于当地医院检查提示"双肾结石、左侧输尿管结石伴积水"，遂行左侧URL。现为求进一步治疗来我院。

既往史：无特殊。

查体：专科查体未见异常。

化验检查：血常规：RBC 4.63×10^{12}/L，Hb 118g/L，WBC 10.00×10^9/L，NEUT% 26.70%。感染指标：PCT 0.0903ng/ml，IL-6 7.11pg/ml。尿常规：WBC 500cells/μl，白细胞数量469.30/μl，亚硝酸盐阴性，BLD 300（3+）cells/μl，RBC 1100.90cells/μl，细菌数量1640.60/μl。肾功能：Cr 34μmol/L，BUN 5.8mmol/L，UA 234μmol/L。尿培养：粪肠球菌（对奎奴/达福普汀耐药，对青霉素、氨苄西林、万古霉素、利奈唑胺、左氧氟沙星敏感）。代谢检查：24小时尿代谢检查：Cl 96.7mmol/L，87.03mmol/24h；Na 102.9mmol/L，92.61mmol/24h；K 15.96mmol/L，14.36mmol/24h；Ca 1.68mmol/L，1.51mmol/24h；P 6.7mmol/L，6.03mmol/24h；UA 1187μmol/L，1068.30μmol/24h。

影像学检查：KUB：双肾区可见多个结节样，大者位于右侧，大小约19mm×13mm（病例52图1）。CTU：右侧肾盂及双侧肾盏内多发结节状、鹿角状致密影，大者约8mm×16mm×13mm；左侧输尿管上段腔内多发结节状致密影，大者约6mm×8mm×6mm。印象：双肾及左侧输尿管多发结石（病例52图2、病例52图3、病例52视频1）。

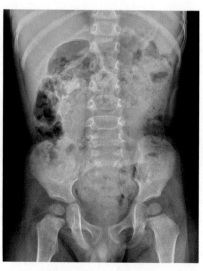

病例52图1　术前KUB

病例52视频1

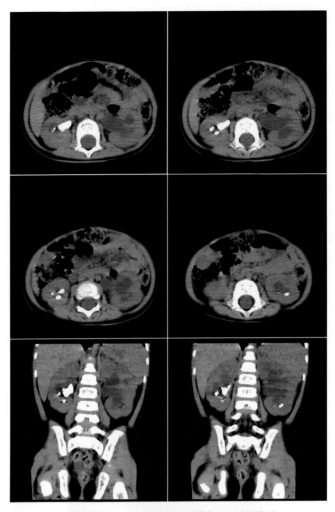

病例52图2　外院术前CT横断位、冠状位

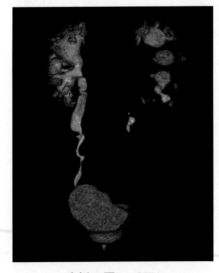

病例52图3　CTU

（二）诊断

1. 双肾结石

2. 左侧输尿管结石

3. 左侧URL术后

（三）诊疗经过

患儿入院后完善术前检查，予青霉素抗感染治疗。排除手术禁忌后，在全身麻醉下先行左侧URL，术中可见输尿管结石下方管腔严重狭窄，结石外溢，遂留置支架管及肾造瘘择期行上尿路修复手术，一周后行右侧PCNL。

手术过程：全身麻醉截石位，经尿道置入小儿输尿管镜，镜下右侧输尿管逆行留置5F导管，留置尿管固定导管。改俯卧位，B超引导下穿刺右肾中盏后组，见尿后筋膜扩张器逐级扩张，建立16F皮肾通道，置入8F输尿管镜，见集合系统轻度扩张，其内见结石位于肾盂及中下盏（多个继发卵圆形结石），先将游离结石冲出鞘外，再用气压弹道将大块结石粉碎，进一步将结石碎块冲出体外。B超探查各盏，未见残余结石（病例52视频2）。皮肾通道无出血，放置气囊肾造瘘管，清点敷料器械无误术毕。

病例52视频2

患儿术后恢复良好，无发热，常规监测肾功能、血常规及感染指标，术后第1天血红蛋白104g/L，较术前轻度下降。术后第2天复查KUB右肾未见残余结石（病例52图4）。

右肾结石成分：一水草酸钙。

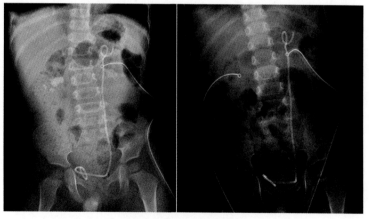

病例52图4　术后KUB

左图：左侧术后KUB；右图：右侧术后KUB。

二、病例分析

1. 术前分析　男性患儿，1.5岁，双侧上尿路结石，右侧肾盂及肾盏多发结石，左侧输尿管结石（外院URL术后），术前有针对性地进行病因筛查对于儿童结石来说至关重要。尿常规提示尿白细胞及细菌显著升高，尿培养为粪肠球菌，24小时尿液分析未见明显异常。基因检测有助于检出结石相关的遗传性疾病。针对小儿的微创外科治疗需要严格把握手术适应证，选择对儿童的肾脏及生长发育影响较小的方式。该患儿右肾结石总负荷量较大，ESWL及RIRS都难以到达清除结石的效果，根据国内外指南及相关文献可知，Mini-PCNL治疗2cm以上的儿童肾结石具有创伤小、净石率高等优势，是该病例的首选方案。此外可以配合Needle-perc提高一期净石率。在患儿身体条件允许的情况下建议行CTU检查充分评估集合系统解剖结构并预设计穿刺通道及辅助措施，可有效提高手术成功率并减少通道数目。

2. 术中分析　术中预先行患侧逆行置管制造人工肾积水，俯卧位B超检查肾脏形态及结石分布特点，可见儿童肾脏位置表浅，体积较小，特别需要注意建立皮肾通道的长度（初步测量从皮肤致集合系统的距离1.5~2cm），上盏积水明显，结石集中于肾盂和中下盏，选择中盏后组为目标盏穿刺（可见盏内高亮的气体声影），穿刺成功后气体被排出，肾盏杯口形态显示清楚，置入J型导丝，因盏口偏小导丝未能进入肾盂，使用筋膜扩张器逐级扩张直至16F后置入剥皮鞘，遵循宁浅勿深原则，置入8F输尿管短镜，腔内可见结石呈浅黄色，使用气压弹道先将结石碎块化，结合灌注水流冲出鞘外，探查下盏多为继发小结石，联合网篮及取石钳取出体外。最后B超检查未见明显残余结石，未留置输尿管支架管，皮肾通道检查未见明显出血，留置14F肾造瘘管结束手术。

3. 术后分析　患儿术后无明显不适症状，右肾造瘘管及尿管引流颜色清亮，术后行血常规、生化、CRP及PCT等指标检查均无明显变化。体温正常。术后2天复查KUB未见明显残余结石。术后3天夹闭肾造瘘管，观察24小时无不适予以拔除。术后快速良好的恢复得益于微通道PCNL的低创伤与高效碎石（总手术时间约为25分钟）以及低压灌注（200ml/min）。

三、疾病介绍

近年来儿童泌尿系结石发病率逐年上升，2016年美国发布的流行病调查显示，在过去几十年中，儿童肾结石的总体发病率增加了近5倍，发病率每年稳步增加6%~10%[1, 2]，我国既往食用"三聚氰胺奶粉"儿童的泌尿系结石患病率约为2.45%，呈聚集性发病。该事件过后，国内大部分地区儿童泌尿系结石呈零星散发，以喀什地区为代表的新疆南部地区的患儿发病率较高约为2%[3, 4]。儿童结石的形成与地域环境、饮食习惯（高钙高糖高蛋白摄入）、遗传因素（单基因或多基因病）、感染与解剖畸形、代谢性疾病（高钙尿症、低枸橼酸尿症、高草酸尿症、胱氨酸尿症等）、药物使用（头孢曲松、磺胺类药物、维生素D、维生素C等）等多种原因有关。

原发性高草酸尿症（PH）是一种常染色体隐性遗传疾病，因基因突变后导致乙醛酸代谢异常，从而使内源性草酸生成过多，促使肾钙质沉着及肾结石的形成，最终将进展为肾衰竭[5, 6]。近年来随着对基因诊断的深入认识和基因检测手段的广泛应用，越来越多的儿童草酸钙结石被检出并确诊为PH。该疾病除了对肾脏的影响外，草酸水平升高可对患者全身系统产生影响，进而危及患者生命。PH主要分为PH1、PH2、PH3三类，其中PH1最常见，占80%左右。该类人群通常在20~30岁时发展为终末期肾病，部分在婴幼儿及儿童期即出现肾衰竭。儿童PH1患者亦占多数，起病年龄普遍较早，1岁以内起病的患儿普遍表现为肾功能不全，预后差，死亡率高。PH2患者出现肾衰竭的比例相比于PH1要低，46%的患者出现肾钙质沉着，疾病进展相对较慢，14%的患者在成年后会出现肾衰竭。PH3患者占11%左右，临床症状比PH1和PH2要轻，患者肾脏功能通常较好。目前针对PH的预防和药物治疗措施极为有限，目前临床上仅有一款RNAi药物Lumasiran，在美国FDA批准上市可有效治疗PH1[7]。磷酸吡哆醛（维生素B$_6$）也被证明有助于减少草酸钙结石的形成，可辅助治疗PH，但也仅对PH1有效。因此对于儿童结石需要格外重视病因的筛查，对于高度怀疑有遗传倾向的结石患儿应尽早行基因检测明确诊断。

儿童结石的药物治疗措施主要包括了镇痛解痉药物治疗、溶石药物治疗和以α受体阻滞剂为主的排石药物治疗等。以上方案若无法解决患儿的结石梗阻问题，则需要借助外科手段进行干预。目前对于儿童上尿路结石较为常用的微创方式包括了ESWL、URL/FURS以及PCNL。小儿的肾脏体积较小质地柔软，对手术创伤及麻醉的耐受性较差，因此与成人泌尿系结石的治疗相比，更需要严格把握每种治疗方法的适应证，选择一种高效且对肾脏发育影响较小的办法。

ESWL是AUA和EAU推荐的治疗<2cm儿童结石的首选方案[8]。儿童的排石能力优于成人，且操作更加便捷诊疗成本较低。但是与另外两种微创技术相比，ESWL的净石率较低（短期为67%~93%，长期随访为57%~92%），且二次手术率高[9]。URL/FURS的适应证主要包括结石直径在10~20mm的肾结石、直径<10mm且有症状及保守治疗和ESWL均无效的肾结石、保守治疗和ESWL均无效的全段输尿管结石等。Sancak等[10]报道了920例上尿路结石患儿行FURS治疗后的一期SFR约为81.7%。超细输尿管镜碎石术（4.8F和4.5F）治疗婴幼儿输尿管结石，具有较高的一期成功率，术前无须扩张输尿管，治疗输尿管中下段结石的一期SFR可达100%。

PCNL治疗小儿结石的适应证与成人基本相似，包括了完全性或部分性鹿角形肾结石、直径>2cm的肾结石、直径>1cm肾下盏结石、ESWL或RIRS治疗失败的肾结石或输尿管上段结石等[11]。儿童肾脏体积和集合系统空间小，为了更好的减少PCNL对小儿肾脏的损害，可以选择更小的皮肾通道进行手术，或者不同口径通道相结合的方式。微通道PCNL（Mini-PCNL）、超微（超细）通道PCNL（UMP/SMP）等适合结石负荷相对较大的患者，Micro-perc以及Needle-perc是目前临床上直径最细的两种可直接穿刺和碎石的肾镜设备，具有损伤小出血少术后可无管化等优势，可单用或者联合较大通道使用，有效提高一期治疗的成功率和净石率。Desai等介绍了使用11～13F的Ultra-Mini PCNL（UMP）治疗儿童肾结石，术后净石率达88.9%[9]。Xiao等[12]评估了采用全超声引导下Mini-PCNL治疗68例<3岁上尿路结石患儿的疗效和安全性，结果显示，通道建立平均时间为2.8分钟、平均手术时间36.5分钟，血红蛋白平均下降8.9g/L，一期净石率为94.0%，无输血、尿源性脓毒症及器官损伤等并发症的发生。小儿结石的治疗已经进入微创时代，随着技术和设备的不断升级进步，将会呈现多元化、精准化、一体化的发展特点。

四、病例点评

儿童泌尿系结石的微创治疗具有其特殊性，需要根据患儿的生长发育情况、结石的大小分布及泌尿系统解剖特点等多项因素综合分析选择适合的治疗方式，严格把握ESWL、RIRS、PCNL等手段的适应证，以最小的创伤和影响进行干预治疗。该患儿结石的负荷大，为了有效提高一期净石率并减少肾脏损伤，以微通道PCNL为主的治疗措施可以带来最大的获益。儿童肾脏位置表浅需要严格控制扩张深度，术中在保证视野清晰的前提下尽量减少液体灌注缩短手术时间。此外，有针对性地进行术前的结石病因筛查诊断是对于小儿结石预防的关键。

（病例提供者：刘宇保 罗智超 清华大学附属北京清华长庚医院）
（点评专家：李建兴 清华大学附属北京清华长庚医院）

参考文献

[1]Bonzo JR，Tasian GE.The emergence of kidney stone diseaseduring childhood-mpact on adults [J].Curr Urol Rep，2017，18（6）：44．DOI：10.1007/s11934-017-0691-x.

[2]Bevill M，Kattula A，Cooper CS，et al.The modern metabolicstone evaluation in children [J].Urology，2017，101：15-20.DOI：10.1016/j.urology.2016.09.058.

[3]Guan N，Fan 0，Ding J，et al.Melamine-contaminated powderedformula and urolithiasis in young children[J].N Engl J Med，2009，360（11）：1067-1074.

DOI：10.1056/NEJMoa0809550.

[4]阿布力米提·木合塔尔，艾尔肯·吐尔逊，合曼，等.喀什地区维吾尔族小儿上尿路结石3068例临床分析[J].国际医药卫生导报，2016，22：1347-1450.DOI：10.3760/cma.i.issn.1007.1245.2016.10.002.

[5]Cochat P，Rumsby G.Primary hyperoxaluria[J].The New England journal of medicine，2013，369（7）：649-658.

[6]Cochat P，Groothoff J.Primary hyperoxaluria type 1：practical and ethical issues[J].Pediatric nephrology（Berlin，Germany），2013，28（12）：2273-2281.

[7]Shah VN，Pyle L.Lumasiran，an RNAi Therapeutic for Primary Hyperoxaluria Type 1[J].The New England journal of medicine，2021，385（20）：e69.

[8]European Association Urology.European Association of Urol-ogy Guidelines.2020 Edition [M].Arhem，The Nether-lands：European Association of Urology Guidelines Office，2020.

[9]Assimos D，Krambeck A，Miller NL，et al.Surgical Manage-ment of Stones：American Urological Association/Endourological Society Guideline，PART I[J].J Urol，2016，196（4）：1153-1160.DOI：10.1016/.juro.2016.05.090.

[10]Sancak EB，Kilinc MF，Yucebas SC.Evaluation with decisiontrees of efficacy and safety of semirigid ureteroscopy in thetreatment of proximal ureteral calculi[J].Urol Int，2017，99（3）：320-325.DO1：10.1159/000474954.

[11]中华医学会泌尿外科学分会结石学组，中国泌尿系结石联盟.儿童泌尿系结石诊疗中国专家共识[J].中华泌尿外科杂志，2021，42（2）：81-88.DOI：10.3760/cma.j.cn112330-20210111-00017.

[12]Desai J，Zeng GH，Zhao ZJ，et al.A novel technique of ultra-mini-percutaneous nephrolithotomy：introduction and aninitial experience for treatment of upper urinary calculi lessthan 2cm[J].Biomed Res Int，2013，2013（6）：490793.DOI：10.1155/2013/490793.

病例53　儿童胱氨酸结石微通道经皮肾镜取石术

一、病历摘要

（一）基本资料

患儿男性，2岁，主因"双肾结石术后1年，复查发现右肾及输尿管结石1个月余"入院。1年前患儿于外院查泌尿系彩超发现双肾多发结石、右肾轻度积水，抗炎、保守排石治疗，效果不佳，遂就诊于我院，先后于14个月前和11个月前在全身麻醉下行右侧PCNL＋右侧URL及左侧PCNL，术后恢复良好，结石分析：胱氨酸结石，定期随诊。1个月前，患儿于我院复查超声，提示：右肾及输尿管多发结石，入院拟行手术治疗。

既往史：无特殊。

查体：双肾区有陈旧手术瘢痕，余专科查体未见明显异常。

化验检查：血常规：RBC 4.41×10^{12}/L，Hb 121.00g/L，WBC 11.79×10^9/L，NEUT% 14.10%。感染指标：CRP 1.43mg/L，PCT 0.0474ng/ml，IL-6 3.66pg/ml。尿常规：WBC 500cells/μl，亚硝酸盐阳性，白细胞数量3823.20/μl，细菌数量4203.20/μl。肾功能：Cr 30μmol/L，BUN 4.2mmol/L，UA 354μmol/L。PTH 28.2ng/L。连续3天尿培养提示：粪肠球菌HLAR，菌量＞100 000CFU/ml，对奎奴/达福普汀耐药，对青霉素、万古霉素、氨苄西林、左氧氟沙星等敏感。

影像学检查：KUB：右肾结石，大小约24mm×16mm；右侧输尿管结石，大者大小约12mm×6mm（病例53图1）。CT：右肾结石，大者大小约10mm×16mm×23mm；右侧部分肾盏扩张。右侧输尿管盆腔段可见两枚结石，大者大小约7mm×9mm×12mm，上游输尿管略扩张。右肾结石CT值约1300HU（病例53图2、病例53视频1）。

病例53视频1

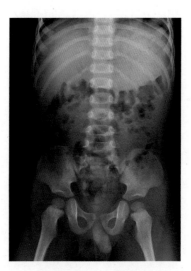

病例53图1　术前KUB

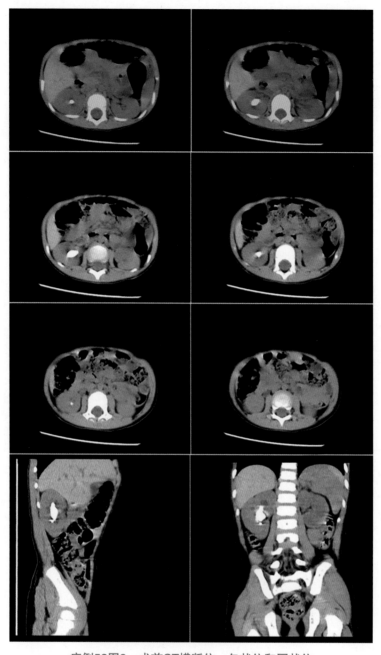

病例53图2　术前CT横断位、矢状位和冠状位

（二）诊断

1. 右侧肾、输尿管结石

2. 右肾积水

3. 胱氨酸尿症

（三）诊疗经过

入院后完善术前检查，排除手术禁忌，手术方案：全身麻醉，右侧PCNL＋

URL。

手术过程：全身麻醉，仰卧分腿位，消毒铺巾。经尿道置入小儿输尿管镜，导丝引导逆行探查右侧输尿管，上行3cm见蜡样结石数枚，总长径约1.8cm，周围输尿管黏膜水肿，撤导丝，气压弹道将结石击碎后，N-Gage网篮取出结石。查无残石，导丝引导下逆行放置5F导管，留置尿管固定导管。改俯卧位，腰部垫高，消毒铺巾。B超引导下穿刺右肾中盏后组，见尿后，筋膜扩张器逐级扩张，建立16F皮肾通道，置入9.5F输尿管镜，集合系统无扩张，其内蜡样鹿角样结石，填充肾盂和各肾盏，气压弹道击碎结石并从皮肾通道冲出。部分结石碎块落入输尿管内，输尿管硬镜探查未及结石，更换一次性电子输尿管软镜，用N-Gage网篮将结石移入肾盂内，气压弹道将结石击碎后冲出。探查各盏，未见残石。顺行放置7F/16cm D-J管，放置肾造瘘管，术毕（病例53视频2）。

患儿术后恢复良好，无发热，术后监测肾功能、血常规及感染指标均平稳。患儿术后第2天拔除尿管后排出较多碎石屑，有排尿时疼痛，对症治疗，嘱患儿多饮水勤排尿，复查KUB右肾未见残余结石（病例53图3）。

结石成分：L-胱氨酸。

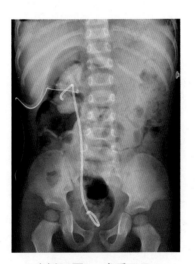

病例53视频2

病例53图3　术后KUB

二、病例分析

1. 术前分析　患儿右肾结石负荷量大，手术方式选择Mini-PCNL，皮肾通道可以选择12～16F，既有利于取石同时尽量减少肾脏创伤。右侧输尿管下段结石嵌顿，手术方式选择URL，气压弹道碎石，避免激光热损伤。

2. 术中分析　输尿管结石击碎后以网篮套取置入膀胱内，避免反复经尿道取石操作增加尿道损伤风险，但需警惕膀胱内结石碎屑过多造成尿道梗阻。胱氨酸结石质地致密，呈典型的蜡样外观。中上段输尿管较宽，结石碎块移位至输尿管中下段，采用顺行输尿管软镜将结石移位至肾盂并应用气压弹道碎石取石。

3. 术后分析　术后恢复好，2天后拔除尿管，排尿时排出较多结石碎屑，尿痛明显，予以对症镇痛，并嘱多饮水，增加尿量。患儿1年前手术清石后，因目前常用的碱化尿液药物的说明书中均存在小儿禁忌或者不明确使用安全性，故患儿仅通过多饮水以及经常饮用苏打水预防，效果不佳，结石很快复发。术后联系小儿肾内科医师会诊，协助指导患儿碱化尿液方案，予以枸橼酸氢钾钠从小剂量（0.83g 3次/日）口服，逐渐加量至尿pH达标，同时检查血电解质情况。

三、疾病介绍

请参考病例52"儿童肾结石微通道经皮肾镜取石术"疾病介绍中的相关内容。

四、病例点评

胱氨酸尿症是常染色体隐性遗传病，结石成分确定是胱氨酸之后，即使没有基因检测，诊断也是明确的。通过各种方式清除结石之后，怎样预防复发或者减缓复发是个难题，特别对于儿童和婴幼儿患者更具有挑战。使用枸橼酸钾碱化尿液是主要的治疗方式，尿pH目标需要达到7.0～7.5甚至有指南推荐需要达到7.5～8.0，以达到溶解胱氨酸的要求。枸橼酸钾使用剂量推荐60～80mEq/day（儿童60～80mEq/1.73m^2）[1-2]，但是，儿童和婴幼儿缺少长期使用经验的报道。硫普罗宁是常用于降低尿胱氨酸浓度的药物，只适用于体重超过20kg的儿童。青霉胺的不良反应较多，例如贫血、中性粒细胞减少、血小板减少，也影响了此类药物的使用。本患儿首次手术后即面临了以上的问题。复发后，选择了枸橼酸盐进行药物预防，坚持饮食调节、大量饮水、碱化尿液这几项预防胱氨酸结石的基本治疗原则，坚持长期、持续应用和密切随访预防不良反应发生和早期发现结石复发，但是远期效果仍不能确定，需要观察。

（病例提供者：王碧霄　张栩鸣　清华大学附属北京清华长庚医院）

（点评专家：胡卫国　清华大学附属北京清华长庚医院）

第十六章　基因异常相关肾结石

参考文献

[1]Eisner Brian H，Goldfarb David S，Baum Michelle A，et al.Editorial Comment on：Evaluation and Medical Management of Patients with Cystine Nephrolithiasis：

A Consensus Statement[J].J Endourol，2020，34（11）：1103-1110.

[2]Servais Aude，Thomas Kay，Dello Strologo Luca，et al.Cystinuria：clinical practice recommendation[J].Kidney Int，2021，99：48-58.

复杂泌尿系结石微创治疗病例精解

缩略词表

缩写	英文全称	中文全称
AOSD	adult onset Still's disease	成人 Still 病
AS	ankylosing spondylitis	强直性脊柱炎
AUA	American Urological Association	美国泌尿外科协会
BUN	blood urea nitrogen	尿素氮
Ca	calcium ion	钙离子
CFU	colony forming unit	菌落形成单位
CKD	chronic kidney disease	慢性肾脏疾病
Cl	chloridion	氯离子
CPH	calyceal pelvic height	肾盂肾盏高度
Cr	creatinine	肌酐
CRP	C-reactive protein	C- 反应蛋白
CT	computed tomography	计算机断层扫描
CTU	CT urogram	CT 尿路造影
D-J 管	double J tube	双 J 管
DSA	Digital Subtraction Angiography	数字减影血管造影
DVT	Deep venous thrombosis	深静脉血栓形成
EAU	European Association of Urology	欧洲泌尿外科协会
ECIRS	endoscopic combined intrarenal surgery	经皮肾镜联合逆行输尿管软镜手术
eGFR	estimated glomerular filtration rate	估算肾小球滤过率
EPVL	external physical vibration lithecbole	物理振动排石
ESRD	end-stage renal disease	终末期肾病
ESWL	extracorporeal shock wave lithotripsy	体外冲击波碎石术
FEP	Fibroepithelial polyp	尿路纤维上皮息肉
F	French	导管直径单位
FURS	flexible ureterorenoscopy	软性输尿管镜检查
GMSV	Galdakao-modified supine Valdivia position	改良斜仰卧截石位
HCT	hematocrit	红细胞比容
Hb	hemoglobin	血红蛋白
HLAR	high level aminoglycoside resistant	对氨基糖苷类抗生素具有较高水平的耐药性

缩写	英文全称	中文全称
HU	Hounsfield unit	亨氏单位
Hz	hertz	赫兹（频率单位）
IL	infundibular length	（肾盏）漏斗长度
IL-6	interleukin-6	白介素 -6
IPA	infundibular pelvic angle	肾盂肾下盏漏斗夹角
IW	infundibular width	（肾盏）漏斗宽度
K	potassium ion	钾离子
KUB	kidney-ureter-bladder	肾输尿管膀胱 X 线片
MCH	mean corpuscular hemoglobin	平均红细胞血红蛋白量
MCV	mean corpuscular volume	平均红细胞体积
Micro-perc		可视肾镜
Mini-PCNL		微通道经皮肾镜取石术
MRA	magnetic resonance angiography	磁共振血管造影
MRI	magnetic resonance imaging	磁共振影像
MSK	medullary sponge kidney	髓质海绵肾
Na	natriumion	钠离子
NAES	Needle-perc-assisted endoscopic surgery	针状肾镜辅助下内镜联合手术
NAES：R + N		针状肾镜辅助下内镜联合手术（输尿管软镜＋针状肾镜）
NAES：M + N + R		针状肾镜辅助下内镜联合手术（微通道＋针状肾镜＋输尿管软镜）
NAES：S + N		针状肾镜辅助下内镜联合手术（标准通道＋针状肾镜）
Needle-perc		针状肾镜
NEUT%	neutrophil percentage	中性粒细胞百分比
P	phosphonium ion	磷离子
PCNL	percutaneous nephrolithotomy	经皮肾镜取石术
PCT	procalcitonin	降钙素原
PTH	parathyroid Hormone	甲状旁腺激素
RBC	red blood cells	红细胞
RIRS	retrograde intrarenal surgery	输尿管软镜碎石术
S-PCNL	standard PCNL	标准通道 PCNL

缩写	英文全称	中文全称
SMP	super mini-PCNL	超微通道 PCNL
TFL	thulium fiber laser	铥激光
UA	uric acid	尿酸
UMP	ultra mini-PCNL	超细通道 PCNL
UPJ	ureteropelvic junction	输尿管肾盂连接处
UPJO	ureteropelvic junction obstruction	输尿管肾盂连接处梗阻
URL	ureteroscopic lithotripsy	输尿管镜碎石术
URS	ureterorenoscopy	输尿管镜检查
WBC	white blood cells	白细胞

缩略词表